AF590749

MALADIES
DU RECTUM

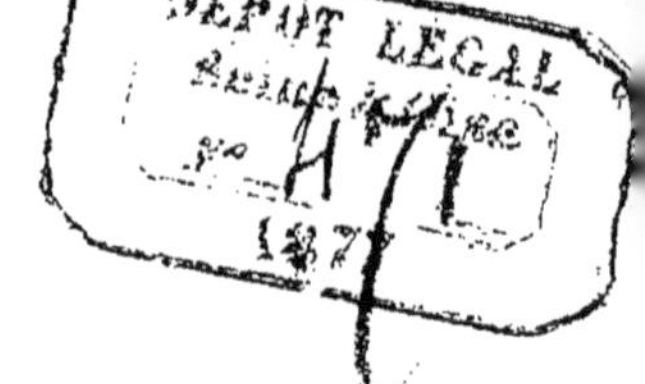

MALADIES
DU RECTUM

DIAGNOSTIC ET TRAITEMENT

PAR

WILLIAM ALLINGHAM

MEMBRE DU COLLÉGE ROYAL DES CHIRURGIENS D'ANGLETERRE,
CHIRURGIEN DE L'HOPITAL SAINT-MARC, ANCIEN CHIRURGIEN DU GRAND HOPITAL DU NORD

TRADUIT ET ANNOTÉ AVEC AUTORISATION DE L'AUTEUR

PAR LE Dr GEORGES POINSOT

Chef interne de l'hôpital Saint-André de Bordeaux,
Lauréat de la Société de chirurgie (Prix Duval 1874 et prix Laborie 1876), et de la Faculté de médecine de Paris (médaille d'argent).

Avec une introduction de M. le professeur COURTY

PARIS

V. ADRIEN DELAHAYE ET Cie, ÉDITEURS

Place de l'École-de-Médecine

1877

Un traité spécial sur les *Maladies du rectum et de l'anus* manquait à la littérature médicale française. En Angleterre, cette lacune semblait comblée depuis plusieurs années par les travaux de Curling, de Syme, de Quain, etc. L'ouvrage de M. Allingham complète ceux qui l'ont précédé, il y ajoute de nouvelles données et il reflète d'une manière aussi saisissante que profitable la pratique de son auteur. Il n'est donc pas étonnant que l'habile traducteur ait fait choix de ce Traité, de préférence à tout autre, pour en enrichir la bibliothèque du médecin praticien français.

Les maladies de l'anus et du rectum sont très-fréquentes, comme celles de tous les organes qui sont à la limite des parties extérieures et des appareils internes, qui se trouvent exposés d'une part aux agents du dehors et qui sont soumis d'autre part aux mêmes influences que les viscères profonds. Elles atteignent des organes qui participent, par le développement embryologique, des formations du feuillet séreux, externe ou cutané et de celles du feuillet muqueux, interne ou viscéral, et par suite elles présentent les altérations histologiques des unes et des autres. Comme toutes les maladies des orifices, elles ont une fréquence et des signes distinctifs qui les caractérisent, et elles ont quelque analogie avec celles des divers organes qui se trouvent établir des communications du dedans au dehors, et qui ont pour fonction principale d'assurer ces communications, de les interrompre, de les rétablir, d'expulser les produits de digestion, de sécrétion, etc. Enfin elles peuvent être diagnostiquées, sinon aussi facilement que les maladies exclusivement extérieures, du moins plus aisément que les maladies internes; car elles comportent une investigation plus précise et l'usage de moyens d'exploration directs analogues à ceux que nous appliquons au vagin, à l'utérus, à l'urèthre, à la bouche, etc., tels que le toucher, le cathétérisme, l'examen au spéculum, etc., moyens qui ont pour résultat de faciliter, de préciser le diagnostic et de permettre aux médecins qui s'en occupent spécialement d'arriver toujours à un degré de perfection relatif pour le diagnostic et le traitement.

Pour toutes ces raisons, on comprend que l'étude spéciale de ces maladies ait tenté quelques praticiens qui en ont fait l'objet exclusif de leurs observations et de leurs écrits, et il est étonnant que nous n'ayons pas eu jusqu'à ce jour en France de travail analogue à ceux d'Allingham ou de Curling.

Le choix que M. Poinsot a fait de l'ouvrage d'Allingham pour en enrichir notre littérature médicale est heureux à divers égards. L'ouvrage est court, mais très-substantiel et très-pratique; il est d'une utilité incontestable, d'une application immédiate et facile au lit du malade, et il ne peut manquer de devenir le guide des médecins qui cherchent à guérir les maladies les plus fréquentes du rectum et de l'anus, plutôt qu'à disserter sur les causes de ces maladies, sur leurs symptômes et sur la manière dont elles ont été décrites ou connues par les médecins qui s'en sont occupés plus souvent que d'autres et qui nous ont laissé des écrits sur cette matière.

M. Allingham donne d'abord une statistique des diverses maladies du rectum et de l'anus. Eu égard à leur fréquence, il énumère successivement : les fistules, les abcès et les hémorrhoïdes, qui sont de beaucoup les plus nombreux; les fissures s'observent encore fréquemment, habituellement accompagnées de contraction du sphincter ; puis viennent les maladies syphilitiques, les ulcères simples, la constipation, le prurit, les rétrécissements, le cancer, la procidence ; et enfin les polypes, les hémorrhagies, les accumulations de fèces, la névralgie, la contraction spasmodique du sphincter, la proctite, les corps étrangers, l'ulcère rongeur, la menstruation supplémentaire. Il décrit successivement chacune de ces maladies et surtout le traitement qui leur convient le mieux, dans l'ordre même de leur fréquence, et non d'après une classification physiologique ou pathologique quelconque, signe évident du caractère exclusivement pratique ou clinique que l'auteur a donné à son travail : il présente d'abord au lecteur tout simplement les cas qui s'offrent le plus souvent à lui dans la pratique.

Toutefois, avant d'entrer dans le détail de chaque maladie, l'auteur consacre quelques pages de son introduction à l'examen et à l'interrogatoire du malade, ainsi qu'à l'exploration du rectum. Nous joignons notre réprobation à celle du traducteur au sujet de l'exploration du rectum à l'aide de toute la main introduite dans l'intestin, surtout à une grande hauteur, d'après le procédé malheureusement trop répandu sur l'autorité de G. Simon de Heidelberg et auquel on a plusieurs cas de mort à reprocher. Mais nous croyons qu'on peut insister, plus que l'auteur ne le fait, sur l'utilité de la dilatation brusque du sphincter pour permettre à l'exploration par les doigts ou les instruments de se faire profondément ; sur l'application du spéculum à gorge de Sims qu'on utilise ici avantageusement, comme pour le vagin, surtout en mettant le malade en pronation sur les coudes et les genoux, de manière à faire descendre le paquet intestinal vers l'ombilic, et à favoriser la dilatation du rectum par l'entrée de l'air au moment de l'inspiration ; et sur le renversement de la paroi antérieure du rectum à travers l'anus par la pression de la cloison vagino-rectale chez la femme à l'aide des doigts introduits dans le vagin, moyen que nous avions employé bien souvent avant que Storer l'eût proposé et auquel nous avons été redevable de nous faciliter considérablement la ligature de tumeurs pédiculées et l'ablation de tumeurs sessiles ou interstitielles faisant saillie dans le rectum et en obstruant la cavité, ainsi que le traitement d'ulcères, de fistules recto-vaginales, de trajets sinueux, et de fistules borgnes internes, difficiles, sinon impossibles à atteindre autrement.

Le premier et le plus considérable chapitre est celui qui

traïte de la fistule à l'anus, c'est-à-dire de la maladie la plus fréquente. Il faut y ajouter le dernier chapitre, qui a été ajouté à l'ouvrage comme appendice, parce que la ligature élastique, dont l'auteur donne ici la description, n'a été appliquée que dans ces derniers temps à la guérison des fistules, mais qui se rattache en réalité au traitement de la fistule à l'anus et, qui par conséquent, aurait sa place naturelle dans le premier chapitre, à côté des autres moyens de traitement de cette solution de continuité. L'abcès du rectum, origine de la fistule, et son traitement, les variétés de fistule, le mode d'examen, la guérison de la maladie sans opération, le procédé opératoire, la mention des faits exceptionnels, le traitement de la fistule borgne interne, le diagnostic des clapiers récents, l'attention réclamée par les plus petites fistules, enfin l'étude des rapports de la fistule avec la phthisie, qui rappelle le travail de Raymond, de Marseille, sur les maladies qu'il est dangereux de guérir, et qui fournit à l'auteur l'occasion d'examiner l'opportunité de l'opération ou de l'abstention chez les tuberculeux ; tels sont les points principaux sur lesquels M. Allingham attire particulièrement l'attention des praticiens. Les détails de l'opération par section, bien que très-bien décrits, très-pratiques et très-importants à connaître, ont perdu beaucoup de leur intérêt depuis que la ligature élastique a mérité, par son innocuité autant que par son efficacité, d'occuper la première place parmi les moyens de traitement applicables à cette maladie. Je croîs avoir été un des premiers sinon le premier, en France, à appliquer la ligature élastique à la section lente, mais sûre et sans danger, du pont charnu de la fistule anale, et depuis mes premiers essais, je n'ai jamais opéré autrement, et je n'ai jamais eu qu'à m'en féliciter. M. Allingham, dès qu'il eut connaissance de mes opérations, me fit l'honneur de m'envoyer son Mémoire sur le même sujet, et je vis avec plaisir que cet honorable et savant collègue, qui avait appliqué aussi de son côté cet excellent procédé, n'avait eu qu'à se louer de l'avoir adopté presque à l'exclusion de tout autre, puisqu'il ne cite que des succès à la suite des nombreuses opérations de ligature élastique qu'il a eu l'occasion d'exécuter.

L'histoire des hémorrhoïdes ne pouvait pas manquer de présenter également un grand intérêt, vu la fréquence de la maladie et la grande pratique de l'auteur. De toutes les manières d'en débarrasser un malade, M. Smith préfère la cautérisation actuelle, pratiquée à la base de la tumeur préalablement saisie et serrée par un clamp. Mais M. Allingham, quoiqu'il emploie souvent la cautérisation et le clamp, préfère, dans la plupart des cas, la ligature du pédicule vasculaire de l'hémorrhoïde, préalablement mis à nu par une section périphérique du tégument au niveau de ce pédicule. Je pense que la section de l'hémorrhoïde avec ou sans clamp n'est pas nécessaire. J'ai souvent réussi à guérir des hémorrhoïdes en les traversant en divers sens surtout près de leur base avec la pointe très-effilée d'un cautère à boule, les tissus voisins, surtout la peau, pour les hémorrhoïdes externes, étant protégés par un clamp à branches de bois ou saisis par les branches de pinces métalliques recouvertes d'un linge mouillé. On pourrait adapter au même usage des pinces à branches de cristal. Je me sers souvent pour les hémorrhoïdes externes d'une bobèche de chandelier, en cristal, qui protége parfaitement les parties voisines. On se servirait encore plus avantageusement de deux demi-bobèches de cristal articulées de manière à se recouvrir et à diminuer à volonté l'intervalle qui sépare leur bord concave, comme dans la capsule hémorrhoïdaire dont Amussat, Jobert et autres faisaient usage pour la cautérisation des hémorrhoïdes par les caustiques, notamment par la pâte de Vienne. Aujourd'hui que l'usage du feu et de la ligature élastique nous est devenu familier, je pense qu'on évite à peu près tout danger à la suite de cette opération en faisant la section périphérique du pédicule ou de la base de l'hémorrhoïde à l'aide du thermocautère et la ligature de ce pédicule avec un fil en caoutchouc. Il faut avoir seulement grand soin de protéger les parties voisines par des corps mauvais conducteurs pour prévenir la formation de tissus cicatriciels et le rétrécissement consécutif de l'anus. Mais est-il même nécessaire d'opérer les hémorrhoïdes? Depuis que des travaux récents et la discussion qu'ils ont soulevée à la Société de Chirurgie, nous ont montré la part que la contracture partielle ou totale des sphincters prend à la formation des hémorrhoïdes, l'utilité que la dilatation forcée de ces anneaux musculaires, qu'elle soit brusque ou lente, a incontestablement dans ce traitement des hémorrhoïdes, on doit essayer toujours de pratiquer la dilatation avant de tenter la destruction partielle ou totale de ces tumeurs sanguines. On ne saurait trop insister aussi, avec le docteur Allingham, sur la nécessité du repos absolu à la suite de ce traitement et sur l'utilité d'un régime doux et rafraîchissant, notamment de la diète lactée que l'auteur préconise avec raison pour le traitement des ulcères de l'intestin, et dont il aurait pu rappeler ici, à notre avis, avec juste raison, la précieuse efficacité.

Les fissures, les contractures spasmodiques, les fistules, les prolapsus du rectum, les maladies utérines sont autant de complications des hémorrhoïdes qui méritent d'attirer l'attention du praticien.

Les accidents qui suivent l'opération et surtout l'hémorrhagie et son traitement réclament également nos soins; M. Allingham a dû en éprouver plus d'une fois l'importance dans la pratique, aussi donne-t-il les préceptes les plus sages et les plus efficaces pour les éviter, et décrit-il avec la plus grande clarté la meilleure manière de tamponner le rectum pour arrêter certainement l'écoulement du sang.

Dans le chapitre de la fissure ou ulcère irritable douloureux du rectum, l'auteur nous paraît avoir attaché trop d'importance à la fissure et pas assez à la contracture spasmodique du sphincter. Rarement, quoi qu'on ait dit, l'une va sans l'autre; pourtant je crois pouvoir affirmer qu'il y a des contractures spasmodiques et douloureuses du sphincter sans fissure, et des fissures sans contractures, il est vrai qu'alors elles sont sans douleur. Mais dans la plupart des cas la fissure est douloureuse, très-douloureuse: l'épiderme étant seul fendu et déchiré, les papilles du derme à nu se trouvent exposées au frottement et à l'irritation des matières fécales, il en résulte ces douleurs atroces qui se prolongent si longtemps après la défécation et attaquent si fortement le moral. Voilà pourquoi une simple incision de toute l'épaisseur du derme jusqu'au tissu cellulaire sous-cutané, permettant la rétraction du cuir, ou mieux encore l'incision de toute l'épaisseur du sphincter, fait cesser la douleur. Mais aucune opération n'est comparable pour la promptitude, l'innocuité, l'efficacité immédiate et durable, à la dilatation brusque de Récamier. Quelque brutale qu'elle paraisse d'abord, cette opération est bien moins douloureuse que bien d'autres qui semblent plus douces. Quelques minutes suffisent pour emporter la douleur de l'opération et celle de la fissure. Je la pratiquai il y a une quinzaine d'années, à Londres même, chez une dame qui ne pouvait depuis plusieurs mois se délivrer d'atroces souffrances, contre lesquelles toutes sortes de moyens avaient été inutilement essayés. Chez une autre dame, chez laquelle j'avais soigné méthodiquement et guéri une maladie utérine, et qui continuait à se plaindre de douleurs dont elle ne savait pas d'abord bien distinguer le caractère de celui de de la fissure, je finis par découvrir l'existence de ce petit ulcère : la rupture brusque des fibres musculaires du sphincter amena une guérison définitive. Quant aux déchirures de la muqueuse qui accompagneraient, d'après quelques-uns, la rupture des fibres musculaires, je ne les ai pas observées ; et cependant j'ai pratiqué souvent la dilatation brusque du sphincter, non-seulement pour guérir les contractures avec ou sans fissure, mais pour faciliter l'exploration du rectum, ou pour apporter dans l'ouverture de l'anus un relâchement durable qui permît le rapprochement des tissus et l'affrontement des plaies avivées, dans les opérations d'occlusion du vagin, de restauration du périnée déchiré ou d'anaplasties diverses de l'anus, du périnée ou de la vulve.

Nous avons regretté de ne pas apprendre dans ce chapitre si M. Allingham avait obtenu de bons résultats de l'emploi de l'extrait de ratanhia, qui jouit pendant quelque temps d'une grande vogue dans le traitement de cette maladie, où il avait été introduit par Trousseau.

Après avoir parlé des polypes du rectum, justiciables de la ligature élastique ou du clamp associé à la torsion et à l'arrachement, M. Allingham consacre quelques chapitres étendus à l'ulcération et aux ulcères, aux rétrécissements, à la procidence et au cancer.

Le traitement des ulcères simples chroniques par le repos absolu au lit et la diète lactée mérite d'être médité.

La procidence doit être distinguée de l'extroversion produite par les efforts de défécation sur un bourrrelet hémorrhoïdal et nécessite un traitement diamétralement opposé : la procidence s'accompagne souvent d'un relâchement tel, que j'ai vu un malade chez lequel coexistaient simultanément trois hernies, une ombilicale, deux inguinales ; l'extroversion de l'anus s'accompagne, au contraire, de douleur et de contracture spasmodique du sphincter ; aussi, la dilatation du sphincter est-elle indiquée dans ce dernier cas ; son raccourcissement au contraire dans le premier, soit qu'il s'agisse de procidence simple de la muqueuse, ou de procidence avec invagination : l'action des styptiques et des astringents nous paraît alors devoir être complétée dans la plupart des cas par la cautérisation profonde de la peau et du sphincter sur quatre points opposés de l'anus, opération bien préférable à celle de l'excision des plis rayonnés instituée par Dupuytren, et à laquelle j'ai dû des succès si remarquables, sans aucun revers, même dans des cas très-anciens, datant de l'enfance et se continuant à l'âge adulte, que je m'étonne de ne pas la trouver plus largement pratiquée ou conseillée par le praticien anglais.

Les chapitres des rétrécissements et des cancers sont semés partout d'idées pratiques, comme tout le reste de l'ouvrage. Nous avons été frappé en particulier de la fréquence avec laquelle l'auteur a pratiqué la colotomie lombaire pour obtenir la guérison de ces affections ainsi que celle des désordres épouvantables produits par les ulcères chroniques et sinueux du rectum, ou pour suppléer à l'impossibilité absolue où se trouve le rectum, par le progrès de ces maladies, d'accomplir ses fonctions, c'est-à-dire de laisser passer et d'expulser les fèces : l'ouverture d'un anus artificiel dans la région lombaire gauche supplée au défaut de perméabilité du rectum, et tout en n'étant le plus souvent qu'un moyen palliatif qui prolonge la vie des malades sans empêcher l'arrivée plus ou moins éloignée d'une terminaison fatale, cet expédient peut avoir, dans quelques cas exceptionnels, une utilité plus radicale, et dans tous les cas il nous semble devoir être moins négligé qu'il ne l'est actuellement en France. Les cas rapportés par M. Allingham sont faits pour attirer nos réflexions sur ce sujet, et il importe de décider s'il ne serait pas convenable de proposer, en pareille circonstance, cette ressource extrême à des malades voués à une mort prochaine.

Par contre, la pratique de M. Allingham trouvera probablement de son côté à s'enrichir de quelques opérations imaginées ou réglées avec beaucoup de méthode chez nous, dans ces dernières années, notamment de la rectotomie linéaire, si bien décrite et mise en valeur par notre savant collègue le professeur Verneuil. Les considérations théoriques sur cette opération, les nombreuses applications pratiques qu'il en a faites, les nouvelles facilités et la sécurité plus grande offerte par le thermo-cautère comme instrument de division, les heureux résultats obtenus, la possibilité d'étendre encore le champ de l'opération par l'ablation du coccyx, etc., tout enfin tend à donner à la rectotomie linéaire soit comme opération préliminaire, soit comme opération définitive, une place importante dans le traitement des rétrécissements et des cancers, et même dans l'opération de l'extirpation partielle plus ou moins étendue du rectum. L'intelligent et érudit traducteur d'Allingham n'a pas manqué d'en faire la remarque dans des notes qui comblent heureusement cette lacune de l'ouvrage.

Il est bon d'insister beaucoup auprès des chirurgiens sur les ressources que créent les nouvelles méthodes et les nouveaux procédés opératoires, appliqués aux maladies de l'anus et du rectum. Les hémorrhagies, l'infection purulente, si redoutables à la suite des opérations par l'instrument tranchant, seront désormais tout à fait exceptionnelles, si l'on sait tirer un utile parti des nouveaux moyens de diérèse dont les progrès de l'art ont armé nos mains. L'association de l'écrasement linéaire ou de la ligature élastique à l'anse galvanocaustique ou au thermo-cautère permet d'instituer et de régler les opérations les plus efficaces et relativement les moins dangereuses pour le traitement des maladies de l'anus et du rectum; on peut dire que la mise en pratique de ces moyens isolés ou combinés caratérise une ère nouvelle pour la chirurgie antérieurement fort dangereuse de ces organes. Deux préoccupations doivent seulement tenir en éveil l'esprit de l'opérateur : celle de ménager des portions de peau ou de muqueuse saines, à l'abri de la cautérisation, pour éviter les rétrécissements cicatriciels consécutifs, et celle de prévenir par le repos absolu, la glace, la diète et les opiacés, la réaction inflammatoire et ses suites graves du côté du péritoine, du tissu cellulaire, etc., à la suite des opérations.

L'inflammation du rectum, la menstruation supplémentaire par cet organe, l'entassement des fèces ou tumeur stercorale, si fréquente chez la femme, les bézoars, les concrétions diverses de l'intestin, le prurit anal, les corps étrangers dont l'extraction est devenue plus facile, depuis que la dilatation de l'anus se pratique plus souvent et que nous nous sommes familiarisés avec ce moyen d'exploration, comme avec le spéculum gouttière et les autres moyens de recherche et de diagnostic ; tels sont les principaux sujets, de moindre importance que les précédents, traités dans les chapitres suivants.

Le dernier chapitre est entièrement et exclusivement consacré aux applications de la ligature élastique au traitement des diverses maladies du rectum.

Tel est le nouvel ouvrage qui sera désormais en France à la disposition des médecins. Si c'était une œuvre théorique ou un traité didactique, on y regretterait quelques lacunes, par exemple l'absence ou la mention incomplète des vices de conformation de l'anus et du rectum qui comportent, à la lumière de l'embryologie moderne, des considérations du plus haut intérêt et qui peuvent réclamer l'exécution d'opérations très-délicates ; de l'exposition de l'anatomie médicale et chirurgicale de ces organes, dont la connaissance et les progrès n'ont pas été sans influence, comme nous l'avons montré en maints endroits, dans les pages qui précèdent, sur l'institution d'un traitement rationnel de leurs maladies ; des corps étrangers qui peuvent y être venus du dedans ou introduits du dehors, qui y séjournent et qui commandent des tentatives d'extraction, sur lesquelles Hévin a appelé l'attention dans un des Mémoires de l'académie de chirurgie qui ne peut être oublié; des plaies. des blessures, des autres lésions traumatiques telles que les déchirures du périnée et les fistules recto-vaginales suites de couches; ainsi que des congestions, des inflammations, des paralysies, etc., qui n'ont sans doute pas attiré autant que d'autres lésions pathologiques l'attention de l'auteur, comme n'étant ni aussi spéciales au rectum, ni aussi fréquentes que les diverses maladies plus longuement décrites.

Mais autant ces notions sont indispensables à l'élève et précieuses pour l'érudit qui y fait des recherches en vue d'enrichir ou d'édifier de nouveaux travaux, autant elles sont dépourvues d'utilité pour le praticien aux prises avec les altérations habituelles ou journalières de tel ou tel organe. L'ouvrage de M. Allingham est en quelque sorte un miroir de la pratique d'un spécialiste. Il ne traite que de ce qu'il y a de tout à fait spécial, des maladies qui se rencontrent le plus souvent, dans l'ordre de fréquence où elles se présentent, avec leurs traits saillants et surtout leur traitement dans ce qu'il a de plus net, de plus précis et de plus topique, animant ses tableaux, plutôt que ses descriptions, de l'esquisse des maladies et de celle des malades. Un pareil ouvrage est très-pratique, très-clinique. Ce qu'il perd en mérite de classification et de méthode, en perfection de peinture et d'énumération, il le gagne en couleur, en traits frappants, en air de vérité ou plutôt en relief. Les Anglais excellent dans ces livres qui réflètent leur propre personnalité ou leur application à telle ou telle partie de la science, ainsi que le côté exclusivement pratique de l'art. Nous ne dédaignons pas, tant s'en faut, les ouvrages inspirés par le génie scientifique français, clairs, nets, méthodiques, complets, composés avec un art d'arrangement ou de disposition qui ne sera dépassé probablement en aucun lieu, ni en aucun temps. Mais nous aimons beaucoup aussi l'allure vive, sincère, et profondément pratique de ces ouvrages où tout l'intérêt se concentre sur ce qui se voit et se sent, sur ce qui est le principal ou ce qui a touché particulièrement l'auteur; l'empreinte de réalisme (si l'expression est ici permise), que portent souvent avec eux de pareils ouvrages, fait qu'on n'en interrompt pas la lecture une fois commencée et qu'on la pousse jusqu'au bout. Ce n'est pas un mince mérite que celui d'attacher un lecteur à ce point, et nous ne doutons pas que M. Allingham n'y parvienne aussi aisément en France qu'en Angleterre.

Au moment où j'écris ces dernières lignes, je reçois un Traité composé par un médecin français sur les maladies de l'anus et du rectum : preuve convaincante que l'absence d'un pareil ouvrage se faisait vraiment sentir et regretter dans notre pays, et que M. Poinsot a été heureusement inspiré en dotant la France du travail d'Allingham. Sa traduction a un mérite qui les vaut tous; elle semble un livre écrit primitivement en français, nullement un livre traduit.

A. COURTY.

Janvier 1877.

PRÉFACE DE LA PREMIÈRE ÉDITION

Si éclairés que soient la plupart des praticiens sur tout ce qui touche à leur profession, il existe encore, à propos des maladies du rectum, bien des incertitudes.

Il m'arrive fréquemment d'entendre dire aux personnes qui viennent à l'hôpital de Saint-Marc suivre les visites, qu'elles ne savent presque rien des maladies du rectum. Cette lacune est très-regrettable, car beaucoup de ces maladies prises au début peuvent guérir à l'aide de moyens fort simples et sans recourir à une opération.

Bien que les opérations sur le rectum soient presque, de toute la pratique chirurgicale, celles qui donnent les résultats le plus satisfaisants, je crois cependant qu'on m'accordera qu'il y a plus de mérite à en prévenir la nécessité par un traitement rationnel qu'à les bien faire, une fois indiquées.

Comme j'adopte complétement le dicton : « Un grand livre est un grand mal », je me suis attaché à résumer les matières de ce volume sous la forme la plus réduite, toutefois sans nuire à la clarté.

Je sais bien que ce travail est aride et souvent technique, mais je ne crois pas que la difficulté d'écrire un anglais élégant doive m'empêcher de remplir mon devoir. J'ai eu, pendant des années, des occasions exceptionnelles d'observer les maladies du rectum, et je croirais n'avoir pas occupé cette situation utilement, si je manquais à publier les résultats de ma pratique pour l'édification de mes confrères.

Mais, dira-t-on, n'y a-t-il donc pas d'ouvrages traitant des maladies du rectum? Certainement il y en a beaucoup, et quelques-uns très-bons, notamment ceux de feu le Dr Bushe, d'Amérique, de feu M. Syme, de M. Curling, de M. Quain, du Dr Van Buren, de New-York, etc.; mais je ne crois pas que ces auteurs aient dit tout ce que j'ai à dire, et sur quelques points leurs observations ne sont pas toujours conformes aux miennes.

Je me suis longtemps demandé si je n'illustrerai pas mon livre; mais à la fin je me suis décidé pour la négative. Les gravures de pathologie ont le même sort que les portraits dans le public : si vous êtes très-lié avec la personne représentée, vous pouvez dire : « Je crois qu'on a eu l'intention de la peindre et voici les ressemblances » ; mais si vous n'avez avec le sujet que des relations éloignées, vous ne le reconnaîtrez pas. De bonnes photographies bien coloriées auraient sans doute aidé le lecteur pour le diagnostic, mais un tel luxe est très-coûteux, et un de mes désirs était que mon livre fût publié à un prix minime.

Quand j'ai rapporté ou critiqué les méprises de confrères, je me suis attaché à le faire loyalement et avec de bonnes intentions, et non pas dans un esprit de dénigrement ou de prétention.

Mon grand soin a été de rendre ce livre aussi pratique que possible et d'éviter soigneusement le domaine de la théorie :

aussi pensé-je que, si un de mes lecteurs vient faire quelques visites à l'hôpital de Saint-Marc — et je puis dire, pour mes collègues comme pour moi, que tout le monde y est bienvenu — il reconnaîtra qu'il a acquis une connaissance nette et pratique d'une classe de maladies fort importante.

10, Chandos Street, Cavendish Square, Londres.

NOTE DE LA SECONDE ÉDITION.

L'appréciation extrêmement favorable de la presse médicale, tant ici qu'à l'étranger, et la vente rapide de ce livre me font croire qu'en le publiant, j'ai répondu au désir de beaucoup de mes confrères.

Je me suis attaché à rectifier les erreurs et à faire cette édition plus pratique sans augmenter beaucoup son étendue ; les additions ont surtout trait aux questions de traitement.

Décembre 1872.

MALADIES DU RECTUM

DIAGNOSTIC ET TRAITEMENT

CHAPITRE PREMIER

Introduction.

Statistiques. — Examen du malade et exploration du rectum.

Les maladies du rectum comptent parmi les plus fréquentes de toutes celles qui affligent les peuples civilisés. J'ai entendu dire qu'elles se rencontraient rarement dans les pays barbares. Personnellement je sais que les naturels du sud de l'Afrique, à l'état sauvage, en souffrent très-rarement. Pourquoi ? Cela peut être difficile à dire, mais probablement l'alimentation et l'usage de l'alcool, les occupations sédentaires, les vêtements doivent prendre une grande part à la fréquence de ces maladies.

Il ne peut y avoir de doute sur un point : elles causent de cruelles souffrances, et j'entends ici non-seulement la douleur, mais encore la misère qu'entraîne l'incapacité de se livrer à aucun travail pour vivre. Les travaux de peine, comme les occupations sédentaires, sont souvent rendus entièrement impossibles.

Il est également vrai que la plupart de ces maladies sont très-justiciables d'un traitement approprié : le soulagement que peut procurer un chirurgien habile est vraiment remarquable; mais la proposition doit être renversée. Quand les maladies du rectum sont négligées ou que le chirurgien prescrit pour tous les cas les préparations de séné et la pommade au tannin, il n'y a pas de guérison, car, dans ces cas, la *vis medicatrix naturæ* n'a qu'une bien faible action.

Je me souviens d'avoir entendu dire par un étudiant paresseux qu'il ne voyait pas grande utilité au diagnostic, car il avait remarqué, dans tous les services de médecine de son hôpital, que, quelle que fût la maladie du sujet, il était certain de lui voir prescrire de l'acétate d'ammoniaque. Il peut y avoir un brin de vérité dans cette observation, pour ce qui regarde la médecine pure, mais un diagnostic exact est de toute importance dans les maladies du rectum.

Soigner un malade atteint de maladie du rectum sans pratiquer un examen à l'œil et au doigt, n'est pas seulement une fausse délicatesse, mais une erreur grave qui compromet singulièrement le traitement.

Il y a quelque temps, je donnais mes soins à une dame du nord de l'Angleterre, qui avait une fissure et un polype du rectum. Elle était souffrante depuis quatre ans, et sa santé était très-affaiblie par les tortures qu'elle avait endurées. Dans cet intervalle, où elle avait été soignée par son médecin habituel, elle avait pris quantité de remèdes, fait des lotions et usé de pommades, mais ce médecin, à ce qu'elle m'affirma positivement, n'avait jamais pratiqué d'examen et ne lui avait même jamais fait entendre qu'il fût utile d'y avoir recours.

Quelques-unes des maladies du rectum sont beaucoup plus communes que les autres, notamment la fistule et les hémorrhoïdes. Le public semble même n'admettre que ces deux affections, car il les désigne toutes sous l'un ou l'autre de ces deux termes. Voici un tableau qui montre la fréquence relative de chacune des maladies du rectum, d'après 4,000 observations prises dans ma pratique personnelle.

RELEVÉ DE 4,000 OBSERVATIONS PRISES A LA SUITE PAR M. ALLINGHAM DANS LE SERVICE DES MALADES INTERNES A L'HOPITAL SAINT-MARC.

Fistules (1)	1208
Abcès, 196 (parmi lesquels 151 demeurèrent fistuleux, les autres guérirent probablement)	45
Hémorrhoïdes internes	863
— externes	102
Fissure ou ulcère douloureux	446
Maladies syphilitiques de l'anus et du rectum	348
Ulcération (ni syphilitique ni de mauvaise nature)	190
Constipation	185
Prurit anal	180
Rétrécissement du rectum (avec ou sans ulcération)	178
Cancer du rectum	105
Procidence	53
Polype (sans fissure)	16
Hémorrhagie (sans cause certaine)	15
Accumulation des matières fécales	14
Névralgie	12
Dysenterie	12
Contraction spasmodique du sphincter (sans fissure)	8
Proctitis	7
Corps étrangers du rectum	5
Nécrose des os (sacrum et tubérosité de l'ischion)	4
Ulcère rongeur	2
Menstruation supplémentaire par le rectum	2
	4,000

Il y a certaines questions qu'il est utile de poser au malade lorsqu'on examine un cas de maladie du rectum, parce qu'avec elles rien n'est omis ou négligé.

Il faut bien se rappeler que nous n'avons rien fait lorsque nous avons reconnu que le sujet a telle ou telle maladie ; il est alors de notre devoir de rechercher s'il n'en existe pas une autre en même temps. Ainsi, j'ai souvent vu faire un diagnostic exact, par exemple pour des hémorrhoïdes, mais en même temps une fissure ou une fistule, une ulcération, une maladie organique échappait à l'observation.

Voici les principales questions que je pose ordinairement : Y a-t-il de la douleur ? — Si oui, quel est son caractère ? — (Laissez le

(1) Dans ces observations de fistules, il y en a 172 où se trouvent notés les signes plus ou moins nets d'une affection pulmonaire (hémoptysie, toux violente, défaut de résonnance dans quelque point de la poitrine).

malade vous la décrire, sans le guider par vos questions). — La douleur existe-t-elle toujours, ou est-elle intermittente et paroxystique ?— La douleur débute-t-elle ou augmente-t-elle pendant la défécation ? — Se montre-t-elle au moment où l'intestin entre en action, ou suit-elle cette action immédiatement ou au bout de quelque temps ? — Combien dure la dernière douleur ? — Passe-t-elle toujours entièrement, pour revenir seulement à la prochaine selle ? — Sort-il quelque chose lorsque l'intestin agit ou pendant l'effort ? — Si oui, y a-t-il perte de sang ? — Les parties procidentes rentrent-elles spontanément ou le malade a-t-il à les réduire?

— Y a-t-il quelque écoulement ? — Si oui, quelle est sa nature ? — Est-il d'une odeur désagréable ? — Le malade est-il constipé ou souffre-t-il de diarrhée ? — Quels sont les caractères des matières fécales, leur volume, leur forme, etc. ?

— Le malade a-t-il de l'incontinence des gaz ou des matières fécales ? — Y a-t-il quelque prédisposition héréditaire aux maladies du rectum ? — Le malade tousse-t-il beaucoup ou a-t-il quelque tendance aux maladies de poitrine?

Chez la femme, interrogez l'état de l'utérus et de ses fonctions. Après tout cela, procédez à l'examen, le malade étant couché sur un lit, du côté droit, à un bon jour, les genoux relevés vers le ventre.

A l'extérieur, qu'y a-t-il à voir ? Notez tout changement de couleur, l'état de l'anus béant, contracté, mamelonné. Recherchez s'il y a des tumeurs, des ulcérations, des trajets fistuleux ; examinez tout autour de l'anus avec l'index s'il n'existe pas d'induration quelque part : de cette manière l'existence d'un abcès ou d'un trajet fistuleux peut être reconnue et l'état spasmodique ou non du sphincter se constate. Administrez alors un lavement d'eau tiède. Je crois qu'un examen du rectum ne peut être considéré comme complet sans cette précaution. Lorsque le contenu de l'intestin a été évacué, vous voyez ce qui a fait procidence, s'il y en a eu : remarquez les caractères des parties ainsi sorties, principalement au point de vue de leur structure, de leur vascularité, du mode d'implantation sur l'intestin, par un pédicule ou autrement ; enfin, examinez l'intérieur de l'intestin avec le doigt. Ne négligez jamais cela. Le doigt exercé et habitué, passé dans le rectum, donne des indications importantes : c'est ainsi que pour moi tout ce qui existe — orifice interne de la fistule, polype, petites ulcérations, fissures — se reconnaît facilement. Quelquefois le diagnostic est facilité par l'usage du spéculum ou du *rectoscope*. J'ai eu entre les mains plusieurs spécimens de ce dernier instrument, fabriqués pour être employés avec ou sans lumière artificielle ; mais dans mon humble opinion, il n'en est aucun d'une utilité réelle et générale. Le spéculum ordinaire en métal plaqué, dont on se sert à Saint-Marc, est décidément le meilleur. Il est ouvert sur un côté et au bout, et a un embout de bois convenablement adapté ; le tout est disposé de manière à ressembler le plus possible à l'index. Il est fait par beaucoup de fabricants d'instruments — Fergusson, Weiss, Krohne et autres. Si vous voulez explorer le rectum très-haut, un spéculum long et plein, en verre, d'un petit diamètre, argenté à l'intérieur et taillé obliquement à son extrémité, remplit toutes les indications. Pour cet examen, le malade peut être placé sur le ventre, les hanches bien élevées avec des coussins un peu durs, dans une position assez inclinée pour que les intestins tombent par leur propre poids vers le diaphragme, de manière à ce que pendant l'expiration le rectum demeure béant et que vous puissiez voir très-bien jusqu'à l'S iliaque. Ce mode d'examen m'a été conseillé par le Dr Marion Sims, qui, il y a quelques années, me fit l'honneur de suivre ma visite à l'hôpital de Saint-Marc.

Avant d'employer le spéculum, l'intestin doit être complétement nettoyé par une injection ; un peu d'ouate ou une éponge montée au bout d'un petit bâton servira à absorber complétement le pus ou les autres matières.

Il est très-possible chez les femmes, lorsqu'elles sont sous l'influence du chloroforme, d'introduire la main dans le rectum, après avoir d'abord dilaté, de force mais progressivement, le sphincter (1).

(1) Ce mode d'exploration intra-rectale, qui provoque par sa hardiesse l'étonnement des chirurgiens français, paraît être adopté en pratique par ceux de l'Allemagne et de l'Angleterre. Il est recommandé par Ch. Heath, Leale, Esmarch, G. Simon de Heidelberg. Ce dernier en a même soigneusement énuméré les différents temps ; voici la description qu'il en donne. Le malade, étant fortement anesthésié, est placé dans la position de la taille, ou dans le décubitus dorsal avec les membres inférieurs et la tête fléchis sur l'abdomen, dont la cavité devient ainsi moins longue. Le chirurgien introduit lentement la main, préalablement enduite d'un corps gras ; il fait pénétrer d'abord deux doigts, puis deux autres, puis le pouce, qui est destiné à produire, par ses mouvements, une dilatation successive du pourtour cutané et du sphincter de l'anus. Ce sont, en un mot, les précautions prises par l'accoucheur pour introduire la main dans un vagin étroit. L'analogie s'étend plus

Je l'ai fait plusieurs fois moi-même, et j'ai reconnu un rétrécissement ou une maladie organique très-élevée, jusque dans l'S iliaque. Dans un cas, j'ai pu me convaincre que l'obstruction existait dans le côlon descendant, et j'ouvris le côlon ascendant dans la région lombaire : après cette opération la malade vécut sept mois dans une santé relative. Dans un autre cas je fus assez heureux pour dilater avec mon index un rétrécissement au niveau de l'S iliaque et je sauvai ainsi la vie de la malade. Je n'ai pas besoin de dire que dans cette manœuvre la plus grande douceur est de règle et qu'une petite main est très-utile. Le Dr Heslop, de Birmingham, rapporte dans la *Lancet* du 11 mai 1872, deux cas de mort après l'introduction de la main dans le rectum et attribue avec raison à l'opération la rupture de l'intestin, près ou au niveau du rétrécissement (1). Mon opinion est que, dans cette opération, le rétré-

loin : de même que l'accoucheur, pour vaincre la résistance de la vulve et prévenir des déchirures, est autorisé à pratiquer sur le pourtour de l'orifice de légères incisions, de même Simon, dans les cas où la contraction et la force des sphincters de l'anus ne permettent pas l'introduction de la main sans l'emploi d'une grande force, recommande de faire de petits débridements de l'anus ou une section du périnée. Malgré la distension excessive de l'orifice anal, l'exploration intra-rectale simple ne détermine jamais de relâchement du sphincter : il n'en est naturellement pas de même pour les cas qui ont nécessité un débridement ; celui-ci est suivi d'une incontinence de dix ou douze jours (*Archiv. für Klinische Chirurgie*, XVe vol., 1re livraison, p. 99 et 122).

(1) Trois autres cas de mort ont été rapportés par Robert Weir (*The Medical Record*, New-York, 20 mars 1875, p. 201) ; ils sont empruntés à la pratique de MM. Sands, Sabine et de Weir lui-même. Deux fois, il s'agissait d'une femme présentant au niveau du côlon descendant une obstruction qui nécessita la colotomie lombaire ; le sujet du Dr Sabine était un homme dont l'intestin n'offrait aucune lésion pathologique : l'examen intra-rectal fut pratiqué pour reconnaître une tumeur du rein. Dans les trois cas, l'autopsie fit reconnaître une déchirure plus ou moins étendue, plus ou moins complète des tuniques de l'intestin. L'exploration avait été faite avec douceur et sans difficulté ; on n'administra, après elle, ni lavements ni purgatifs. On voit donc que, même avec les précautions indiquées par M. Allingham, l'exploration intra-rectale n'est pas exempte de dangers et qu'elle peut entraîner la mort du sujet qui y a été soumis ; cette terminaison fatale trouve alors sa raison dans les limites même où l'exploration a été pratiquée. C'est par une heureuse exception que M. Allingham et Leale (*New-York medical Journal*, feb. 1874, p. 609) ont pu faire pénétrer la main jusque dans le côlon ascendant ; les conditions anatomiques qui se rencontrent chez le plupart des sujets rendent cette pratique extrêmement dangereuse. Il résulte en effet des recherches de G. Simon que la plus grande circonférence du rectum répond à 6 ou 7 cent. au-dessus de l'anus et peut atteindre de 25 à 30 cent. en ce point. A la partie supérieure du tiers moyen, elle n'est plus que de 20 à 25 cent., et au delà elle diminue rapidement n'ayant plus que 16 à 18 cent. à la partie moyenne du tiers supérieur du rectum. Le point le plus étroit répond au commencement de la courbure sigmoïde ; la dilatabilité moindre de cette région s'explique par l'existence du méso-rectum (*Deutsche Klinik*, n° 46, 16 nov. 1872). Weir, résumant en une formule opératoire ces données anatomiques, conclut que, si la main mesure

cissement ne doit pas être dilaté *de force et largement*, et que la dilatation ne doit pas être suivie de lavements abondants, qui distendent mal à propos la partie malade de l'intestin et font effort sur ses parois ; il est mieux de ne pas même donner un purgatif au moins de quarante-huit heures, et je pense qu'il est sage d'administrer, d'une manière répétée, de petites doses d'opium. Je ne crois pas que la main d'une grande personne puisse être introduite dans le rectum d'un homme (1) ; cependant, dans les *Transactions médico-chirurgicales*, il y a une observation de corps étranger enlevé à l'aide de la main introduite dans le rectum d'un homme. Il est probable que c'était la main d'un enfant (2).

moins de 26 centimètres de circonférence, elle peut, sans inconvénient, être introduite à une profondeur de 17 à 19 centimètres, mais non au delà. M. Dandridge, qui condamne ce mode d'exploration, à cause de ses dangers, donne cependant trois observations dans lesquelles l'introduction de la main n'a déterminé aucun accident (*Cincinnati Lancet and observer*, mai 1876, p. 441).

(1) L'affirmation de M. Allingham est trop absolue. G. Simon et Esmarch recommandent l'examen intra-rectal chez tous les adultes, sans distinction de sexe ; et les Drs Sabine et Dandridge, entre autres, l'ont pratiqué chez l'homme. J'ai vu moi-même un chirurgien de notre hôpital être obligé d'introduire toute la main dans le rectum d'un vieillard pour le débarrasser d'un amas énorme de grains et de peaux de raisin qui s'y étaient accumulés.

(2) Il est un autre mode d'examen du rectum proposé par Storer (*The Lancet*, 31 mai 1874, p. 766) qui s'en attribue même le mérite de la priorité. Applicable seulement chez la femme, il consiste à renverser l'anus et la partie inférieure du rectum au moyen du doigt introduit dans le vagin. Voici comment doit procéder le chirurgien : la malade étant couchée sur le côté, il introduit le doigt dans le vagin à un distance suffisante, et presse en arrière et en bas sur le sphincter anal ; le muscle cède et une grande portion de la paroi du rectum, quelquefois toute sa circonférence se renverse à travers l'orifice anal comme un doigt de gant. Le sphincter peut, par sa résistance, mettre obstacle à ce prolapsus artificiel ; il faut alors en opérer au préalable la dilatation forcée.

Le procédé de Storer est utile pour reconnaître *de visu* l'existence de fissures petites, le siége de l'orifice interne d'une fistule, l'insertion et les caractères d'hémorrhoïdes internes, mais le plus souvent, il ne permet de voir que la paroi antérieure du rectum ; il n'en est pas de même du procédé imaginé par Chassaignac qui le décrit en ces termes : « Une vessie de caoutchouc du volume d'une petite pomme, mais qu'on introduit facilement lorsqu'elle est vide et reployée sur elle-même, est introduite dans la cavité de l'intestin. C'est alors qu'on insuffle la petite poche ; puis, au moyen de la tige creuse par laquelle elle se termine, j'exerce des tractions qui ont pour effet de renverser la muqueuse et d'attirer au dehors les tumeurs ou ulcérations présentes à la paroi interne de l'intestin. » Ce procédé, il faut le reconnaître, ne donne de résultats que dans les cas où l'intestin a une certaine tendance au prolapsus ; il échoue par suite là où l'examen visuel du rectum a le plus d'importance.

CHAPITRE II

Fistule à l'anus.

Abcès du rectum. — Traitement. — Traitement consécutif. — Variétés de fistule. — Mode d'examen. — Situation de l'orifice interne. — Fistule en fer à cheval. — Guérison de la fistule sans opération. — Exemples de guérison spontanée. — Mode opératoire. — Faut-il ouvrir tout le trajet? — Faits exceptionnels et leur traitement. — Opération de la fistule borgne interne. — Observations et remarques. — Diagnostic des clapiers récents.— Il ne faut jamais négliger une petite fistule. — Observations et remarques.

La fistule est la plus commune des maladies du rectum chez l'adulte. Sur 4,000 faits pris en série et sans choix à l'hôpital Saint-Marc, il y avait 1,057 malades atteints de fistule, et 196 abcès, dont 151 devinrent ensuite fistuleux. Les hommes sont plus sujets à la fistule que les femmes.

Cette maladie se rencontre le plus fréquemment vers l'âge moyen, mais elle n'est nullement particulière à cet âge de la vie. J'ai opéré un enfant en nourrice et un homme de soixante-dix-sept ans.

Les causes de la fistule, ou de l'abcès qui dégénère en fistule, sont nombreuses et variées, et plusieurs peuvent se réunir pour concourir à ce résultat.

Voici celles que l'on peut indiquer d'une manière générale : Lésions de l'anus, lésions de la membrane muqueuse de l'intestin produites par des selles très-dures, par des efforts de défécation, par des corps étrangers avalés en mangeant (des arêtes, des os de lapin sont quelquefois trouvés dans les abcès du rectum), l'exposition à l'humidité et au froid, et particulièrement le séjour sur un siége humide après le travail, quand les parties sont en chaleur et en transpiration —j'ai attribué bien des cas d'abcès du rectum au séjour sur l'impériale d'un omnibus, aussitôt après un exercice violent; — la diathèse scrofuleuse, et enfin certaines altérations du sang, comme celles qui donnent naissance aux furoncles et aux anthrax.

La fistule chez les enfants résulte presque toujours des vers ou d'une lésion de la région anale.

La fistule commence le plus ordinairement par la formation d'un abcès immédiatement sous la peau, en dehors de l'anus : on dit généralement qu'il siége dans la fosse ischio-rectale, moi je suis certain que c'est le cas le plus rare; elle peut également avoir pour point de départ une ulcération de la membrane muqueuse, comme cela se voit chez les phthisiques; les matières fécales passent alors par cette voie dans le tissu cellulaire et un abcès se forme et s'ouvre au dehors; et enfin un abcès peut se former dans le tissu sous-muqueux du rectum et s'ouvrir ensuite dans l'intestin. Telle est la terminaison habituelle, mais il peut aussi cheminer sourdement dans une autre direction, et je suis convaincu que les formes les plus graves de la fistule naissent assez communément de cette manière.

Un abcès du rectum peut aboutir rapidement : il y aura alors de la rougeur, de la tension, et souvent une douleur très-aiguë avec troubles généraux; ou bien il peut mettre des mois à se former et demeurer absolument indolent même au toucher; le seul signe d'un abcès est un gonflement à surface unie, donnant une crépitation gazeuse, qui se rencontre au côté de l'anus. Cette espèce d'abcès est la plus dangereuse, car elle peut passer inaperçue; elle a peu de tendance à s'ouvrir spontanément et il en résulte des décollements assez étendus vers le haut du rectum aussi bien que vers le périnée ou vers les fesses, ou des deux côtés à la fois.

Je crois, en somme, que la marche de beaucoup la plus ordinaire de l'abcès est de se former rapidement, avec grande douleur, et, si on n'intervient pas, de s'ouvrir à l'extérieur; le malade se sent tout à coup soulagé et croit que tout est fini. Après plus ou moins de temps, la cavité de l'abcès diminue, mais rarement elle se ferme entièrement; il reste un trajet qui suinte, avec un orifice saillant, en forme de tubercule, situé près ou loin de l'anus.

Il n'est pas fréquent de voir un abcès du rectum tout à fait au début, soit que le malade ne comprenne pas l'importance de surveiller les premiers symptômes ou qu'il temporise en employant des fomentations et des cataplasmes, soit que, s'il est vu par un chirurgien, le véritable traitement ne soit pas adopté aussitôt. J'ai vu, il y a quelque temps, avec mon ami le Dr Brodie Serwell, un cas dans lequel, sur les conseils d'un médecin, des applications de teinture d'iode avaient été faites sur un large abcès. Il convient de se rappeler que, dès que le pus est formé, il n'y a qu'une seule méthode de traitement admissible et que c'est l'*incision*. Je suis sûr qu'il vaut beaucoup mieux inciser une tumeur inflammatoire du voisinage de l'anus, alors qu'il n'y a pas de pus, que de perdre un seul jour quand la suppuration est établie : plus on tarde à ouvrir l'abcès, plus le danger est grand de voir se former des trajets latéraux. Avant qu'il n'y ait du pus, le repos, des fomentations chaudes et des sangsues peuvent arrêter le mal, mais très-rarement. De même qu'il existe pour toutes choses une bonne et une mauvaise manière de procéder, de même la manière d'ouvrir un abcès voisin du rectum ne saurait être indifférente. Je ne dis pas que ma méthode soit la meilleure, mais voici comment je procède. Faites coucher le malade sur le côté où existe la tumeur; introduisez l'index de la main gauche, bien huilé, doucement dans le rectum; placez alors le pouce de la même main au-dessous de la tumeur sur la peau. Maintenant faites une pression en dehors avec le doigt placé dans l'intestin : vous rendez la tumeur bien tendue et limitée, puisqu'elle est prise entre l'index et le pouce. Un bistouri courbe peut alors être plongé dans l'abcès et faire l'incision en allant vers l'anus, dans l'axe même de l'intestin : n'incisez jamais du coccyx au périnée, car la matière ne s'évacuera pas : il est bon de faire une incision bien large commençant à la limite externe de la tuméfaction. Tout cela peut paraître fort simple et peu digne de mention, mais en opérant comme je l'indique vous n'aurez jamais à inciser deux fois. L'incision peut être faite très-rapidement, et vous avez une telle prise sur le malade, qu'il ne peut fuir juste au moment où vous enfoncez le bistouri, et déjouer votre intention. Si la partie a été suffisamment refroidie par des pulvérisations d'éther, cette opération, qui est autrement très-douloureuse, s'exécute presque, sinon absolument sans douleur.

Si l'abcès est ouvert largement et tôt, très-souvent la fistule peut être évitée. Après l'incision, placez une mèche de coton entre les lèvres de la plaie (sans la laisser plus de vingt-quatre heures) et recouvrez le tout d'un cataplasme. Pour donner à votre malade le plus de chances possibles d'un prompt rétablissement, gardez-le sur un sofa pendant quelques jours. Je crois qu'il est bon de vider l'intestin une fois et ensuite de le resserrer par des doses astringentes d'opium pendant trois jours : vous assurez ainsi le repos complet des parties et donnez à la cavité de l'abcès toute chance de se fermer. Au bout de quelque temps, une lotion faiblement stimulante peut être employée, en se servant d'une seringue : telles sont les lotions avec le sulfate de zinc ou de cuivre, l'acide nitrique, ou les préparations de fer. J'applique souvent la teinture de benjoin composée, avec un pinceau de blaireau, et je trouve que c'est un excellent médicament. Grâce à ce traitement, j'ai souvent mené un abcès à bon terme et évité la fistule. Vous ne devez pas entasser une quantité de coton ou de charpie dans la cavité de l'abcès, comme je l'ai souvent vu faire ; autrement la cicatrisation ne sera certainement pas obtenue.

Une question se pose naturellement : Pourquoi ces abcès ne se ferment-ils pas ? Pourquoi donnent-ils lieu à des trajets fistuleux ? Il y a sans doute différentes raisons, mais celles-ci peuvent suffire : la mobilité des parties entretenue par l'action de l'intestin et la contraction des sphincters musculaires, et la présence de beaucoup de tissu cellulaire lâche et de graisse. Les vaisseaux qui avoisinent le rectum sont mal soutenus et les veines n'ont pas de valvules : aussi y a-t-il une tendance à la stase, et celle-ci est très-opposée à un bourgeonnement rapide. Nous savons que les abcès sont très-disposés à dégénérer en trajets fistuleux lorsqu'ils siégent dans un tissu cellulaire lâche, comme à l'aisselle, au cou, à l'aîne.

Il est admis que, lorsqu'on ouvre un abcès du rectum, le pus est très-fétide : ce n'est pas ce que j'ai observé. Je pense que, si le pus est *très*-fétide, il existe un petit orifice interne à disposition valvulaire et que par cette voie les matières fécales ont passé dans le tissu cellulaire et provoqué une certaine décomposition et la formation de gaz odorants (1).

(1) L'odeur stercorale a été observée dans bien des abcès où un examen anatomique direct a démontré l'absence de toute communication avec l'intestin. Il faut bien alors admettre un phénomène d'imbibition ou d'exosmose.

Lorsqu'un abcès existe depuis longtemps, l'écoulement perd son caractère purulent ; il devient séreux ; l'abcès a diminué peu à peu et il ne reste plus qu'un trajet, formé très-souvent par des tissus indurés. Si ce trajet est ouvert, on constate que sa surface interne est absolument semblable, comme aspect, comme poli, à la tunique interne d'une artère. On lui donne généralement le nom de membrane pyogénique ; sans doute elle sécrète le pus, mais il n'y a pas de membrane.

Si maintenant vous passez dans le trajet un stylet avec beaucoup de douceur et en le laissant suivre son chemin, et qu'ensuite l'index soit introduit dans le rectum, vous trouverez probablement que le stylet a parcouru le trajet, traversé l'orifice interne, et peut être senti dans l'intestin. Dans ce cas vous avez affaire à la fistule COMPLÈTE ordinaire et simple : c'est de beaucoup l'espèce la plus commune, car peu de fistules ayant existé plus de trois mois sont dépourvues d'orifice interne. A côté de cette forme commune, il y a deux autres variétés de fistule, à savoir la fistule borgne externe et la fistule borgne interne. Dans la fistule borgne externe il y a un orifice *externe*, d'où elle est dite fistule *externe*, mais pas d'orifice *interne*, d'où le nom de fistule BORGNE. Dans l'autre variété, il y a bien un orifice *interne*, d'où elle est fistule *interne*, et il n'y a pas d'orifice *externe*, d'où elle doit être dite fistule BORGNE *interne*.

J'ai si souvent vu une confusion s'établir dans l'emploi de ces deux termes que j'ai voulu être précis sur ce point, et grâce aux considérations précédentes je pense qu'il ne peut y avoir de méprise.

La fistule borgne succède ordinairement à une déchirure ou à une ulcération de la membrane qui tapisse le rectum, ou à un abcès siégeant dans le tissu cellulaire au-dessous de la muqueuse ; c'est ce qui arrive habituellement chez les sujets phthisiques ou qui ont une tendance à le devenir.

Nous supposerons maintenant que vous avez devant vous un malade atteint de fistule. Procédez à son examen de la manière suivante : Placez-le sur un lit dur, du côté où vous supposez que la maladie existe, les fesses amenées au bord et les genoux relevés. Regardez l'anus et les parties voisines avec grand soin pour y découvrir toute lésion apparente. Vous pouvez voir l'orifice d'un trajet, ou quelque changement de couleur de la peau peut vous indiquer le siége du mal. Alors explorez doucement le pourtour de l'anus avec l'index, et souvent, à l'induration, vous reconnaissez la direction et la situation du trajet fistuleux qui se sent comme une corde sous la peau. Ces renseignements obtenus, introduisez le stylet dans l'orifice externe (s'il en existe); poussez-le avec une grande légèreté de main, et laissez-le presque trouver seul sa voie. Dans beaucoup de cas, comme je l'ai dit, il arrivera droit dans l'intestin; quand le stylet a été poussé aussi loin qu'il peut aller sans user de violence, introduisez l'index de la main droite ou gauche, suivant que la position du malade rend la chose plus facile, dans le rectum (n'introduisez jamais, comme cela se fait souvent, l'index avant le stylet, autrement vous provoquerez des contractions du sphincter. et la fistule sera attirée en haut, déviée, et par suite le stylet ne passera pas). Quand le doigt est dans l'intestin, si le stylet n'a pas franchi l'orifice interne, cherchez cet orifice — un doigt exercé le trouvera presque toujours ; et après avoir trouvé l'orifice, vous pouvez avec l'autre main guider le stylet vers ce point.

L'orifice interne est ordinairement situé juste en dedans de l'anus, dans la dépression qui existe entre les sphincters externe et interne. Je ne dis pas qu'il en soit constamment ainsi, mais je suis certain que c'est la disposition commune, et un des motifs pour lesquels cet orifice n'est pas reconnu lorsque le doigt explore l'intestin, est qu'on le cherche trop haut.

Voici, d'après moi, la raison qui fait que l'orifice interne occupe la situation que je viens de dire. L'abcès se formant, dans la plupart des cas, tout à côté de l'anus, ne gagne pas en profondeur, mais chemine immédiatement au-dessus du sphincter externe ; il est alors arrêté, dans sa marche le long de l'intestin, par le faisceau épais du sphincter interne, et par suite pointe en dedans et envahit le tissu aréolaire lâche qui sépare les deux muscles. Quand l'abcès débute réellement dans la fosse ischio-rectale, il gagne en profondeur, passe le plus ordinairement au-dessus du sphincter interne et s'ouvre à une certaine hauteur dans l'intestin (1).

(1) En 1873, M. S. Pozzi a appelé l'attention des cliniciens sur une forme spéciale de fistules profondes auxquelles il a donné les noms de *fistules de l'espace pelvi-rectal supérieur* ou *fistules pelvi-rectales supérieures*. Comme leur nom

Quelquefois il existe plusieurs orifices internes, et j'ai vu à plusieurs reprises ce que feu M. Syme affirmait ne pouvoir se rencontrer, c'est-à-dire deux orifices internes existant en même temps sur le même malade. J'ai vu récemment à l'hôpital Saint-Marc un cas de cette nature, où il existait un orifice interne de chaque côté de l'intestin.

Il est fort important que l'orifice interne soit reconnu avec le doigt (de manière à ce que, en opérant, il puisse être compris dans l'incision), car assez fréquemment, par suite de la disposition sinueuse de la fistule, le stylet ne peut vraiment y arriver : c'est surtout le cas dans les fistules en *fer à cheval*, qui sont très-communes. Dans ces cas, le trajet va circulairement — le plus souvent dans la région dorsale — d'un côté de l'anus à l'autre, de sorte que les deux orifices externe et interne sont placés chacun sur un côté opposé de l'intestin. Cette variété, si elle n'est très-nettement diagnostiquée, est rarement guérie par l'opération, parce que le trajet, incisé sur un point de l'intestin, est laissé intact sur l'autre; cette méprise peut souvent être évitée par un minutieux examen des parties extérieures avec le doigt, où vous pouvez constater une induration sur les *deux* côtés de l'intestin : le malade vous aidera parfois en vous disant qu'il a senti quelque chose d'analogue à « un morceau de fil de fer » de chaque côté de l'intestin.

Quand vous mettez le doigt dans l'intestin pour chercher l'orifice interne, n'oubliez jamais de le porter assez haut pour voir si le rectum est sain sous tous autres rapports ; vous pouvez trouver, en même temps que la fistule, un rétrécissement, une ulcération, ou une maladie organique : sans cette précaution, bien des maladies peuvent passer inaperçues.

Une fistule peut être une chose fort simple, que vous opérez dans

l'indique, ces fistules succèdent à des abcès ayant débuté dans le tissu cellulaire qui existe entre le releveur et le péritoine ; elles sont et demeurent toujours borgnes externes, à l'encontre des fistules ordinaires qui finissent par se compléter avec le temps; leur trajet est d'une longueur double ou triple de ces dernières ; la moyenne est de 11 centimètres, mais elle peut aller bien au delà. Elles se terminent (et c'est là, d'après M. Pozzi, le trait caractéristique de l'affection) par une cavité purulente située au-dessus du releveur de l'anus qui, s'opposant à l'écoulement libre du pus, maintient la cavité. Enfin elles sont toujours séparées du rectum par une épaisseur notable de tissus. M. Pozzi signale la plus grande fréquence de ces fistules chez la femme, tandis que les fistules ordinaires se rencontrent, à proportions presque égales, dans les deux sexes.

le cabinet de consultation, en renvoyant votre malade chez lui aussitôt après, ou ce peut être une affaire vraiment sérieuse, demandant une large intervention chirurgicale. J'ai vu souvent la fesse tellement criblée de trajets fistuleux qu'on ne pouvait mieux la comparer qu'à un terrier de lapins.

La fistule anale peut exister des années sans causer beaucoup de douleur ou d'ennui au malade. J'ai rencontré bien des gens qui avaient gardé des fistules dix ans et plus, sans faire jamais autre chose que passer de temps en temps un stylet lorsque l'orifice externe se bouchait et que la formation et la rétention du pus provoquaient de la douleur.

Quand les tissus avoisinant le trajet fistuleux sont très-indurés, il peut y avoir, pendant une longue période, arrêt dans les progrès du mal, mais une crise inflammatoire survient et est suivie d'un nouvel abcès.

Quand se pose la question de savoir si l'on a raison de respecter une fistule pendant un temps, la variété doit être prise en grande considération. La fistule borgne externe est, de toutes, celle que l'on peut respecter avec le plus de raison. Une fistule interne, avec un orifice interne large et un trajet s'étendant au loin vers l'anus, formera toujours un clapier, parce que, grâce à sa forme en entonnoir dont la partie évasée regarde en haut, les matières fécales s'y engagent avec facilité, et il s'ensuit certainement de l'inflammation, beaucoup de douleur et l'extension du mal.

En général on peut dire que, plus une fistule est laissée sans soins, et plus il y aura de difficulté à la guérir ; aussi je pense qu'il n'est pas sage de dire au malade qu'il n'a rien à faire aussi longtemps qu'il ne souffre pas, ce qui est souvent le conseil que l'on donne. Bien des fois j'ai à répondre aux questions pressantes de malades désireux de savoir si une fistule peut se guérir sans opération, ou, comme ils disent, « sans l'emploi du couteau. » Ils voient fréquemment dans les journaux les annonces d'individus qui prétendent guérir la fistule et autres maladies du rectum, sans opération sanglante et sans que le malade soit obligé de garder la chambre. Je réponds alors que j'ai vu la fistule guérir spontanément, sans autre traitement curatif qu'un laxatif à l'occasion et l'emploi de la pommade de zinc ; et j'ajoute que j'ai été assez heureux pour mener à bonne fin plusieurs cas de fistule borgne externe sans aucune opération ; mais, d'autre part, j'ai vu plus souvent tous mes efforts déjoués, même lorsque le cas paraissait favorable.

Chez les gens très-nerveux, qui ne veulent pas se soumettre à une opération, et aussi chez les phthisiques, je crois qu'il est très-loisible de tenter la guérison sans incision. Dans le dernier cas, surtout, j'ai fréquemment guéri des fistules, sans les ouvrir avec le bistouri : le trajet chemine souvent juste sous la peau et la membrane muqueuse, et un séton de soie peut y être passé et ramené à l'extérieur. Ce moyen convient seulement aux cas où l'on n'a affaire qu'à une peau fine et amincie ; si la paroi du trajet est épaisse, le séton ne fera que provoquer une nouvelle inflammation et favoriser les progrès du mal déjà existant (1).

Si vous consultez les écrits de ceux qui prétendent guérir la fistule « sans opération ni éloignement des affaires, » vous remarquerez qu'ils n'indiquent jamais quelle est leur méthode de traitement. Ils se contentent de rapporter un grand nombre de faits et de dire : « J'appliquai mon *pansement* ou mon *traitement spécial* de la fistule, et elle guérit rapidement ; » jamais ils ne vous indiquent quel est ce pansement. Le plus souvent ils tentent la guérison de la fistule en y passant un séton, suivant la méthode préconisée, il y a bien des années, par M. Luke et recommandée par lui pour certains cas particuliers, dont nous parlerons plus loin. Je le sais pour avoir vu des malades qui venaient de chez ces praticiens et avaient encore le fil dans leur fistule. La vérité est que tout cela est une tromperie : ils sont peu nombreux et clair-semés, les cas où la guérison peut être obtenue sans opération, et le séton est d'ordinaire plus douloureux et infiniment plus dangereux que le bistouri. Je vis récemment un monsieur qui avait été traité par un de ces charlatans à annonces pendant un laps de temps considérable, et qui lui avait payé plus de cent guinées sous promesse de guérison ; mais il souffrait le martyre et, au lieu d'aller mieux, allait plus mal ; au bout de quelque temps, il trouvait toujours absent son brave chirurgien, lorsqu'il en avait besoin, et ne réussissait à le voir que rarement, si bien qu'il perdit à la fois son argent et sa santé, n'ayant ni le temps ni les moyens de poursuivre l'escroc. Dans ce cas, il y avait plusieurs trajets que je soupçonne

(1) Ainsi qu'on le verra plus loin, Allingham n'opère plus ces cas que par la ligature élastique.

bien plutôt avoir été produits par une médication irritante et douloureuse que résulter de la fistule initiale.

Je rapporterai ici quelques cas de guérison spontanée et aussi plusieurs où je fus assez heureux pour obtenir la guérison sans opération sanglante.

Guérison spontanée d'une fistule borgne externe. — Williams B..., âgé de 49 ans, commis drapier, entre à l'hôpital Saint-Marc, le 30 août 1864. Il a eu, cinq mois avant, à côté de l'anus un abcès qui s'est ouvert, et depuis il est toujours resté un petit écoulement : par moments la partie devient douloureuse et tendue, l'abcès crève alors, et l'écoulement recommence ; le malade revient ensuite tout à fait bien. A l'examen, je rencontre une fistule borgne externe, dont l'orifice est situé près du bord externe du sphincter ; le trajet monte dans l'étendue d'un pouce, sans se rapprocher de la membrane muqueuse. Je suis assuré, d'après un examen très-soigneux, qu'il n'existe pas d'orifice interne.

Aucun traitement ne fut commencé, car j'attendais pour le prendre dans mon service qu'il y eût un lit de libre. Je lui conseillai seulement une pommade au calomel et une pilule pour maintenir la liberté du ventre. Au bout de trois semaines, il me dit que la fistule était guérie, et en l'examinant je trouvai que cela était vrai, mais je m'attendais à ce qu'elle se reproduisît encore ; il n'en fut rien.

11 octobre. — La fistule demeure complétement guérie, et l'induration n'est presque plus appréciable.

20 décembre. — La fistule demeure oblitérée ; maintenant il n'est plus possible de dire où elle se trouvait : ni trace de l'ouverture primitive, ni induration. Mon opinion est que le passage de la sonde, dans ce cas, a suffi pour provoquer le bourgeonnement et l'oblitération rapide du trajet. Il n'y eut pas de récidive, j'en suis sûr, car le malade serait certainement revenu me trouver, enchanté qu'il était du résultat de ce qu'il appelait mon excellent traitement.

Fistule borgne externe ; guérison spontanée. — J. C., âgé de 46 ans, portefaix, reçu à l'hôpital Saint-Marc, en mai 1857. Homme robuste ; souffre de fièvres intermittentes. Il y a six mois, il a eu un abcès du rectum qui s'est ouvert et a continué à donner plus ou moins jusqu'à présent. On trouve un trajet qui s'enfonce à une certaine hauteur le long de l'intestin ; ce trajet est situé un peu profondément et ne communique pas avec le rectum. Je voulais recevoir ce malade pour mon service, mais il ne pouvait encore prendre de repos. Je lui ordonnai un léger apéritif et une pommade au sulfate de zinc. Au bout d'une quinzaine, il revint et me dit que sa fistule était guérie. Je l'examinai et trouvai la fistule oblitérée ; bien plus, elle n'était pas sensible.

7 juin.— Nouvel examen ; la fistule va bien ; pas de douleur, très-peu d'induration ; aucun écoulement par l'intestin ; j'explorai le rectum pour voir si la fistule ne s'était pas ouverte à l'intérieur, mais ce n'était pas le cas.

Juillet. — Je vis encore le malade, et il était fort bien ; il a continué depuis à se porter de même. J'ai récemment entendu parler de lui, et il n'a jamais eu de récidive.

Fistule borgne externe ; guérison spontanée.— Jos. L..., âgé de 65 ans, vint à Saint-Marc le 5 juillet 1864. L'orifice externe était à quelque distance de l'anus ; le trajet passait sous le sphincter externe, et le stylet pouvait se sentir assez près de la membrane muqueuse. Aucun traitement spécial. Le stylet fut passé de nouveau quinze jours après que je l'eus vu pour la première fois. Le trajet se ferma pendant qu'il attendait son tour d'entrer. Je le tins en observation jusqu'à la fin de décembre, époque à laquelle, ne constatant pas de récidive de la fistule, ni douleur, ni écoulement, ni orifice interne, ni douleur au niveau du trajet ancien, je le portai comme guéri.

Fistule complète à l'anus ; guérison spontanée. — W. H. K., âgé de 30 ans, commis, admis à Saint-Marc le 2 avril 1867. Pas très-robuste ; habitudes régulières. A l'examen, une fistule petite, mais complète, est trouvée au côté droit de l'anus, l'orifice externe en étant distant d'environ un pouce, l'orifice interne à sa place habituelle entre les deux sphincters. Au milieu de mai, je le fis entrer comme malade interne, et, au moment de l'opérer, je trouvai l'orifice externe si bien fermé que je ne pouvais, sans une violence marquée, y introduire un stylet ; je pus constater que l'orifice interne était très-petit. Comme il n'y avait pas de douleur, je laissai le malade tranquille. La semaine suivante, je l'examinai encore et trouvai l'orifice interne également oblitéré. Je le gardai à l'hôpital une autre semaine, et la fistule demeura guérie : je pus alors le placer sur la liste des malades externes, et il attendit jusqu'à la fin d'août, époque à laquelle, trouvant la fistule toujours fermée, sans qu'il y eût de douleur ou d'induration, je le congédiai comme guéri, lui demandant de revenir immédiatement s'il y avait encore de la douleur ou du gonflement. Je ne l'ai pas vu depuis.

Un maître d'école de la province vint, au début de l'année, me trouver pour se faire opérer d'une fistule. A l'examen, je constatai un trajet qui commençait à un pouce de l'ouverture anale et s'enfonçait à une certaine profondeur, mais sans se rapprocher de la muqueuse de l'intestin. Je ne pouvais découvrir d'orifice interne, et ne pouvais injecter de liquide dans l'intestin par le trajet; je pense donc que j'étais autorisé à en conclure que la fistule était borgne externe ; elle avait débuté quatre mois auparavant, après les signes ordinaires d'un abcès chaud, et elle donnait un peu chaque jour. Je conseillai l'opération, et le malade dut aller prendre ses dispositions pour revenir à Londres dans une semaine ou à peu près ; mais il m'écrivit au bout de quinze jours pour me dire qu'il était guéri. Je le vis quelque temps après, et toute trace de fistule ou d'induration avait disparu. Je lui avais fait, en l'examinant, une injection de teinture d'iode, dans l'intention qu'une portion de ce liquide passant dans l'intestin y signalât sa présence en salissant mon doigt. Est-ce l'iode qui a amené la guérison? Je tiens le fait comme un exemple de guérison spontanée.

J'ai des notes sur bien d'autres faits, mais ils ne diffèrent en aucun point essentiel de ceux que je viens de rapporter.

Tous les cas de fistule que j'ai guéris sans opération sanglante se sont rencontrés dans ma clientèle ; la raison en est que le temps a une grande valeur pour l'homme pauvre; il ne craint pas une douleur légère ; il demande à être guéri le plus tôt possible, et, pour cela, préfère être opéré d'un coup dans l'espoir d'être débarrassé promptement. Il n'y a que le riche qui puisse se donner le luxe d'un traitement de trois ou quatre mois, et peut-être pour ne pas se trouver mieux à la fin de ce temps, qu'au début. En somme, j'ai eu treize succès et près du double de cas, dans lesquels je n'ai pu aboutir à un résultat après des tentatives prolongées : aussi ne puis-je dire que le résultat soit très-encourageant, mais je pense qu'il y a quelque chose de plus à faire dans cette voie, et je m'occupe en ce moment d'un nouveau mode de traitement, mais je ne puis en donner les résultats.

Je rapporterai seulement quelques faits démonstratifs.

Un gentleman d'âge moyen, associé d'une maison de droguerie en gros, m'appela dans l'année 1864 pour une fistule borgne externe. L'orifice était à plus d'un pouce de l'anus; le trajet remontait dans l'étendue d'un pouce et demi et aboutissait près de l'intestin. Je conseillai l'opération, mais le malade me dit qu'il avait pris la résolution de ne point s'y soumettre s'il était possible de l'éviter, parce qu'un de ses amis avait été opéré par un chirurgien éminent et avait perdu la faculté de retenir ses selles, ce dont il était mort. Ce fut en vain que je lui donnai l'assurance qu'il n'avait pas à craindre un tel malheur; il me supplia seulement d'essayer « les moyens plus doux. » J'y consentis, après lui avoir exposé toutes les chances d'insuccès. Je vidai l'intestin par un purgatif, et j'injectai ensuite dans le trajet de la teinture d'iode composée; après avoir chassé entièrement le liquide de la fistule, je fermai l'orifice externe avec du collodion et de la ouate; je le gardai au lit trois jours, pendant lesquels je resserrai le ventre. Il n'eut que peu ou pas de douleur après l'injection. Au quatrième jour, j'enlevai la ouate, et, à mon grand étonnement, je trouvai le trajet presque fermé, et ne pus en faire sortir une petite goutte de pus. Encouragé, je maintins l'intestin en repos, et avec un petit pinceau de blaireau, je portai un peu de teinture d'iode dans l'ouverture de la fistule, puis je la fermai de nouveau avec du collodion et de la ouate. A la fin de la semaine, je donnai un purgatif et examinai de nouveau a fistule, elle était complétement oblitérée. Pendant une autre semaine, je gardai le malade couché sur un sofa; après, il retourna à ses occupations et je puis dire, car je l'ai vu récemment, qu'il continue à aller bien jusqu'à ce jour.

Un pharmacien me demanda mes soins sur les conseils d'un droguiste de mes amis. Il avait une fistule complète, pas très-étendue, mais qui le fatiguait un peu, et il se serait fait opérer volontiers, mais il se croyait en puissance d'une diathèse hémorrhagique parce que, dans une occasion, il avait perdu du sang en quantité, et pendant plusieurs jours, à la suite de l'extraction d'une dent. Je lui dis que j'essaierais de le guérir, mais sans avoir grand espoir de succès, et lui injectai de la teinture d'iode composée. Avant d'agir ainsi, je ne pensais pas que la fistule était complète, mais, quand l'introduisis l'index dans l'intestin pour chasser l'iode de la fistule, il fut taché par le liquide qui était arrivé dans l'intestin.

L'injection ne réussit pas ; j'opérai alors la fistule avec la ligature et le serre-nœud, et le malade guérit sans hémorrhagie.

M. W. H., âgé de 26 ans, malade évidemment phthisique, avait eu des hémoptysies à plusieurs reprises et était faible et étique. Il avait une fistule depuis un an ; cette fistule donnait beaucoup, elle s'enflammait constamment et lui causait de vives souffrances. C'était une fistule complète, s'étendant au-dessous de la peau et de la membrane muqueuse et ayant un orifice interne large. Je l'aurais opéré avec le bistouri, mais le malade y avait de grandes répugnances : aussi lui proposai-je la ligature avec le serre-nœud. Il y consentit, et, sans aucun accident, en quatre jours, je sectionnai la paroi de sa fistule, et par suite le guéris. Je l'envoyai alors à Guernesey, d'où il revint, après deux mois, beaucoup mieux, mais la plaie n'était pas guérie, parce que les lambeaux de peau se renversaient en dedans. Je lui persuadai de me laisser éthériser la région et enlever la peau exubérante avec des ciseaux; le résultat fut qu'il alla très-bien, et que la cicatrisation se fit rapidement. Sa santé fut très-manifestement améliorée par l'opération.

Un ministre de la secte des indépendants, homme très-timoré, qui vint me trouver avec une fistule fort simple, me demanda vivement d'essayer de le guérir sans opération, et, comme je crus que c'était un cas très-favorable, j'essayai pendant trois mois, mais sans aucun succès. J'employai l'iode, le tartrate de fer, le persulfate de fer, le chlorure de zinc, l'acide tannique et la glycérine, même l'acide phénique et bien d'autres remèdes.

Un vieux gentleman, dans les environs de soixante-dix ans, avait une fistule présentant les caractères de la borgne externe. Il se jugeait trop vieux pour une opération, et me demandait d'essayer de le guérir sans incision. L'orifice externe était à quelque distance de l'anus. Après un assez grand nombre de tentatives, je réussis à oblitérer le trajet en injectant une solution de persulfate de fer dans la glycérine. Après chaque injection, je maintenais la constipation pendant cinq ou six jours, et je le faisais rester couché sur un sofa.

A ces cas, je puis en ajouter deux autres guéris par des injections de teinture de benjoin composée.

Je ne vois aucun avantage à rapporter plus de faits. Il est un point de pratique que je mentionnerai. Plus l'orifice externe est éloigné du sphincter, plus il y a de chances pour que le trajet s'oblitère. C'est ce que démontrent les cas de guérison spontanée aussi bien que mes propres succès. Il est très-important dans ces tentatives de ne pas faire de mal. Vous devez toujours recommander le repos après l'injection et veiller à ce qu'il n'y ait pas trop d'inflammation. L'injection la plus dangereuse, d'après ma pratique, est celle qui a été très-fréquemment employée, l'injection au nitrate d'argent.

Avant de procéder à l'opération, il est très-important que l'intestin soit vidé, et je préfère, quand je le peux, administrer une purgation trois jours avant, et une nouvelle la nuit qui précède l'opération.

Le malade doit être placé sur un matelas dur, du côté où la fistule existe, les fesses ramenées au bord ou même surplombant le bord du lit, et les genoux relevés vers le ventre. Je n'ai pas d'hésitation à dire que cette position est, dans les opérations sur le rectum, de beaucoup la plus agréable et pour le malade et pour le chirurgien. Puis, prenez un stylet conducteur de Brodie, en acier, dont l'extrémité est garnie d'un petit bouton, huilez-le, faites-le pénétrer par l'orifice externe dans le trajet de la fistule et à travers l'orifice interne, si cela est possible; alors introduisez votre index dans le rectum, et, rencontrant dans l'intestin la pointe de votre stylet, dites au malade de pousser : vous pourrez alors très-aisément amener la pointe en dehors de l'anus. Cela fait, avec un bistouri courbe, divisez le pont de tissus soulevé par le stylet.

S'il n'y a pas d'orifice interne, vous pourrez presque toujours trouver un point où il n'y a que la membrane muqueuse d'interposée entre la pointe du stylet et votre index. En ce point, traversez la paroi avec votre stylet et faites-en sortir la pointe comme précédemment. Vous ne devez pas pousser sans précaution la pointe du stylet à travers la membrane muqueuse, ou vous vous blesserez le doigt : cet ennui peut être évité par la douceur et la patience dans vos manœuvres, alors même que les tissus sont indurés. Quand vous avez divisé la fistule de son orifice externe à son orifice interne, voyez plus haut avec le stylet s'il n'existe pas de trajet au-dessus de l'orifice interne; s'il en existe, il faut l'ouvrir.

Je sais que bien des chirurgiens autorisés ont posé en principe qu'il suffisait d'inciser la fistule entre les deux orifices, interne et externe, et que la portion de trajet située au-dessus de l'orifice interne se fermerait spontanément ; les résultats de mon expérience sont en opposition radicale avec ce principe.

Dans la grande majorité des cas, vous ne guérirez pas votre malade si vous ne fendez tout le trajet de bout à bout. Bien souvent j'ai laissé, sans y toucher, le trajet situé au-dessus de l'orifice interne, et presque invariablement j'ai eu à le regretter et à faire une seconde opération. Il m'arrive constamment, à Saint-Marc, de voir des cas où l'opération a été faite dans d'autres hôpitaux et la partie supérieure du trajet respectée, et où le malade n'a pas guéri ; le trajet supérieur se prolonge ou pousse de nouveaux embranchements, et une seconde opération, souvent plus grave que la première, est rendue nécessaire. Je n'ai pas besoin de dire que dans la clientèle cela porte grand tort à la réputation du chirurgien. Après avoir incisé la fistule dans toute sa hauteur, cherchez si quelque trajet latéral ne part pas de l'orifice externe ; voyez aussi s'il n'y a pas quelque embranchement extérieur, au delà de cet orifice. L'orifice d'une fistule n'est pas toujours située à une de ses extrémités, mais quelquefois aussi sur son trajet. Ayez grand soin de voir si, du fond du trajet principal, il n'en part pas un autre qui s'étende profondément au-dessous de lui. Fréquemment, en réalité presque toujours dans les cas de vieille date, ce trajet profond existe, et, si on ne l'incise pas avec le reste, le malade ne guérira jamais.

Ici encore quelques chirurgiens ont dit qu'il n'était pas nécessaire d'inciser d'autre trajet que le principal et que les autres guérissent tout seuls. Sur ce point je puis être très-affirmatif. Je suis certain que vous ne pouvez garantir la guérison d'une fistule aussi longtemps qu'il reste un trajet profond ; et, aussi longtemps qu'il en reste, de nouveaux trajets se formeront. Je dis avec la plus grande conviction qu'il vaut mieux, dans la grande majorité des cas, se tromper, en faisant trop que trop peu. Des incisions très-étendues, si elles sont traitées ensuite convenablement, guériront avec une étonnante rapidité et d'une manière certaine si tous les trajets ont été ouverts, mais les incisions limitées ne guériront pas s'il existe quelque trajet fistuleux latéral ou profond. En général, la meilleure pratique est d'ouvrir le trajet initial le premier et les trajets secondaires après.

Il est impossible dans un livre de donner autre chose que des règles générales ; chaque cas demandera de la part du chirurgien plus ou moins de connaissances, d'habileté et de prudence ; mais, en exprimant ainsi nettement mon opinion, en opposition avec le dire de beaucoup d'hommes éminents, je puis affirmer que je pose les principes dont chaque jour me démontre la vérité.

Quand tous les trajets sont ouverts, avec une paire de ciseaux, enlevez une portion des bords de la peau *qui se renversent ;* ils sont souvent minces, livides, et n'ont qu'une très-faible vitalité. Si vous ne les rognez pas, ils se retourneront dans la plaie et constitueront un obstacle matériel au processus curatif. J'ai souvent obtenu la guérison d'un trajet fistuleux qui avait été ouvert, en enlevant les bords de la peau qui étaient décollés. Il faut bien remarquer que je ne défends pas « l'excision de la fistule », suivant l'expression reçue ; je recommande seulement d'enlever une portion de peau exubérante, décollée, amincie. Quand plusieurs trajets ont été ouverts, j'ai pour habitude de respecter soigneusement les îlots de peau, dont les bords servent de point de départ au bourgeonnement et par lesquels la cicatrisation est notablement hâtée. Dans les cas de vieille date, où il existe beaucoup d'induration, il est d'une bonne pratique de faire avec un fort bistouri une incision dans le fond de la fistule qui est formé d'un tissu dense, et de la prolonger en dehors au delà de l'orifice externe ; il est surprenant de voir ensuite avec quelle rapidité cette dureté cartilagineuse disparaît. Cette incision était fréquemment pratiquée par feu M. Salmon. Il l'appelait son « incision du dos de la fistule » et bien que, si elle est trop étendue, l'incontinence des matières fécales puisse s'ensuivre, je n'ai pas d'hésitation à dire que M. Salmon guérissait, grâce à elle, bien des cas où d'autres chirurgiens avaient échoué.

Votre opération achevée, prenez du coton fin cardé et, avec un stylet, placez-le bien au fond de la plaie, en le disposant avec soin, surtout si vos incisions ont été étendues ou ont porté à une certaine hauteur de l'intestin, ou si les tissus sont denses et résistants (comme ils le sont dans les vieilles fistules, et surtout dans les cas opérés pour la seconde fois). Un bon gâteau de coton doit alors être placé sur la plaie, entre les fesses, et maintenu par un bandage en T. Avec ces précautions, vous n'avez jamais à craindre d'hémorrhagie, car, si la plaie saigne, l'écoulement s'arrête vite par la pression, et tout ira bien : cependant, si la mèche a été introduite sans précaution dans l'intestin, elle ne sera pas au fond de la plaie, et alors, dès que le malade se remet du choc de l'opération, le sang recommence à couler, et le malade, comme le chirurgien, peut en avoir beaucoup d'ennui et même quelque inquiétude. Par suite, si vous voyez un gros vaisseau béant au fond de la plaie, il est d'une bonne pratique de l'oblitérer par la torsion, mais lorsque le trajet est calleux, vous ne pouvez tordre le vaisseau, et il faut alors appliquer une ligature. En faisant grande attention à tous ces détails, je suis arrivé à inciser toute fistule à n'importe quelle hauteur de l'intestin, quelle que fût sa direction ou son étendue, sans le moindre danger. Je puis vraiment dire que je n'ai jamais eu un cas d'hémorrhagie primitive qui m'ait donné une véritable préoccupation. Si le trajet fistuleux s'étend assez haut et que les tissus soient assez résistants pour que vous ne puissiez amener la pointe de votre stylet conducteur en dehors de l'anus, la manière de procéder la plus sage et la plus aisée est d'avoir recours à de forts ciseaux et à un conducteur spécial que j'ai imaginé et que fabrique Fergusson, de Giltsper Street; avec cet instrument vous pouvez inciser des fistules s'ouvrant très-haut dans l'intestin, quelque résistants que puissent être les tissus, avec la plus grande facilité et très-vite. Ce conducteur porte une cannelure profonde, dont la coupe représente plus des trois quarts d'un cercle; dans cette cannelure court la pointe d'une branche des ciseaux, terminée par un bouton. Une fois introduit dans la cannelure, ce bouton ne peut s'échapper; aussi, après avoir placé votre conducteur dans la fistule, vous introduisez l'index de la main gauche dans l'intestin : alors faites entrer la branche des ciseaux qui est boutonnée dans la cannelure du conducteur et faites-la glisser en coupant au fur et à mesure, le doigt qui est dans le rectum garantissant les tissus sains de toute atteinte. Grâce à cet instrument, ces opérations très-difficiles d'ordinaire et dans lesquelles vous êtes exposé à ébrécher votre bistouri sont rendues absolument simples. Un chirurgien d'hôpital de province me disait l'autre jour qu'après avoir lu la description de cet instrument, il s'en procura un, et que depuis il s'en sert dans tous ces cas de fistule ; il dit que c'est « un mode opératoire facile ». Je n'ai pas parlé des procédés anciens, qui sont habituellement décrits dans les traités de chirurgie, parce que je considère celui que j'ai exposé en détail comme beaucoup plus satisfaisant et plus pratique.

Ce fut pour des cas de fistule remontant très-haut dans l'intestin ou dans lesquels existait en même temps un rétrécissement (l'orifice interne s'ouvrant au-dessus de ce dernier) que M. Luke, en 1845, recommandait de sectionner les tissus malades à l'aide d'un morceau de fil fort et d'un serre-nœud. Ce n'est nullement une opération facile ; cependant voici comment elle s'exécute, et, sans aucun doute, elle convient fort bien à certains cas. Introduisez une sonde creuse par la fistule jusque dans l'intestin, alors passez un morceau de fil de fer mince dans la sonde, recourbez-en l'extrémité en bas et attirez-le hors de l'anus ; retirez ensuite votre sonde, attachez le fil à une extrémité du fil de fer et tirez sur l'autre ; vous avez ainsi un fil qui traverse la fistule, un bout sortant par l'anus et l'autre par l'orifice externe du trajet ; attachez maintenant le fil à votre serre-nœud, et serrez un peu chaque jour ou tous les deux jours. De cette manière vous pouvez sectionner des tissus résistants sans grand danger ; mais ce procédé est souvent douloureux, et vous êtes exposé à amener de l'inflammation, de la suppuration, et par suite de nouveaux abcès. J'ai eu de semblables résultats dans ma pratique, et j'en ai vu d'analogues dans celle de mes confrères (1).

(1) La ligature à constriction progressive est également recommandée par Smith (Holmes's *System of surgery*, London, 1864, t. IV, p. 200) pour les cas « rares », où l'orifice interne de la fistule est situé très-haut, dans la crainte de l'hémorrhagie grave qui pourrait suivre l'emploi du bistouri. Il est vrai que M. Allingham ne saurait être mû par une crainte semblable, puisqu'il affirme n'avoir jamais eu affaire à une hémorrhagie primitive sérieuse et avoir toujours opéré sans le moindre danger. Cette assertion emprunte une grande importance à l'autorité du chirurgien dont elle émane, mais nous croyons qu'en présence de l'unanimité des auteurs sur ce point, depuis Ledran jusqu'à Velpeau et Chassaignac, un chirurgien ordinaire serait mal venu à se servir de l'instrument tranchant. C'est surtout alors que l'écrasement linéaire trouvait récemment encore son indication. M. Pozzi a proposé, d'après Gerdy et Richet, dans les cas de fistule pelvi-rectale supérieure, l'application de l'entérotome ; il lui reconnaît, comme avantage, de rendre inoffensive la lésion du péritoine, dont M. Pozzi croit avoir démontré la possibilité par la relation d'un fait de Roux que nous trouvons fort peu démonstratif, et de plus la modification apportée par M. Richet à l'entérotome de Dupuytren permet de faire au foyer supérieur une perte de substance qui est nécessaire pour son évacua-

Quelquefois, dans la fistule complète, il passe des vents et même des matières quand le ventre est relâché ; mais, ordinairement, cela n'arrive pas, soit par suite de l'étroitesse de l'orifice interne, soit à cause de sa situation ou d'une disposition valvulaire. Aussi, bien que le passage des vents soit un signe certain de la fistule complète, l'absence de ce symptôme ne permet pas de conclure qu'il n'y a pas d'orifice interne.

L'espèce de fistule la plus douloureuse, et en même temps, par bonheur, la moins commune, est la borgne interne. J'ai observé quelques cas où l'orifice avait les dimensions d'une « pièce de trois pences » ; alors les matières, surtout si elles sont liquides, passent dans le trajet et provoquent de grandes souffrances, une douleur brûlante qui dure souvent tout le jour, après que l'intestin a fonctionné. De plus, ces fistules acquièrent souvent de la gravité, par suite de la formation de trajets nouveaux dus au passage de matières irritantes.

Pour opérer une fistule borgne interne, si vous pouvez découvrir à l'induration extérieure le siége de l'abcès, vous plongez votre bistouri en ce point et faites ainsi une fistule complète, que vous traversez ensuite avec votre conducteur. Si vous ne pouvez découvrir d'induration ni constater aucun changement de couleur qui vous indique le siége du foyer purulent, la meilleure manière de procéder est de recourber un stylet conducteur d'argent en forme de hameçon, de l'introduire dans l'orifice interne et d'en faire saillir la pointe sous la peau ; puis vous incisez sur votre stylet, vous lui faites traverser la fistule et complétez l'opération.

Cela demande un peu de dextérité et quelque habitude, mais c'est bien le plus sûr moyen de ne pas manquer la fistule. Ces cas de fistule borgne interne sont souvent méconnus et par suite pris pour d'autres affections. Assez fréquemment la fistule interne

tion complète et sa cicatrisation. Ce dernier avantage ne nous paraît pas suffisant pour compenser l'extrême douleur de l'application permanente de l'entérotome, et en l'absence de fait bien authentique de lésion du péritoine produite pendant l'opération de la fistule, l'écraseur demeurerait préférable, s'il n'existait un autre moyen beaucoup plus simple, moins douloureux sinon aussi expéditif, n'obligeant pas à recourir à l'anesthésie : je veux parler de la ligature élastique. Celle-ci aurait même l'avantage réclamé par M. Pozzi pour l'entérotome, à savoir de faire une perte de substance, puisque, suivant la démonstration anatomo-pathologique de M. Allingham, la ligature élastique retient toujours dans son anse une portion des tissus qu'elle est appelée à sectionner.

coïncide avec des hémorrhoïdes. J'ai vu plusieurs cas de cette nature. Je crois que, si des moyens énergiques sont dirigés contre des hémorrhoïdes, il peut se produire de la suppuration et qu'alors il se forme une fistule interne. Voici probablement un cas de cette nature :

Marie F..., âgée de 33 ans, admise à Saint-Marc, en mars 1865. Elle souffrait d'hémorrhoïdes, qui sortaient à chaque selle, et était habituée à y faire de larges applications d'une pommade au tannin et au goudron. Elle souffrait pendant et après la défécation, et perdait un peu de matière. Aucune lésion extérieure n'était apparente ; je ne pus découvrir de fissure, mais en passant mon doigt dans l'intestin, je trouvai, à un pouce et demi de l'anus, un petit orifice ; introduisant un spéculum, j'aperçus cet orifice et pus introduire une sonde dans une certaine étendue vers le haut de l'intestin ; le trajet descendait également vers l'anus. J'ouvris les deux trajets supérieur et inférieur et liai trois hémorrhoïdes. Elle fut opérée vers le 30 mars et quitta l'hôpital absolument bien le 30 avril.

Ces cas de *fistule borgne interne* sont instructifs, aussi en rapporterai-je quelques-uns de plus.

Chas. E. S., fut admis à Saint-Marc le 13 juillet 1870. Il avait été opéré à l'hôpital Saint-Thomas d'une fistule; celle-ci parut guérie et il avait été renvoyé, mais il continuait à avoir de la douleur après chaque évacuation et un léger écoulement. Extérieurement la cicatrice de la plaie était visible, mais il n'y avait pas d'orifice; dans l'intestin il existait une ouverture, à laquelle faisait suite un trajet long de deux pouces; ce trajet descendait sous la cicatrice en même temps qu'il s'étendait en avant vers le périnée. J'ouvris ces trajets largement et j'excisai les lèvres de la plaie qui étaient très-indurées au niveau de l'ancienne cicatrice. Cet homme sortit en fort bon état au bout de cinq semaines.

J'ai vu, avec mon ami M. T. Carr Jackson, un confrère qui souffrait depuis quelque temps de douleurs pendant la défécation et d'une brulûre après, avec écoulement purulent à la suite des selles : il avait aussi des troubles urinaires par suite d'une irritation considérable du col de la vessie. Il avait déjà été opéré, mais sans aller mieux : il n'y avait ni ulcération, ni fissure. En examinant ce gentleman, je trouvai du premier coup ce que j'attendais, un petit orifice interne situé à environ deux pouces de l'anus ; un trajet fistuleux en partait et s'étendait en haut et en bas. L'anus (avec les parties environnantes) était absolument sain. M. Jackson, assisté par moi, ouvrit en une fois ces trajets, et le malade guérit rapidement et définitivement; tous les troubles vésicaux disparurent aussi.

Wm. R., âgé de 40 ans, reçu à Saint-Marc le 16 mai 1867. Il avait été opéré à Saint-Barthélemy d'une fissure ; la plaie guérit, mais il souffrait encore et perdait du pus. En l'examinant je trouvai à la partie supérieure de la cicatrice un petit orifice : un stylet introduit par là montait le long de l'intestin presque au-dessous de la muqueuse. J'ouvris ce trajet et incisai l'ancienne plaie. En dix jours il était absolument guéri.

Je pourrais multiplier ces faits à l'infini. J'ai pris ceux-là sans choix sur mon livre de notes. Je n'en donnerai qu'un de plus :

Un avoué bien portant et grand travailleur me vint de la province ; il me dit que depuis un an il perdait quelque matière par le rectum, et qu'il avait été traité par divers chirurgiens pour des hémorrhoïdes et une fissure, mais sans bénéfice. Il avait un écoulement de matière abondant et de la douleur après les selles. A l'examen, on ne voyait rien à l'extérieur ; l'anus était parfaitement sain, mais en explorant avec soin les environs, je découvris vers le périnée un point induré, donnant une sensation de crépitation. En examinant l'intestin intérieurement, je trouvai, au niveau du sacrum et à deux pouces de l'anus, un orifice distinct, arrondi et un peu induré; je pus y introduire un stylet. Le malade fut très-étonné quand je lui dis qu'il avait une fistule, car on ne lui avait jamais rien dit d'analogue. Il vint à Londres, et, avec l'aide de M. T. Carr Jackson, je l'opérai ; c'était un cas très-complexe comme mon confrère peut l'attester ; le trajet s'étendait circulairement de la partie postérieure du rectum au périnée et même en avant jusqu'au scrotum ; il y avait aussi des embranchements latéraux qu'il fallut inciser, mais jamais je n'ai vu un malade aller mieux : les plaies, bien que fort étendues, guérirent sans aucun accident. Il n'y eut pas d'incontinence des matières fécales, bien que les deux sphincters interne et externe eussent été divisés très-largement ; le malade rentra chez lui au bout de sept semaines.

La fistule interne, comme je l'ai déjà dit, peut débuter par une ulcération de la membrane muqueuse, ou, peut-être plus rarement, par un petit abcès qui se forme dans le tissu cellulaire sous-muqueux; elle peut aussi résulter d'une déchirure ou d'une meurtrissure produite par un bol fécal durci ou des corps étrangers que le malade a avalés. J'ai vu récemment deux bons exemples de ce dernier fait, l'un dans la pratique du Dr Cottew, de Hornsey, et l'autre dans celle de M. Kelson Wright, de Brixton. Il s'agissait de deux dames qui se plaignaient de douleurs abominables dans le rectum. L'examen fit découvrir un tubercule arrondi et dur à un pouce environ de la marge de l'anus. Une investigation plus soigneuse permit de voir un petit orifice qui traversait ce tubercule. Dans les deux cas, des corps étrangers — arêtes de poisson — avaient été extraits par les médecins avant que je ne visse les malades.

Je crois fermement qu'une fistule interne, quand elle débute par une ulcération, est très-fréquemment associée à la phthisie. Je ne traiterai pas ici cette importante question, me réservant de l'examiner spécialement dans le prochain chapitre.

En opérant les femmes atteintes de fistule (surtout lorsque le trajet est voisin du périnée), coupez le moins possible, car de trop grandes incisions entrainent l'incontinence des matières fécales ou tout au moins la perte partielle du pouvoir qu'a le sphincter d'empêcher l'issue des gaz, ce qui, je n'ai pas besoin de le dire, est un triste résultat de l'opération. J'ai été plusieurs fois consulté par des dames qui étaient dans cette situation, et dans deux cas j'ai été assez heureux pour rétablir par une opération la tonicité perdue, au grand contentement de ma malade.

Lorsque, après l'opération de la fistule, l'intestin est demeuré resserré pendant trois jours, un léger purgatif peut être permis et une nourriture abondante accordée. La mèche sort habituellement dès que l'intestin commence à agir, mais, si elle ne le fait pas, je l'enlève doucement et par degrés.

Si une mèche très-forte a été placée dans l'intestin pour prévenir toute hémorrhagie, je la diminue d'ordinaire le lendemain, en laissant une partie au fond de la plaie. Si on la laisse entière, le patient sera certainement mal à son aise, il ne pourra se débarrasser de ses gaz, et, comme le danger de l'hémorrhagie primitive n'existe que pendant vingt-quatre heures, on ne gagne rien à maintenir cette masse de coton dans l'intestin.

Un pansement très-simple suffit pour le traitement consécutif de la fistule : en réalité il vaut mieux faire *trop peu que trop*. Si chaque jour on introduit dans la plaie de la charpie, une mèche de coton ou tout autre corps étranger, elle n'aura pas de tendance à la guérison ; un peu de coton en bourre ou de fine étoupe, placé doucement dans la plaie, pour absorber le pus, et empêcher la réunion des deux lèvres, est tout ce qu'il faut. J'ai vu constamment la guérison retardée par une intervention trop active, le chirurgien sondant la plaie, y entassant de la charpie, des onguents, ou faisant des lotions répétées. Je n'use guère que d'un peu de charpie et je ne suis partisan de pansements d'aucune sorte ; seulement lorsque la plaie est blafarde et ne cicatrise pas, je prescris quelques lotions ; alors, suivant les circonstances, l'eau blanche, l'acide phénique, l'acide nitrique, le persulfate ou le tartrate de fer peuvent rendre des services. La teinture composée de benjoin m'a toujours paru d'un très-heureux effet. Quand l'odeur est désagréable, comme cela arrive quelquefois, elle peut être enlevée avec une faible solution d'acide phénique et de teinture d'iode composée — c'est un mélange très-utile, car l'acide phénique empêche les taches de l'iode.

Je suis très-persuadé que, règle générale, les pommades et les lotions font plus de mal que de bien ; on ne doit jamais y recourir sans avoir en vue quelque but bien déterminé, mais j'ai toujours le soin de nettoyer la plaie deux fois par jour, à l'aide d'une seringue et avec de l'eau tiède, à laquelle on peut ajouter avec avantage un peu d'eau de Condy (1) ; ces irrigations peuvent être faites également avec une poire en caoutchouc.

Bien que le chirurgien ne doive pas contrarier par son intervention les efforts de la nature, il doit toujours, pendant que la guérison s'opère, veiller à ce qu'il ne se forme ni clapier ni trajets nouveaux ; et je désire établir que ce travail est *ordinairement indiqué* par l'augmentation soudaine (et autrement inexplicable) de l'écoulement purulent. Toutes les fois qu'une plaie sécrète avec une abondance qui n'est pas en rapport avec son étendue, soyez assuré qu'un clapier s'est produit, et recherchez attentivement le trajet nouveau, car, plus vous le laisserez, plus il sera étendu.

(1) Solution de permanganate de potasse.

Quelquefois c'est au-dessus des bords de la plaie qu'il débute ; d'autres fois à une des extrémités, soit interne, soit externe ; rarement, il paraît naître du fond même de l'ancienne fistule. Le trajet découvert, je n'ai pas besoin de dire qu'il doit être incisé aussitôt. Autre point important : engagez toujours votre malade à vous dire fidèlement s'il éprouve quelque douleur dans ou aux environs de la fistule en voie de guérison ; jamais de bah ! bah ! quand il se plaint ; souvent il sera le premier à reconnaître, d'après l'existence d'une sensation désagréable, le début d'un petit abcès ou d'un trajet fistuleux et pourra aussi vous en indiquer la situation.

Il ne peut être donné de règles fixes pour le traitement de ces plaies ; c'est à les mener à bonne fin que le chirurgien habile se reconnaît. Employer tantôt les stimulants, tantôt les toniques, nourrir le malade convenablement, ne pas le nourrir trop ; ce sont là autant de points où le sens commun, des connaissances pratiques, l'observation de détails peu importants en apparence seront nos meilleurs guides. Pendant le travail de cicatrisation, ne purgez pas trop votre malade, mais ayez soin que l'intestin soit toujours libre : c'est à quoi j'arrive par une pilule légèrement laxative.

Il est important que la position de décubitus dorsal soit gardée quelque temps (la durée varie suivant l'état de santé et l'étendue ou la profondeur des plaies) ; si le malade se lève et marche trop tôt et trop longtemps, la cicatrisation sera non-seulement retardée, mais quelquefois même arrêtée complétement. Plus vite vous pouvez amener la cicatrisation de la plaie, mieux cela vaut, car il saute à l'esprit que plus la plaie demeure longtemps sans se cicatriser, plus grandes sont les chances qu'a le chirurgien de voir se former de nouveaux abcès ou d'autres trajets fistuleux. Vous n'avez pas le droit de considérer votre malade comme hors d'affaire, jusqu'à ce que les trajets et les plaies soient cicatrisés. Je ne garde pas longtemps mon malade au lit, mais je le fais s'étendre sur un sofa ; cette pratique convient surtout aux gens d'une constitution délicate.

N'opérez jamais, si vous pouvez l'éviter, une fistule qui, pour une cause ou une autre, est passée à l'état d'inflammation aiguë.

Quand il survient de l'inflammation, de nouveaux trajets se forment sûrement, par suite de la fonte rapide du tissu cellulaire ; si vous opérez dans ces conditions, l'insuccès est certain. Tout ce que vous devez faire dans un semblable cas, est de pratiquer un large débridement et de tenir le malade au repos, jusqu'à ce que l'inflammation s'arrête, que la cavité de l'abcès diminue et que la formation de trajets nouveaux soit terminée; alors, et seulement alors, votre opération a des chances réelles de succès.

Dans les cas déjà anciens d'ulcération et de rétrécissement du rectum, il se forme presque invariablement des fistules, mais l'orifice interne est rarement au-dessus du rétrécissement, où, d'après le raisonnement, on croirait qu'il doit se trouver; quelquefois il s'ouvre dans le rétrécissement même, mais presque toujours il est situé plus près de l'anus que le rétrécissement. Le traitement de ces cas sera exposé dans les chapitres consacrés au rétrécissement et à l'ulcération.

C'est une règle pour moi de ne jamais traiter légèrement une petite fistule, surtout si elle est directement « dorsale » ou « périnéale ; » souvent, après avoir incisé une fistule qui paraissait fort simple, vous trouvez que de sa profondeur part un trajet remontant vers le haut de l'intestin.

En outre, lorsque tel n'est pas le cas, de petites fistules sont fréquemment difficiles à guérir. J'ai été bien des fois trompé à leur égard, et c'est ce qui arrive généralement quand elles cheminent à travers les fibres du sphincter externe et non pas entièrement au-dessous de ce muscle, si bien que pendant l'opération il n'y a qu'une portion du sphincter divisée. Feu M. Salmon avait coutume de dire lorsqu'il avait incisé une de ces fistules : « Maintenant j'ai fait une fissure, et je vais la traiter, » et alors il portait son bistouri sur le fond du trajet de manière à sectionner entièrement le sphincter. M. Salmon était un observateur très-fin, et je suis sûr que dans beaucoup de cas analogues cette pratique est la meilleure à suivre. Je ne dis pas qu'il soit toujours nécessaire de faire une *profonde* incision qui divise le sphincter, mais incisez toujours ce muscle, lorsqu'il s'agit d'une fistule dorsale superficielle; je suis convaincu que, si vous négligez cette précaution, vous aurez souvent des difficultés pour faire cicatriser des plaies en apparence très-simples. Si elles ne guérissent pas complétement, elles deviennent des espèces de fissures, et le malade éprouve des douleurs plus ou moins vives après, comme pendant la défécation. Voici un cas à l'appui :

Un gentleman avait été opéré par un de mes collègues d'une fistule dont il était guéri, mais au bout de quelques mois un autre abcès se forma au niveau de la plaie : cet abcès perça. Lorsque je vis le malade, il y avait une petite fistule, presque dorsale, peu profonde, dont le trajet était sous la cicatrice ; je l'ouvris ; — après une quinzaine, il n'y avait pas de cicatrisation — il ne s'était produit aucun clapier. Je touchai la plaie avec le nitrate d'argent, et ordonnai au malade une pommade au nitrate acide de mercure et à l'opium, mais la cicatrisation ne marcha pas, et, après une autre quinzaine, il commença à se plaindre d'une douleur, qui durait une heure, plus ou moins, après la défécation. Je vis alors que la guérison ne serait pas obtenue sans un nouveau recours au bistouri, et même que je pourrais, ou plus probablement que je devrais agir profondément : aussi je l'engageai à garder le lit pendant quelques jours, et fis avec mon « bistouri à fissure » au fond de la plaie une incision la dépassant à ses deux extrémités, et je pris soin d'inciser directement le sphincter. Cette manière de procéder trancha la question : dans une quinzaine, le malade fut tout à fait guéri et il est demeuré bien. Ce cas fit sur moi une impression profonde, car je vis qu'une petite incision du fond de la fistule, dans ces sortes de cas, n'est rien à faire pendant l'opération, et qu'elle peut vous épargner bien des ennuis et même de la déconsidération dans la suite.

Voici un autre cas :

Un gentleman vint consulter un chirurgien éminent pour une fistule périnéale très-simple en apparence ; elle était si petite que le chirurgien lui conseilla de se laisser opérer dans son cabinet de consultation ; ce qui fut fait, et le malade retourna chez lui ; au bout de cinq semaines la plaie n'était pas cicatrisée. Je fus alors prié de voir le malade et trouvai que du fond de la petite plaie partait un trajet profond remontant le long de l'intestin et s'étendant aussi en avant, presque jusqu'au scrotum. Je ne dis pas que ces trajets ne pouvaient pas s'être produits depuis l'opération, mais cela montre clairement combien on doit être réservé et dans son diagnostic et dans son pronostic. Une guérison certaine et rapide avait, dans ce cas, été promise au malade.

Il y a quelque temps, malgré toute l'expérience que j'ai acquise, j'ai été absolument surpris dans un de ces cas de petite fistule.

Un homme entra à Saint-Marc avec une petite fistule périnéale complète. Je fis la remarque. dans le cabinet de consultation, que le cas paraissait simple ; j'incisai le trajet et recherchai avec soin s'il n'existait pas de clapier profond, mais je n'en pus trouver ; après peu de jours, la plaie paraissait aller fort bien, le malade demanda à sortir, et avec ma permission (sur la promesse qu'il ne se remettrait pas au travail) il sortit. Trois semaines après, il revint, disant qu'il avait quelques douleurs légères et un petit écoulement de pus par le rectum. A l'examen, je trouvai la plaie entièrement cicatrisée, mais en passant le doigt dans l'intestin, je sentis un orifice ; il en partait un trajet long d'au moins un pouce et demi, si bien que je fis entrer le malade de nouveau, j'ouvris le trajet et fis dans le sphincter une incision suffisamment étendue. Je suis certain que, si j'avais gardé cet homme à l'hôpital, en observation, une semaine de plus que je ne le fis, il n'aurait pas eu à être opéré une seconde fois. De pareils cas dans la clientèle feraient certainement remercier le chirurgien.

CHAPITRE III

De la fistule dans ses rapports avec la phthisie.

Opinions des divers auteurs. — Observations et remarques. — Effets de l toux. — Ulcérations tuberculeuses du rectum. — Origine de la fistule chez les phthisiques. — Particularités de ces fistules. — Traitement général.

Au point de vue chirurgical, je désire considérer la phthisie comme une complication de la fistule anale. Il serait sans doute plus exact de regarder la fistule comme une des complications de la phthisie, mais je crois qu'il vaut mieux, pour mon sujet, procéder comme je le fais.

Ce sujet est d'une importance considérable, et a, je crois, rarement obtenu des auteurs toute l'attention qu'il mérite. La plupart de ceux qui ont écrit sur la fistule ont simplement exprimé l'opinion que, chez les phthisiques, il ne fallait pas essayer d'intervenir contre la fistule, se contentant de dire que, si l'opération est faite, les plaies ne guériront pas, et la vie du malade en sera abrégée. Quelques hommes éminents pensent en effet que la fistule a vraiment le pouvoir d'arrêter, ou tout au moins de retarder les progrès de l'affection pulmonaire, et pour ce motif ils condamnent toute opération. Cela soulève une question capitale que je m'attacherai à traiter ici avec quelques développements.

Il y a d'autres autorités, de grande valeur au point de vue de la phthisie, qui ont avancé que la coexistence de la fistule et de la phthisie n'était nullement fréquente. Andral et Louis déclarent tous les deux qu'ils ont très-rarement observé l'association de ces deux maladies. Andral dit que sur huit cents malades atteints de phthisie, il a noté un seul cas de fistule. Suivant Louis, l'ulcération tuberculeuse est très-commune dans l'intestin grêle, mais elle se rencontre très-rarement dans le côlon et le rectum. Le même doute sur l'existence de la fistule dans la phthisie m'a été exprimé par d'éminents médecins qui avaient une grande pratique des affections pulmonaires. Sur ce point je demande à faire une observation : je n'ai pas le moindre doute qu'il y ait une immense quantité de phthisiques chez lesquels il n'existe pas de fistule, mais je ne doute pas non plus qu'il y ait un très-grand nombre de cas de fistule dans lesquels existe une affection tuberculeuse des poumons.

Un malade entrant pour son affection de poitrine dans un hôpital de phthisiques ne dit pas un mot de sa fistule au médecin traitant, il ne parle que de sa poitrine ; mais le même individu venant à Saint-Marc me dit qu'il a une fistule ; je m'aperçois, presque aussitôt, qu'il est phthisique. Par suite le médecin peut ne pas voir que son malade a une fistule, et rarement il l'interroge à ce sujet ; je suis sûr du fait, car les malades vous disent : « Je suis en traitement à tel hôpital pour ma toux. » Quand je leur demande : « Avez-vous dit au médecin qui vous a vu, que vous aviez une fistule? » leur réponse la plus habituelle est : « Non, monsieur, je n'ai rien dit. »

Pour mon compte personnel, je suis très-convaincu qu'une proportion très-considérable des malades atteints de fistule souffrent plus ou moins d'une affection tuberculeuse des poumons. Je me suis attaché à établir quelle était cette proportion, et d'après ma pratique j'ai trouvé, pour l'estimation la moins élevée, qu'elle n'était pas moindre de 14 p. 100.

Je donnerai ici les opinions de ceux qui ont examiné la question de l'opération chez les phtisiques.

Le Dr Bushe, d'Amérique, dans son admirable traité, fait cette observation : « Il est très-évident qu'un grand nombre de fistules sont sous la dépendance d'une affection des poumons ; aussi ne devons-nous pas les opérer, parce que leur guérison déterminera une augmentation des désordres pulmonaires, et abrégera la vie. »

M. Quain dit : « Lorsque les symptômes d'une affection tuberculeuse des poumons existent, l'opération de la fistule n'est pas permise. »

M. Curling n'exprime pas d'opinion sur l'opportunité de l'opération, bien qu'il note la coïncidence fréquente des deux maladies.

M. Erichsen, dans son *Traité de chirurgie*, s'oppose à l'opération sauf dans quelques cas déterminés.

Dans le *Traité de chirurgie* de Holmes, la question est jugée de la manière suivante : « Si on opère une fistule chez un malade atteint de phthisie, la plaie, dans la majorité des cas, ne guérira pas. » Ce n'est point là ce que j'ai vu dans ma pratique.

Miller dit : « Dans les cas de phthisie la plaie, suivant toute probabilité, ne guérira pas, et en supposant qu'elle guérisse, le résultat sera toujours très-préjudiciable à l'organisme, l'affection pulmonaire marchant avec une rapidité nouvelle lorsque n'existera plus l'émonctoire qui donnait issue aux produits purulents et autres. »

Le docteur Théophile Thompson pense que l'association de la fistule à la phthisie paraît retarder les progrès de cette dernière maladie, en agissant comme dérivatif (1).

Dans les ouvrages récents sur la phthisie que j'ai pu consulter, il n'est pas fait mention du sujet que je traite.

Quand nous nous trouvons en présence d'une opinion aussi nettement et aussi généralement exprimée par des hommes d'une habileté reconnue et ayant une grande pratique du sujet dont ils parlent, nous hésitons naturellement à mettre leurs dires en question; mais, d'autre part, aucune considération ne doit nous empêcher de rechercher soigneusement sur quelle base cette opinion s'est établie; et, lorsque les occasions s'en présentent, nous devons voir si elle est fondée en fait. J'ai toujours pensé qu'une idée universellement acceptée, bien que peut-être exagérée ou fausse, offre une part considérable de vrai, qu'elle conserve de son origine, mais, en même temps, il n'y a rien de plus propre à propager l'erreur et à tuer l'esprit critique qu'un acquiescement trop facile à ce que l'on peut appeler « les croyances populaires. »

(1) La même diversité d'opinions se rencontre en France; pour ne parler que de celles récemment émises, Gosselin (art. ANUS, *Nouveau dictionnaire pratique*, Paris, 1865, t. II, p. 667) proscrit formellement l'intervention chirurgicale « si le sujet à des signes évidents de phthisie et surtout des excavations pulmonaires. Ce n'est pas que l'opération serait de nature à aggraver la phthisie, mais elle serait inutile et les forces du sujet ne lui permettraient sans doute pas de faire les frais de la cicatrisation. » Chassaignac (*Dict. Encyclopédique*, Paris, 1866, 1re série, t. VI, p. 483) professe l'opinion diamétralement opposée. « La phthisie, dit-il, au lieu d'être une contre-indication à l'opération de la fistule anale, *réclame très-impérieusement* l'action chirurgicale... Ceux qui regardent toute cause d'affaiblissement comme l'une des principales prédispositions à la phthisie et comme aggravant la situation des malades, penseront avec nous qu'on ne saurait trop tôt tarir un foyer de douleur, de suppuration et d'épuisement. » Enfin Pidoux (*Traité de la phthisie*, Paris, 1875, p. 288-321) considère la fistule comme un exutoire utile dont la suppression ne saurait avoir d'autre résultat que de donner un coup de fouet à l'affection pulmonaire.

Il est évident pour tout le monde qu'il y aurait une véritable cruauté à opérer un malade atteint de phthisie confirmée et avancée, et que ce serait sans doute hâter la terminaison fatale; mais il y a différentes formes de phthisie : toutes évidemment ne sont pas aussi meurtrières qu'on l'avait cru autrefois; et nous savons que bien des personnes, dont la poitrine, à une époque de leur existence, avait offert des signes non douteux de fonte du tissu pulmonaire, comme la formation de cavernes, etc., se rétablissent enfin et atteignent un âge avancé. Tout chirurgien, qui a fréquenté les salles d'amphithéâtre, est familier avec ce fait que, chez des vieillards qui ne sont pas morts de phthisie, on trouve assez fréquemment des cavernes cicatrisées et des dépôts crétifiés, probablement d'origine tuberculeuse. Je suis très-certain qu'il y a bien des gens, atteints d'une affection de poitrine compliquée de fistule, qui, parce qu'on leur a dit qu'ils étaient phthisiques, n'ont rien fait pour guérir leur fistule, et dont la vie par suite est rendue beaucoup plus triste et pénible qu'elle ne le serait si l'opération était faite d'une manière convenable.

Pour ma part, je ne crois pas que nous ayons beaucoup de faits cliniques (si même il en existe) tendant à prouver que l'opération de la fistule chez les phthisiques aggrave la maladie des poumons ou en accélère la marche. En disant cela, je n'ai pas l'intention de défendre sans distinction toutes les opérations pratiquées chez des *tuberculeux;* mais je pense que, si on prend soin de choisir les cas, en évitant d'intervenir dans la phthisie *à marche rapide*, et que l'opération soit faite prudemment dans la bonne saison de l'année, et dans des circonstances favorables, les malades iront généralement bien, et, bien loin d'en souffrir, ils bénéficieront de la guérison de leur maladie rectale.

J'ai vu quelques faits, qui certainement au premier abord paraissaient en contradiction avec ce que je viens d'établir, et j'en vais rapporter un exemple :

Un homme, âgé de 35 ans, fut admis à l'hôpital Saint-Marc dans le printemps de 1867. Ce n'était pas absolument un homme d'apparence maladive, mais il était délicat : il était brun, velu, assez mal nourri, la poitrine était bien développée; pas de matité à la percussion. Il n'avait jamais craché de sang, mais il était très-sujet à s'enrhumer, et il toussait constamment l'hiver. Il avait une fistule de la variété borgne interne, qui lui causait beaucoup de souffrance, l'ouverture intestinale étant large et béante.

Si cet homme n'avait pas souffert beaucoup, suivant toutes probabilités, je ne l'aurais pas opéré, ou en tout cas j'aurais attendu pour agir que la saison fût plus avancée, car réellement je n'aimais pas beaucoup son aspect, mais je crus que le cas autorisait une opération, d'autant plus que celle-ci ne paraissait pas devoir être grave. Trois jours après l'opération, il fut pris d'une gêne respiratoire; en l'examinant, je trouvai une pneumonie du lobe supérieur du poumon droit; au bout de deux jours il avait une crise brusque d'hémoptysie, puis il alla mieux, mais il y avait des signes évidents de fonte du tissu pulmonaire. Aussitôt que je pus, je le renvoyai de l'hôpital en province; il y retourna dans un état bien meilleur, avec sa fistule complétement cicatrisée, mais je crains bien que, pour sa poitrine, il ne fût dans une mauvaise voie.

J'ai eu encore, dans ma pratique d'hôpital, six ou sept cas absolument semblables à celui que je viens de rapporter, si bien qu'il n'est pas nécessaire de les donner en détail. Voici les principales circonstances de ces faits : Une fistule chez un malade qui ne paraît pas absolument phthisique; un aspect extérieur et des antécédents suspects sont tout ce qu'on peut rencontrer. Le patient est opéré, et en quatre ou cinq jours il se déclare une inflammation du poumon et une hémoptysie, dont c'est généralement la première crise (1). On est naturellement porté à conclure que l'opération est la cause de ce début soudain des accidents pulmonaires; mais après tout il peut en être autrement; il y a d'autres éléments à considérer. Il faut mentionner : l'excitation naturelle qui précède et qui suit l'opération; l'air des salles d'hôpital plus froid et renouvelé; enfin l'obligation pour le malade de garder le décubitus

(1) Je rapporterai, à cet égard, une observation qui me paraît offrir un assez grand intérêt. J'opérai, il y a dix-huit mois, une femme de 45 ans pour une fistule complète, dorsale. Cette fistule avait déjà été examinée par un autre chirurgien, qui avait également conseillé l'opération; elle résultait d'un abcès chaud ouvert spontanément. La malade était robuste, puissante, mais d'une sensibilité nerveuse poussée à l'excès; comme antécédents morbides (je ne les connus que plus tard et ils n'auraient point fait changer ma résolution), elle avait eu, vers l'âge de 16 à 18 ans, plusieurs hémoptysies; à cette époque elle était frêle; sa mère était morte de la poitrine vers l'âge auquel elle arrivait. L'opération réussit fort bien; la cicatrisation était complète en vingt-deux jours. Quatre mois après, la malade succombait à la phthisie aiguë.

dorsal, qui, sur des poumons prédisposés, provoque facilement un engorgement hypostatique et par suite une pneumonie. Cette dernière condition est à mon sens un élément très-important du problème; et j'en ai retiré un enseignement : ne gardez jamais complétement au lit vos malades qui ont une tendance à la phthisie. Je les fais s'étendre sur un sofa et s'asseoir sur des coussins à air dès le jour de l'opération, et je crois réellement que cela entre pour une grande part dans le résultat. Vous pouvez admettre en fait que les phthisiques à l'hôpital ne sont pas aussi bien que ceux de la clientèle, et par suite que la nourriture et le comfort leur sont extrêmement utiles.

Les gens qui s'opposent à l'opération, dans tous les cas, chez les phthisiques, donnent de leur manière de voir des raisons différentes et un peu opposées. Les uns disent : « N'opérez pas, car la plaie ne guérira pas, et l'*augmentation* de l'écoulement leur sera préjudiciable » ; les autres : « La *guérison* de la fistule sera dangereuse pour le malade, car l'écoulement empêche ou retarde les progrès de la maladie de poitrine. » J'ai une remarque à faire ici : quand une fistule a bien guéri, je n'ai jamais remarqué qu'un phthisique s'en soit trouvé plus mal, c'est-à-dire je n'ai jamais vu l'affection de poitrine s'aggraver ou devenir brusquement plus menaçante à la suite de la cicatrisation de la plaie. Je crois que cette idée de l'écoulement retardant les progrès de l'affection pulmonaire est plutôt un reste de la vieille doctrine des émonctoires, des sétons et des dérivatifs, qu'un fait bien positif.

Tout en disant que les malades d'hôpital ne guérissent généralement pas, j'ai eu cependant bien des résultats satisfaisants; j'en donnerai quelques-uns en détail.

Un homme, âgé de 29 ans, fut admis à l'hôpital il y a quelques mois; il avait une matité marquée au sommet du poumon gauche; il avait craché du sang fréquemment et toussait toujours l'hiver. Il avait une fistule complète, avec un orifice interne très-large et béant, dans lequel les matières fécales s'engageaient constamment : aussi souffrait-il beaucoup et était-il très-désireux d'obtenir du soulagement. Ce motif me détermina à l'opérer. Je ne le tins pas au lit plus d'une couple de jours. Je le nourris bien ; je lui donnai de l'huile de foie de morue et de la teinture de muriate de fer, pendant le traitement; je ne le gardai à l'hôpital que 9 jours. Il alla très-bien, la plaie cicatrisa et, comme je l'ai vu depuis, je sais que sa maladie de poitrine n'a pas fait de progrès.

Voici un cas très-défavorable qui, grâce à un traitement prudent, se termina par la guérison.

Un agent de police, âgé de 29 ans, vint à Saint-Marc pendant l'été de 1867 ; huit semaines avant, il avait été opéré d'une fistule à l'hôpital Sainte-Marie. Il était certainement phthisique ; depuis quelque temps il avait des hémoptysies ; il suait la nuit et était très-amaigri et faible. A l'examen, je trouvai une plaie encore vive intéressant l'intestin ; les bords en étaient pendants, livides, déchiquetés ; la membrane muqueuse de l'intestin était décollée vers le haut sur une étendue de deux pouces. Une incision profonde avait été faite dans le sphincter, et le malade ne pouvait retenir ni les gaz ni les selles, quand elles étaient molles. Il toussait beaucoup et crachait abondamment ; il était très-découragé. Il est difficile d'imaginer un insuccès d'opération plus lamentable : le malade était, sous tous les rapports notablement plus mal par suite de ce qu'on lui avait fait. Je crois que, si je l'avais vu pour la première fois, je ne l'aurais pas opéré. La question était de savoir ce qu'on pouvait faire de lui. Apprenant qu'il avait des amis en province, je lui conseillai d'y aller, et d'y vivre au grand air tout le jour, de boire autant de lait et de crème que son estomac en pourrait digérer, et de prendre une bonne cuillerée à café d'huile de foie de morue et quinze gouttes de teinture de muriate de fer trois fois par jour. Il n'avait jamais pu prendre l'huile, mais j'essayai de vaincre sa répugnance en mêlant à chaque dose une goutte de nitro-benzole, formule dont je suis redevable à mon ami le Dr Stone, de l'hôpital Saint-Thomas. Le malade revint au bout de six semaines avec une santé générale très-améliorée : il avait pris de la force et de l'embonpoint. Sa plaie paraissait aller mieux, mais en somme elle était presque dans les mêmes conditions. Je ne me souciais pas de le prendre à l'hôpital, craignant l'air et le séjour dans une chambre fermée ; mais je crus qu'il y avait à faire quelque chose pour améliorer sa situation ; j'excisai les lèvres pendantes et amincies de la plaie et ouvris le trajet sous-muqueux ; je ne lui fis pas garder le lit du tout. Quelques jours après je badigeonnai le fond de la plaie, qui était blafard, avec la teinture de cantharides et alors la plaie commença à bourgeonner. Au bout de cinq semaines, elle était cicatrisée ; le sphincter reprit une tonicité très-marquée; et le malade se trouva dans un état bien plus satisfaisant que lorsque je l'avais entrepris. Pour montrer combien sa santé s'était améliorée, je ferai remarquer qu'il put, tout l'hiver suivant, prendre son tour de garde de nuit sans être porté une seule fois sur la liste des malades.

Il y a une circonstance qui m'engage quelquefois à intervenir dans un cas de fistule chez un phthisique, c'est l'affaissement moral que déterminent les affections du rectum. Fréquemment le malade pense plus à sa fistule qu'à ce qu'il appelle « sa petite toux, » et il est démoralisé et tombe dans le désespoir quand vous lui dites que vous ne pouvez rien faire pour le guérir. Je suis certain que peu de choses favorisent autant les progrès rapides de la phthisie que les préoccupations morales et le découragement.

Pour le démontrer, je rapporterai le fait d'un jeune homme, nommé Henri, qui vint me consulter à Saint-Marc dans l'année 1866. Il était en proie à une grande tristesse à cause d'une fistule, qu'un chirurgien bien connu lui avait dit ne pouvoir guérir parce qu'il était phthisique. Il était vrai que le malade avait eu quelque temps avant des hémoptysies et que ce n'était pas un cas de choix ; en outre les antécédents de famille n'étaient pas satisfaisants. En l'examinant, je trouvai que cette fistule était d'origine phlegmoneuse et non scrofuleuse, c'est-à-dire qu'un abcès s'était formé d'abord, avait suivi une marche aiguë, s'était ouvert à l'extérieur, sans avoir de communication avec l'intestin, si bien que je crus pouvoir l'opérer sans danger. La seule pensée qu'il pourrait se débarrasser d'une affection très-gênante et ennuyeuse le remit aussitôt. Le jour qui suivit l'opération, il paraissait beaucoup mieux qu'il ne l'avait été avant, et il guérit sans qu'il se produisît aucun incident. Je l'observai pendant plus d'un an, et très-assurément les symptômes pulmonaires n'ont pas marché. Je rapporte des cas qui se sont présentés il y a quelques années, parce que nous avons eu l'occasion de voir comment ils se sont terminés.

Au printemps de 1866, j'opérai un gentleman, client de M. Burroughs, de Lee. Il était parfaitement phthisique, mais non désespéré ; le décollement de la peau dans ce cas était très-considérable, et il souffrait tellement que je n'eus pas la moindre hésitation à tenter de le guérir. La plaie fut large, mais nous n'eûmes pas la moindre peine à la faire cicatriser. Je vis dernièrement un parent de ce malade qui m'apprit que celui-ci continuait à se bien porter et que la fistule ne s'était pas reproduite. Je pense que dans ce cas les symptômes pulmonaires ont parfaitement bénéficié de l'opération.

Un jeune homme me fut adressé par des amis en août 1864. Il était âgé de vingt ans et présentait toutes les apparences d'un phthisique : il avait les pommettes rouges; il était faible, le pouls était petit et rapide; c'était un employé de chemin de fer et il avait mené une vie un peu irrégulière dans l'année précédente; il n'avait jamais eu d'hémoptysie abondante, mais il avait craché assez fréquemment des mucosités striées de sang. Il existait un peu de matité au sommet du poumon gauche, et le murmure respiratoire était faible. Il prenait froid à la moindre occasion ; il avait perdu une sœur de phthisie, et son aïeul maternel avait succombé à la même affection; sa mère n'était pas de beaucoup une femme bien portante, mais son père était robuste et n'avait aucune prédisposition à une affection pulmonaire. C'était un cas où je me serais volontiers abstenu, mais le malade souffrait tellement que je me décidai à essayer si, après avoir amélioré sa santé, je ne pourrais rien faire pour lui. La fistule avait commencé vers la Noël précédente par un abcès qui s'était ouvert spontanément. Quand je le vis la première fois, il avait un trajet fistuleux d'un côté de l'intestin et de l'autre côté un abcès qui n'était pas encore ouvert; il souffrait de vives douleurs. J'ouvris aussitôt l'abcès. Je le mis à l'huile de foie de morue et à la teinture de muriate de fer, et le renvoyai aussitôt en province. Il revint beaucoup mieux, au point de vue de la santé générale, mais le trajet avait formé clapier autour de l'anus et avait rejoint l'abcès que j'avais ouvert, de manière à constituer une fistule en fer à cheval. Il était à ce moment-très-désireux qu'on lui fît quelque chose, et, bien que je fusse très-incertain du résultat, j'accédai à ses prières. Il y avait dans ce cas une circonstance favorable qui m'encourageait, c'était la bonne nature de la suppuration. Le 23 septembre je l'opérai sans faire plus d'incisions qu'il n'était nécessaire, mais en excisant largement les bords décollés de la peau. Il prit une bonne nourriture — vin, bière et tout ce qu'il désirait, — dès le jour de l'opération et (à l'exception d'un petit clapier qui se forma sous la peau, vers le périnée, et que je dus ouvrir) le succès fut complet. Le 10 novembre, il était tout à fait bien; il avait engraissé et augmenté en poids de *quatorze livres*. Il mourut de phthisie trois ans après. La fistule ne récidiva pas, et pendant plus de deux ans il jouit d'une bonne santé.

Dans l'automne de 1865, un ingénieur, âgé de 43 ans, me consulta à l'hôpital Saint-Marc. C'était un homme pâle, frêle, qui avait eu une hémoptysie un an avant et une autre légère, il y avait trois mois. Il présentait une fistule borgne interne, avec une ouverture intestinale large et déchiquetée. Il était absolument incapable de se livrer à ses occupations. Quand je le vis, je refusai de l'opérer et conseillai à ses parents de voir si nous ne pourrions pas améliorer sa santé; cependant, après un mois, il se fatigua de cela et alla dans un autre hôpital où il fut opéré. Après y être resté environ cinq semaines, comme sa santé paraissait faiblir, il reçut le conseil de sortir, parce que l'air ne lui convenait pas. Il vint alors me trouver de nouveau. En l'examinant, je trouvai une plaie encore vive, qui allait jusque dans l'intestin; au fond de cette plaie il s'était formé un trajet fistuleux qui gagnait en arrière sur une étendue de deux pouces et se terminait dans un clapier, sous les téguments. Il me demanda de faire quelque chose pour lui; il ne pouvait travailler et me disait qu'autant valait mourir que vivre dans cet état; aussi, malgré une vive répugnance, je l'opérai de la manière suivante : j'enfonçai un bistouri dans le clapier, et par cette ouverture je passai un conducteur dans le trajet qui était situé sous l'ancienne plaie et s'étendait sur plus d'un pouce de longueur vers le périnée. Je l'ouvris par une incision qui mesurait quatre bons pouces; dans cette plaie, je trouvrai un autre trajet conduisant plus haut dans l'intestin et je l'incisai également. J'enlevai toutes les portions de peau qui étaient pendantes et aussi les bords déchiquetés de la première plaie; enfin ce fut une opération très-étendue. J'avais été forcé d'agir sur le sphincter plus que je ne désirais, et j'avais les plus grandes inquiétudes sur le résultat. Ces inquiétudes furent encore augmentées par une très-vive hémorrhagie qui se déclara quatre jours après l'opération, et dans laquelle il perdit une pinte de sang avant que je pusse arriver auprès de lui. Malgré tout, il ne présenta aucun symptôme fâcheux. Il prenait de l'huile de foie de morue, de la teinture de muriate de fer, de la bière forte, du vin, des œufs, enfin un nourriture abondante. Il alla tellement bien que le 8 mars (il avait été opéré le 15 février) il pouvait quitter Londres; la plaie s'était comblée et cicatrisée dans une grande étendue. Le 23 avril la plaie était complétement guérie et il pouvait retourner à ses affaires, ayant pris de la force et se trouvant vigoureux et bien portant. J'ai vu ce malade plus de trois ans après l'opération dans la plénitude d'une santé parfaite. J'ai vu dernièrement ce malade en parfaite santé, et sans aucun phénomène du côté de la poitrine.

Je ne rapporterai plus qu'un seul fait :

Dans l'année 1867, j'opérai un client de M. Goude, de Finsbury-Square. C'était un homme très-délicat et évidemment phthisique : il toussait beaucoup l'hiver et avait craché du sang à plusieurs reprises, il y avait des antécédents de phthisie dans sa famille. Cette fistule était complète et lui causait beaucoup de douleur et d'ennui, en l'empêchant de se livrer à aucun exercice de marche. Je l'opérai, et fus quelques semaines après obligé d'ouvrir un autre trajet, qui s'était formé depuis ou avait passé inaperçu. Les plaies furent longtemps à guérir et demandèrent une grande surveillance, mais enfin elles cicatrisèrent bien, et la santé du malade bénéficia beaucoup de la disparition de la douleur et de la facilité de la marche. J'ai appris que ce gentleman est maintenant dans un état de santé très-améliorée et que la fistule demeure guérie : bien assurément il n'a pas eu à se plaindre de ce que je lui avais fait.

La question de la *toux* est d'une très-haute importance quand on suppute les chances de succès ou d'insuccès d'une opération. Je crois qu'une toux pénible et fréquente, quel qu'en soit le point de départ, nuit beaucoup à la guérison du malade. Il y a en ce moment à l'hôpital Saint-Marc un homme que j'ai opéré il y a trois mois. C'est un homme robuste, bien portant, qui n'a aucun symptôme de phthisie. Il n'y avait pas de motif pour qu'il ne se rétablît pas promptement, sauf le suivant : il avait une toux quinteuse, dont nous ne nous aperçûmes qu'après l'opération. Je suis sûr que les secousses constantes de la toux ont empêché la plaie de cicatriser dans des conditions satisfaisantes.

De là découle un précepte auquel je me conforme toujours : n'opérez jamais, si vous pouvez l'éviter, un phthisique quand la toux est incessante; et ne l'opérez jamais dans une mauvaise saison. Si votre malade est dans une bonne position, envoyez-le à Brighton ou à Hastings ou dans toute autre station saine, tempérée, et faites-y l'opération. Vous verrez qu'il guérira en moins de temps, et peut être vous épargnerez-vous beaucoup de préoccupations.

En admettant, comme je crois que nous pouvons le faire avec raison, que beaucoup de malades atteints de fistules ont en même temps une tendance ou une prédisposition à la phthisie, il ne sera pas sans profit de rechercher pourquoi il en est ainsi. Cette coïncidence a été attribuée à l'ulcération tuberculeuse de l'intestin, mais mon expérience ne me conduit pas à la même conclusion. Certainement la fistule chez les phthisiques débute souvent par une ulcération du rectum. Je suis sûr de cela, car j'ai en plusieurs occasions suivi l'ulcération depuis son apparition jusqu'à ce qu'il se fût formé une fistule interne. Mais l'ulcération *tuberculeuse*, bien que commune dans l'intestin grêle chez les jeunes sujets, est rare chez l'adulte et *surtout rare* dans le rectum.

L'ulcération du rectum se rencontre assez fréquemment chez les personnes qui présentent des signes évidents de scrofule, sous forme de glandes engorgées, d'abcès anciens du cou, etc.; mais j'ai vu rarement l'*ulcération du rectum* coïncider avec la *tuberculose* du poumon.

La règle, suivant moi, est que la fistule, chez les malades qui ont une prédisposition à la phthisie pulmonaire, débute par la fonte du tissu cellulaire au-dessous de la membrane muqueuse du rectum; il se forme ainsi un petit abcès, qui perce rapidement dans l'intestin et laisse un orifice large et béant. Aussi je crois que nous pouvons dire avec raison que le même état de santé, le même tempérament qui favorisent le développement des affections de poitrine, exposent en même temps à la fistule. Les malades de cette espèce sont habituellement faibles et mal nourris; ils ne réagissent que faiblement contre les causes d'irritation; une inflammation qui chez des individus robustes se terminerait par un épanchement de lymphe plastique, aboutit chez eux à la production de cellules nombreuses et très-caduques, qui se résolvent rapidement en une collection purulente, spécialement dans les tissus lâches. Probablement, je dois le dire, l'absence de graisse dans la fosse ischio-rectale et son voisinage prédispose à la formation d'un abcès en ce point. Les veines ont à supporter une colonne sanguine considérable, et elles sont en outre fort mal soutenues, si bien que les congestions locales et la faiblesse de la circulation peuvent encore jouer un rôle. Je suis porté à croire que ces causes générales suffisent à expliquer le phénomène sans qu'il soit besoin de supposer des dépôts tuberculeux très-contestables.

Les fistules, chez les personnes ayant une tendance à la phthisie, présentent certaines particularités que je crois important de noter. J'en ai déjà mentionné quelques-unes chemin faisant, mais je vais ici les établir nettement.

Elles ont une disposition à décoller la peau et la membrane muqueuse avec une rapidité remarquable, mais elles ne produisent pas de clapiers profonds.

L'orifice interne est presque toujours large et bien ouvert : en passant votre doigt dans l'intestin vous pouvez le sentir très-distinctement, il est souvent aussi large qu'une « pièce de trois pence. »

L'orifice externe est aussi fréquemment large et déchiqueté, jamais arrondi ; il est d'une forme irrégulière ; la peau voisine est livide et pendante ; quand vous passez votre stylet sous cet orifice, vous pouvez le promener tout autour sur une surface de plus d'un pouce, et assez fréquemment la peau est tellement mince que vous pouvez distinguer le stylet au-dessous.

C'est là une condition très-différente de celle où se trouve l'orifice externe d'une fistule chez les personnes bien portantes : cet orifice est alors petit et saillant, et la peau n'est pas décollée des tissus sous-jacents.

L'écoulement est faible, séreux et grumeleux, très-rarement d'une purulence vraie.

Les *sphincters musculaires* sont presque invariablement *très-faibles*. Quand vous introduisez le doigt dans l'intestin, vous sentez à peine une résistance. Je crois que c'est un signe très-important de faiblesse constitutionnelle, et j'en tire cet enseignement pratique : *En opérant un malade ayant une prédisposition à la phthisie, agissez le moins possible sur les sphincters musculaires, spécialement sur l'interne*. Si vous coupiez le sphincter largement, il y aurait grand danger de voir survenir l'incontinence des matières fécales.

Il est commun de rencontrer chez ces malades des poils assez longs, fins et soyeux autour de l'anus.

Quand quelqu'une de ces particularités se montre bien nettement chez un malade, j'ai des soupçons sur sa santé ; quand il les présente toutes ou au moins plusieurs, je suis fixé sur son état et j'agis en conséquence.

Je vous dirai d'après mon expérience que, si vous avez à traiter un phthisique porteur d'une fistule qui lui occasionne beaucoup de douleur et d'ennui, en prenant certaines précautions vous pouvez l'en délivrer, sans courir aucun risque de lui nuire. Quand un cas de cette nature se présente à mon examen, je ne suis jamais pressé de l'opérer. Je désire observer le malade pendant quelque temps et voir si l'affection pulmonaire fait des progrès : examinez alors si la toux est constante ; souvent les malades vous diront qu'ils ont une petite toux, quand leurs amis remarquent qu'ils toussent presque continuellement. Attendez, si vous pouvez, la saison tempérée, où votre malade n'a pas besoin de se renfermer dans une chambre close. Pour ce qui est de l'opération, bien qu'elle doive être *complète*, vous n'agirez sur le sphincter que le moins possible, et heureusement ce n'est pas souvent nécessaire, car les trajets sont la plupart superficiels. Après l'opération, que le malade ait un bon régime ; donnez-lui quantité de lait ; qu'il prenne, s'il peut le faire, de l'huile de foie de morue, du fer et du quinquina, ensemble ou séparément ; ne le tenez pas au lit ; laissez-le sur un matelas ; si la chose est possible, choisissez-lui une chambre exposée au sud ou à l'ouest, et laissez arriver librement l'air frais dans la chambre, pendant que le malade est étendu, bien couvert, en tenant la fenêtre ouverte plusieurs heures ou presque tout le jour. Faites tout ce que vous pourrez pour le distraire et lui donner de la gaieté : éviter de couvrir la plaie de cataplasmes ; tracassez-la le moins possible, nettoyez-la seulement avec une seringue matin et soir, et employez des lotions faiblement astringentes, si cela est nécessaire, mais jamais de pommades ; la teinture composée de benjoin convient très-bien pour ces plaies. Ne soyez pas pressé de rendre l'intestin libre et arrivez à ce résultat plutôt par le régime et les laxatifs que par une purgation ; si vous provoquez de la diarrhée chez un de ces malades, elle troublera et arrêtera la cicatrisation de la plaie. A moins qu'il n'existe un état saburral de la langue, avec céphalalgie et manque d'appétit, je ne pense pas que l'intestin ait besoin de se vider plus d'une fois en trois ou quatre jours : tous ces détails peuvent paraître tellement futiles qu'il y ait peu d'utilité à les mentionner, mais je suis certain que l'observation de ces apparentes minuties fera juste la différence du succès à l'insuccès chez les malades dont je viens de parler. Malgré une pratique fort étendue de ces cas, depuis que j'ai écrit ce chapitre pour ma première édition, je ne trouve rien d'important à ajouter, ni aucune modification à faire aux préceptes que j'ai donnés.

CHAPITRE IV

Hémorrhoïdes.

Hémorrhoïdes externes. — Causes et variétés. — Hémorrhoïdes enflammées. — Traitement. — Moyens de les prévenir. — Hémorrhoïdes internes. — Variétés. — Structure et aspect extérieur. — Leur développement. — Symptômes. — De l'acide nitrique et du persulfate de fer contre les hémorrhoïdes fluentes. — Hémorrhoïdes artérielles. — Hémorrhoïdes procidentes et enflammées ; leur traitement. — Complications utérines. — Observations et remarques.

De temps immémorial, les hémorrhoïdes ont été divisées en deux variétés, les hémorrhoïdes internes et les hémorrhoïdes externes, souvent aussi appelées dans le public hémorrhoïdes borgnes et hémorrhoïdes fluentes. Cette classification est basée sur une distinction très-vraie en pathologie; car, bien qu'il soit exact de dire que les hémorrhoïdes externes peuvent envahir et envahissent la membrane muqueuse et sont ainsi partiellement internes ; que, avec le temps, les hémorrhoïdes internes, par suite de leur procidence fréquente, deviennent plus ou moins externes, cependant dans la majorité des cas la différence est bien marquée et ne permet pas la moindre hésitation pour le diagnostic.

Dans les hémorrhoïdes *externes*, l'observateur trouvera une véritable hypertrophie de la peau, exagération des plis naturels de l'anus, ou bien des tumeurs d'apparence veineuse, arrondies, allongées, qui remontent dans l'intestin.

Dans les hémorrhoïdes *internes*, il se verra en présence de tumeurs nées au-dessus de l'anus, mais qui ont été chassées au dehors et qui même peuvent avoir pris un aspect pseudo-cutané par suite de leur situation qui les met, plus ou moins longtemps, dans les mêmes conditions que la peau. En outre, il remarquera qu'il y a dans beaucoup de cas, avec les hémorrhoïdes internes, des excroissances de peau. Le chirurgien conserve-t-il quelques doutes sur la nature des hémorrhoïdes auxquelles il a affaire, il fait rentrer dans l'anus par une douce pression le plus qu'il peut des parties en procidence — en engageant le malade à se retenir ou à relever la partie inférieure de l'intestin — et il distinguera alors d'une part la peau hypertrophiée, d'autre part les hémorrhoïdes internes et la membrane muqueuse de l'anus en prolapsus. J'ai été un peu précis dans ces considérations du début, parce que j'ai vu souvent une hésitation marquée se produire dans l'esprit des praticiens sur le caractère de l'affection à laquelle ils avaient affaire; un diagnostic exact est de toute importance, surtout si l'on songe à quelque intervention opératoire.

HÉMORRHOÏDES EXTERNES.

Cette affection est si fréquente que bien peu de personnes, soit homme soit femme, arrivent à l'âge moyen sans en avoir souffert à quelque degré. Elle se rencontre presque également chez l'homme robuste et chez le valétudinaire, chez le riche et chez le pauvre, chez l'homme actif comme chez l'homme casanier. Sans doute, certaines occupations, certains modes d'existence favorisent davantage la production d'hémorrhoïdes externes; mais, je le répète, il n'y a pas de classe de la société ou de tempérament dont on puisse dire qu'ils en sont entièrement exempts. La peau qui avoisine l'anus et la membrane muqueuse du pourtour de cet orifice sont fines et très-fournies en nerfs et en petits vaisseaux; il en résulte que toute cause tendant à irriter cette région peut y causer une congestion et une inflammation et déterminer l'apparition d'hémorrhoïdes, comme peut-être l'expression la plus simple de cette irritation. De plus, les obstructions du foie ou du système porte, l'accumulation des matières fécales, ou toute autre cause rendant difficile le retour du sang du rectum, conduisent également au même résultat. Par là nous pouvons aisément nous figurer quelle foule de causes peuvent provoquer l'apparition d'hémorrhoïdes; je mentionnerai les suivantes : la constipation, la diarrhée, une vie trop large — surtout l'habitude de manger de grandes quantités de viande — une nourriture grossière, les excès alcooliques, l'abus du tabac, les exercices violents et prolongés, les occupations sédentaires, l'exposition à l'humidité et au froid, les écoulements intestinaux résultant de maladies internes, la grossesse, les affections utérines, le frottement des vêtements, et l'usage du papier imprimé comme détersif — surtout des journaux dont l'encre s'en va au moindre frottement — l'oubli des ablutions de propreté (cette cause est très-importante; beaucoup de personnes paraissent oublier que l'anus demande autant de soins que toute autre partie du corps); les efforts, quelle qu'en soit la cause; telles sont les causes habituelles des hémorrhoïdes externes.

J'ai déjà dit qu'il y avait à distinguer deux sortes d'hémorrhoïdes externes : les premières doivent être appelées hypertrophies ou excroissances de la peau; les secondes, tumeurs sanguines veineuses. Quand vous voyez les unes et les autres en dehors de tout état inflammatoire, vous les jugez inoffensives; dans un cas vous observez tout autour de l'orifice de l'anus une exubérance de la peau, qui forme de petits plis plus ou moins tombants, venant s'ajouter aux plis radiés qui se voient à l'état normal; dans l'autre cas, ce sont des veines bleuâtres, s'élevant un peu au-dessus de la surface cutanée, remontant dans l'intestin et absolument semblables à des veines variqueuses. Mais ces lésions, si bénignes en apparence, deviennent, à la moindre provocation, le siége d'une inflammation aiguë et causent au malade des souffrances qui ne sont nullement en rapport avec leur apparente simplicité.

Voyons-les alors que l'inflammation s'est déclarée. Ces petits replis cutanés ont beaucoup augmenté de volume; ils peuvent être gonflés, œdémateux, luisants; ils sont extrêmement douloureux au toucher; quelquefois ils s'ulcèrent, ou la suppuration s'établit si l'inflammation est très-vive, et il en résulte des fistules petites, mais douloureuses. Parfois le gonflement est tellement considérable qu'il envahit l'intestin et amène la formation, autour de l'anus, d'un bourrelet épais constitué par la peau et la muqueuse renversée.

Quant aux hémorrhoïdes sanguines veineuses, elles forment des tumeurs bleuâtres, ovoïdes ou globuleuses, très-dures et extrêmement douloureuses; elles peuvent être prises entre le pouce et l'index et écartées des tissus sous-jacents, et elles donnent la sensation d'un corps étranger qui serait contenu dans leur intérieur. Quelquefois, mais rarement, elles peuvent, à l'aide d'une douce pression, être vidées de leur contenu, mais cette manœuvre n'est suivie d'aucun soulagement pour le malade, car en peu d'heures elles deviennent plus douloureuses et plus grosses qu'avant. Ces tumeurs peuvent être uniques, ou il peut s'en rencontrer en même temps deux ou trois ; jouant le rôle de corps irritants, elles provoquent des spasmes des sphincters et du releveur de l'anus, qui les attirent en haut et les pincent ; d'où une grande augmentation de souffrance pour le malade; dès qu'il va dormir, un spasme se produit et le tient éveillé ; en outre il y a des pulsations constantes, la sensation d'un corps étranger introduit de force dans le rectum; cette sensation porte le malade à essayer de se débarrasser par des efforts qui, s'il s'y abandonne, augmentent la douleur. Souvent le malade ne peut pas s'asseoir, si ce n'est dans une position forcée; il ne peut dormir et, s'il tousse, les secousses lui causent beaucoup de souffrances. Quand l'intestin fonctionne, et quelques heures après, l'anxiété s'accroît, et le malade, s'il n'est pas absolument retenu au lit, est cependant incapable de vaquer à ses occupations. Comme phénomènes concomitants, il y a de la fièvre, un état saburral de la langue, et habituellement de la constipation. Tels sont les symptômes d'une crise aiguë d'hermorrhoïdes externes, et si ce n'est pas chose grave, c'est du moins une cause de grands soucis et de perte de temps, point important dans nos jours d'activité fiévreuse. En outre, une crise prédispose à une autre. J'ai connu bien des malades qui éprouvaient périodiquement les souffrances dont je viens de parler..

Il y à des divergences d'opinions sur le mode de formation de ces tumeurs veineuses ; quelques-uns y voient le résultat de coagulations sanguines dans des veines variqueuses; d'autres les expliquent par des extravasations dans le tissu conjonctif; je crois que ces deux manières de voir sont exactes. Je suis assuré d'avoir souvent trouvé des caillots contenus dans un sac distinct, formé de tissu cellulaire enflammé et condensé, sans aucune communication avec une veine, et, d'autre part, j'ai pu, dans quelques cas, chasser le sang de la tumeur dans la veine dont elle paraissait être l'ampoule terminale ; mais cette question ne me paraît pas importante et elle n'a aucune influence sur le traitement à adopter.

Il est très-utile de noter les symptômes du début, ou plutôt les phénomènes prémonitoires d'une de ces attaques, car leur connaissance servira à l'éviter ou tout au moins à la modérer beaucoup. Assez fréquemment, un petit extra tant au point de vue de la nourriture que de la boisson, sans qu'il y ait absolument excès, est la cause déterminante ; l'usage des vins capiteux, du porto bien corsé, des alcools nouveaux, est surtout dangereux. Le premier symptôme est une sensation de plénitude ou de tension et un léger battement dans l'anus ; il y a aussi une tendance à la constipation, qui provoque de légers efforts; il s'ensuit fréquemment une démangeaison fort ennuyeuse, se montrant dès que le malade s'est réchauffé au lit, l'empêchant de dormir et le portant à gratter la partie. Le matin, le malade trouve l'anus un peu gonflé et tendu, et si c'est un homme qui s'observe, il notera après chaque selle une petite tache de sang. Tous ces phénomènes peuvent disparaître avec les moindres soins, la médication la plus simple; mais, si le malade se néglige, ils ne seront que les précurseurs d'une crise plus ou moins grave.

Le traitement, pour ces cas, consiste dans la privation d'exercice, et un régime frugal : végétaux bien cuits, pas beaucoup de viande, ni bière ni alcool, et pas de vin si c'est possible; le malade aura-t-il besoin de prendre quelque stimulant, un verre de xérès léger, coupé d'eau de Seltz ou de Vichy, sera la meilleure boisson. Si le malade est fumeur, il doit diminuer sa ration habituelle ; l'abus du tabac cause une irritation sympathique de la gorge et du rectum. Le malade peut prendre un bain tiède ou un bain turc, et il se nettoiera l'anus avec de l'eau tiède et du savon blanc ; puis, il y fera des applications d'un mélange de glycérine et d'acide tannique ou de pommade au calomel. Comme médicament, il prendra une pilule de Plummer, avec un peu de dent de lion et de belladone, pendant deux ou trois soirs au moment de se coucher, et le matin, à jeun, une limonade au citrate de magnésie, ou cette préparation, que je trouve très-utile dans beaucoup de cas : eau magnésienne 1/2 once (16 gram.), bicarbonate de potasse 1 scrupule (1^{gr}, 20), sirop ou teinture de séné 2 drachmes (8 gram.), esprit d'éther nitrique 1/2 drachme (2 gram.), eau pure 2 onces (65 gram.). Un demi-verre d'eau de Pulna, si vous le préférez, remplira la même indication.

S'il y a négligence et qu'un conseil médical ne soit demandé qu'après qu'une inflammation aiguë s'est déclarée et quand les symptômes dont je viens de parler sont dans toute leur intensité, vous épargnerez à votre malade bien du temps, de la douleur et de l'ennui dans l'avenir en excisant les excroissances cutanées qui sont enflammées, ou dans le cas de tumeurs sanguines en les ouvrant largement. Les plis de la peau peuvent être insensibilisés à l'aide de l'éther, saisis avec une paire de pinces à griffes; la douleur cesse aussitôt et les plaies guérissent aisément sous un pansement simple. Il faut prendre garde de ne pas couper trop de peau, ou il y aura de la rétraction; aussi devez-vous ne pas pratiquer une excision totale, mais enlever seulement une portion de ces excroissances; ce qui reste se rétracte pendant le travail de la cicatrisation. La meilleure méthode d'ouvrir les tumeurs veineuses est la suivante : — Saisissez la tumeur doucement entre l'index et le pouce de la main gauche, traversez-en la base avec un bistouri courbe et sectionnez-en une moitié; au même moment la pression de l'index et du pouce peut chasser le caillot; placez une mèche de coton fin au fond du sac, et l'opération est terminée; la douleur se calme promptement et le malade a une convalescence rapide. L'incision doit être faite dans la direction des plis radiés de l'anus, qui permet plus librement la rétraction de la peau. Si ces tumeurs sanguines sont abandonnées à elles-mêmes, le sang qu'elles contiennent se résorbe avec le temps, et elles forment en dernier lieu les replis cutanés déjà décrits. Il est toujours bon dans ces cas de s'assurer, au moyen d'une injection, s'il y a quelques hémorrhoïdes internes associées aux externes; si oui, il faut s'en occuper aussi, ou le malade ne se trouvera que plus mal de toute opération pratiquée sur les hémorrhoïdes externes.

Si le malade ne se soumet pas au traitement que j'ai recommandé, les parties tuméfiées doivent être enduites d'extrait de belladone et d'extrait d'opium, en parties égales, et recouvertes d'un cataplasme chaud. Celui-ci, dans beaucoup de cas, procure un soulagement très-rapide, et généralement est beaucoup plus efficace que les applications froides. Mais quelquefois il arrive que le froid est préféré par le malade comme plus agréable : dans ce cas, les lotions d'eau de Goulard, avec extrait d'opium et de belladone, sont d'un bon usage; on peut encore faire des applications constantes de glace. Il n'y a pas lieu de faire sur les hémorrhoïdes des pulvérisations d'éther, comme je l'ai vu recommander, car, dès que le froid cesse, la douleur est pire qu'avant.

Je n'ai jamais vu de grands avantages résulter de l'emploi des sangsues. Quelques chirurgiens ont déclaré que l'inflammation devait s'être calmée, avant d'en venir à l'excision des hémorrhoïdes. Je ne pense pas qu'il y ait aucune utilité à cela : certainement les parties sont très-tendues et douloureuses, mais cet inconvénient peut être pallié par les pulvérisations d'éther, et je suis convaincu que la convalescence est bien hâtée par l'ablation de tissus enflammés et tuméfiés; de plus, d'après les résultats de mon expérience, il n'y a à craindre aucun danger dans cette opération, si elle est faite convenablement. J'ai vu trop souvent ces cas traités par les purgatifs drastiques et la pommade au tannin ; ce n'est pas là, je le dis nettement, une bonne pratique : elle est douloureuse pour le malade et nuisible à la réputation du chirurgien.

J'ai dit qu'une crise d'hémorrhoïdes externes prédispose à une autre; aussi est-il utile pour le malade de se faire un régime qui lui permette d'éviter ces récidives. D'une manière générale, il doit se nourrir frugalement; le poisson, les légumes frais, bien cuits, et les fruits mûrs doivent constituer une grande part de son régime ; il doit éviter l'alcool, la bière, et prendre le moins possible d'excitants ; le café fort et les mets très-épicés lui sont interdits ; il ne doit pas fumer, ou du moins ne le faire qu'avec modération ; il doit prendre beaucoup d'exercice, mais ces exercices ne doivent pas être violents, ni poussés jusqu'à la fatigue ; il doit coucher sur un matelas et ne jamais oublier de laver la partie affectée, soir et matin, à l'eau froide; enfin, il doit se tenir l'intestin libre et fonctionnant tous les jours. Si ce résultat ne peut être obtenu sans l'aide de médicaments, il se trouvera fort bien des préparations de poivre noir, de soufre et de séné en parties égales ; il peut en prendre une ou deux cuillerées à café chaque matin, ou matin et soir, si besoin est. J'ai quelque expérience des eaux de Friedrichshall et de Carlsbad employées dans ces cas, et je crois qu'elles sont avantageuses, surtout pour les personnes qui sont prédisposées aux congestions du foie. L'observation rigoureuse de ce régime fera, suivant toute probabilité, disparaître la tendance aux hémorrhoïdes.

HÉMORRHOÏDES INTERNES.

Toutes les causes que je viens de mentionner comme favorisant l'apparition des hémorrhoïdes externes tendent aussi à produire des hémorrhoïdes internes, mais en outre nous pouvons signaler l'influence de l'hérédité et les suites de l'accouchement.

Pendant la grossesse, les hémorrhoïdes veineuses externes sont fréquentes, et elles peuvent, cela arrive même souvent, disparaître après le travail, en même temps que les varicosités des jambes et des grandes lèvres ; mais l'inverse a lieu pour les hémorrhoïdes internes ; elles font le plus fréquemment leur apparition après la délivrance, quand toutes les parties sont relâchées et que l'involution utérine se fait. Je n'essayerai pas d'en donner une explication ; je constate seulement un fait que j'ai toujours observé.

Les hémorrhoïdes internes présentent quelques variétés dans leur aspect, leur structure, leur volume, leur situation et leurs autres caractères.

Elles peuvent être si petites qu'elles ressemblent tout à fait à un amas de vaisseaux capillaires dilatés, avec épaississement du tissu sous-cutané, ou elles peuvent former de larges tumeurs solides du volume d'un œuf de poule. Quelques hémorrhoïdes s'accompagnent de pertes sanguines du type artériel, d'autres d'hémorrhagies veineuses; quelques-unes, particulièrement dans leurs périodes avancées, ne saignent pas du tout. Il en est qui demeurent au-dessus du sphincter interne, et ne sortent que par les efforts que détermine l'administration d'un lavement ; d'autres sortent toujours pendant les selles et dès que le malade fait quelque exercice, se baisse, marche ou se tient longtemps debout; enfin, il en est qui sont constamment dehors. Ce dernier état s'observe dans les cas qui datent de loin. Ces diverses conditions dépendent en grande partie de la durée de la maladie et de l'état de force ou de faiblesse du sphincter ; son relâchement, tel qu'il se rencontre chez les femmes et chez les hommes à fibre lâche, permet la sortie d'hémorrhoïdes même petites et au moindre effort. C'est ce qui se voit dans le cas, si fréquent, d'une hémorrhoïde périnéale chez les femmes qui ont eu des enfants.

En général, les malades ne souffrent pas beaucoup des hémorrhoïdes internes, jusqu'à ce qu'elles s'enflamment ou demeurent constamment au dehors et soient comprimées par le sphincter ; par suite le degré de souffrance dépend en partie de l'état de ce muscle, comme aussi le degré de congestion des hémorrhoïdes elles-mêmes. L'inflammation arrive vite dans ces cas ; des efforts inaccoutumés pour vaincre la constipation, un purgatif drastique, le séjour sur un siége humide, les excès sexuels ou l'abus des alcools ou de la table, suffisent à la produire. Quand la partie est sortie et pincée par le sphincter, un étranglement partiel se fait et, dans quelques cas, vous voyez des hémorrhoïdes bleuâtres, larges, enflammées, étreintes par un anneau épais, que forment le sphincter externe et la muqueuse renversée; cet étranglement peut être porté au point de déterminer plus ou moins de sphacèle. J'ai très-rarement vu le fait arriver sur une assez grande étendue pour amener la guérison de la maladie, bien qu'il puisse s'ensuivre pendant quelque temps un soulagement marqué.

Au début, quand les hémorrhoïdes sortent pendant les selles, elles rentrent spontanément dès que l'intestin s'est vidé, ou lorsque le malade reprend la position droite, ou tout au moins lorsqu'il s'étend et qu'il les aide en contractant le releveur de l'anus. Plus tard, avec le progrès de l'affection, le malade est obligé de les réduire par la pression, et alors elles demeurent au-dessus du sphincter ; mais, dans les cas encore plus avancés, bien que réduites, elles viennent au dehors au moindre exercice.

Pour ce qui a trait à la structure et à l'apparence des hémorrhoïdes internes, trois espèces bien tranchées peuvent se rencontrer, à savoir : les hémorrhoïdes capillaires, les hémorrhoïdes artérielles, et les hémorrhoïdes veineuses ; parfois toutes absolument distinctes, d'autres fois associées chez le même malade.

La première variété que je décrirai comprend des tumeurs petites, à l'aspect framboisé, présentant une surface granuleuse, spongieuse, et saignant au moindre contact ; ces hémorrhoïdes sont souvent situées assez haut dans l'intestin. Bien qu'elles soient d'un volume insignifiant, la quantité de sang fourni par elles peut être très-considérable et épuiser la constitution du malade ; j'ai vu des personnes absolument exsangues par suite des pertes qu'elles faisaient.

Au point de vue de leur structure, elles sont formées presque entièrement de vaisseaux capillaires hypertrophiés et de tissu conjonctif spongieux, et je crois qu'une bonne dénomination est celle d'*hémorrhoïdes capillaires*. Elles ressemblent à des nœvi artériels, d'une manière absolue, dans leur structure intime, sauf qu'elles sont recouvertes extérieurement par une membrane beaucoup plus mince, et par suite ont une grande tendance à saigner. Si ces hémorrhoïdes demeurent pendant un laps de temps considérable sans qu'on s'en occupe, ou si des astringents puissants sont appliqués dessus, elles perdent leur aspect granuleux, velouté. L'écoulement sanguin cesse ou diminue beaucoup, et elles demeurent stationnaires pendant une période plus ou moins longue; mais, dans la plupart des cas, elles recommencent tout à coup à grossir et prennent un aspect lisse et brillant, comme celui d'une membrane muqueuse ordinaire ; en même temps les petits vaisseaux qui nourrissent la tumeur augmentent de volume, le tissu cellulaire devient épais et plus abondant; une exsudation de lymphe et de matière fibrineuse se fait sous la membrane muqueuse, oblitère les capillaires et arrête l'écoulement sanguin de la surface. Ces changements résultent pour moi d'un travail inflammatoire à marche lente. Je me borne à décrire ce que j'ai vu souvent, et je pense que c'est de cette manière que se forme le plus communément la seconde variété d'hémorrhoïdes ou *hémorrhoïdes artérielles*.

Voici la description qu'on peut donner de ces dernières : tumeurs de volume variable, atteignant quelquefois des dimensions considérables, très-luisantes à leur surface, douces au toucher, dures et vasculaires; dès qu'on les gratte, elles saignent abondamment, le sang est très-rouge et sort en jets. Si vous passez le doigt dans l'intestin, vous trouverez qu'à la partie supérieure de chaque hémorrhoïde aboutit une artère, qui bat avec autant de force que la radiale, et, dans la plupart des cas, n'a pas un calibre bien moindre. En disséquant une de ces tumeurs, vous reconnaîtrez qu'elle est constituée par un amas d'artères et de veines largement anastomosées, tortueuses, quelquefois dilatées en des sortes de poches, et par un stroma de grandes cellules et de tissu conjonctif, ce dernier surtout abondant (1). Ces hémorrhoïdes arrivées

(1) Gosselin a déclaré (*Leçons sur les hémorrhoïdes*, Paris, 1866, p. 67) que l'élément artériel n'est pour rien ou n'est que pour très-peu de chose dans la struc-

à leur développement ne sont certainement pas telles que quelques auteurs les ont décrites : vaisseaux simplement dilatés avec un peu de tissu cellulaire; poches, ou cavités cellulaires avec contenu liquide qui peut être vidé par la pression.

La troisième variété comprend les *hémorrhoïdes internes veineuses*, et le système veineux y prédomine. Ces tumeurs sont souvent très-grosses. J'en ai vu du volume d'un œuf de poule. Elles ont une coloration bleuâtre ou livide, et sont dures ; leur surface peut être unie et luisante ou pseudo-cutanée ; elles sortent très-facilement et souvent demeurent constamment au dehors ; elles ne saignent pas habituellement beaucoup ; mais, si on les pique, le sang peut être veineux ou artériel. Cette variété se rencontre communément chez les femmes qui ont eu beaucoup d'enfants et qui ont un utérus augmenté de volume ou rétroversé ; elle apparaît souvent aux environs de l'âge critique. Elle se voit aussi chez les hommes qui ont un foie hypertrophié ou induré, chez lesquels le système porte est constamment engorgé et la circulation abdominale gênée. C'est la variété d'hémorrhoïdes que présentent les buveurs d'alcool (1).

Je n'hésite jamais à opérer ces cas, mais je prends certaines précautions ; chez les femmes la complication utérine doit être traitée, et aux hommes, il sera interdit de vivre trop largement après l'opération ; pendant quelque temps, l'intestin sera maintenu libre et les excitants doivent être défendus ; sans cela vous verrez se produire des symptômes de congestion caractérisée par une turgescence de la face et des battements douloureux dans la tête ; une attaque de goutte peut encore se déclarer, comme je l'ai vu dans plusieurs occasions. Quelquefois une hémorrhagie

ture des hémorrhoïdes internes ; mais il se fondait uniquement sur l'absence de dilatations artérielles dans les préparations des anatomistes et avouait n'avoir pas accordé à ce point une attention spéciale.

(1) Bien que les hémorrhoïdes veineuses se rencontrent habituellement dans l'âge adulte, j'en ai vu chez des enfants. En voici un cas : Henri S..., âgé de trois ans, fut apporté à Saint-Marc, en octobre 1865. Ce n'a jamais été un enfant robuste, et maintenant il paraît délicat. Depuis dix-huit mois, sa mère a remarqué que quelque chose sort quand il va à la selle ; dernièrement il avait accusé de la douleur et avait saigné légèrement. L'examen ne dévoila rien d'anormal. Je soupçonnai un polype et lui fis une injection ; quand l'intestin se fut vidé, je trouvai trois hémorrhoïdes veineuses bien marquées qui étaient sorties. Il y avait entre elles une légère ulcération de la membrane muqueuse. Les laxatifs, l'huile de foie de morue et le fer, combinés avec l'emploi de pommades astringentes, amenèrent la guérison. (*Note de l'auteur.*)

présentant le caractère veineux se fait, une semaine ou une dizaine de jours après l'opération, par la surface des plaies encore vives; si elle n'est pas excessive, il n'y a pas à intervenir. Sans doute ce sont ces cas dont les anciens écrivains ont dit qu'il ne fallait pas opérer de crainte de l'apoplexie ou de toute autre maladie interne. L'expérience m'a appris qu'il n'y avait aucun danger si on prend les précautions ordinaires et de sens commun (1).

J'ai été souvent consulté sur l'opportunité d'opérer les hémorrhoïdes chez les femmes enceintes. Je crois cette opération très-permise si la malade perd beaucoup de sang ou souffre vivement. J'ai eu récemment à Saint-Marc un cas chez une femme, enceinte de cinq mois, qui avait perdu tant de sang qu'elle était complétement exsangue, et qu'il était absolument nécessaire d'intervenir; elle n'eut aucun symptôme fâcheux, et son rétablissement ne fut pas beaucoup retardé. J'ai opéré bien des fois, toujours pour des cas urgents, et une seule fois il en résulta une fausse couche. Je garde toujours ces malades couchées plus longtemps que dans les cas ordinaires, car, si elles se lèvent trop vite, les plaies ne guérissent pas bien.

Il m'est arrivé souvent de montrer sur le même individu les trois variétés d'hémorrhoïdes que je viens de décrire, ce qui à mon sens tend à confirmer l'opinion que je professe, à savoir, que ce sont uniquement des modifications d'une lésion initiale. Je n'affirmerai pas dogmatiquement que ce que j'ai appelé l'*hémorrhoïde artérielle* suive toujours la forme capillaire ou soit toujours précédée par elle, mais je suis assuré qu'il en est souvent ainsi ; j'ai eu plusieurs fois l'occasion de voir des cas où des applications d'acide nitrique avaient été faites sur des hémorrhoïdes capillaires et avaient eu pour résultat d'arrêter le sang et de soulager le malade pendant des mois ou plus, mais la seconde variété d'hémorrhoïdes s'était développée graduellement et par hasard vous découvriez des tumeurs complétement formées.

En voici un exemple :

(1) Allingham partage, on le voit, les idées de Gosselin sur l'inutilité et même les dangers du processus hémorrhoïdaire ; ces idées sont aujourd'hui acceptées presque généralement. Il ne faut pas oublier cependant que des cliniciens éminents, comme Moissenet, Bazin, Lasègue, Lannelongue, tendent à revenir aujourd'hui à l'idée de la fluxion salutaire, émise par Stahl.

Un gentleman réclama mes soins en l'année 1862. Il avait deux hémorrhoïdes capillaires très-caractéristiques et perdait, presque chaque jour, une grande quantité de sang. Le cas était particulièrement bien choisi pour le traitement par l'acide nitrique qui était à la mode. J'appliquai l'acide sur l'hémorrhoïde sans causer de vives douleurs. Le résultat fut très-satisfaisant, le sang s'arrêta aussitôt et le malade me quitta très-content.

En l'année 1864, environ dix-huit mois après que je l'eus vu pour la première fois, il revint me consulter; il se plaignait d'une gêne dans le rectum et disait qu'il sortait quelque chose pendant les selles. Il ne perdait du sang que très-rarement; en l'examinant après injection, je trouvai trois hémorrhoïdes bien formées, et conseillai l'opération par la ligature. Il s'y opposa et me demanda d'appliquer encore l'acide; ce à quoi je me refusai, sachant qu'il n'en aurait aucun bénéfice. Il partit pour réfléchir à l'opération, mais il ne revint plus de neuf ou dix mois; à ce moment, il me dit qu'après m'avoir vu, il avait consulté un autre chirurgien, qui lui appliqua à quatre reprises de l'acide nitrique, mais il n'en avait obtenu qu'un bénéfice très-momentané, et maintenant il se trouvait plus mal qu'avant et demandait une guérison radicale. En l'examinant, je trouvai cinq hémorrhoïdes, trois grosses et de la variété veineuse, et deux petites du genre capillaire, qui s'étaient développées depuis que je ne l'avais vu.

Il y a quelques années, il arrivait fréquemment que les malades vinssent à Saint-Marc avec des hémorrhoïdes avancées et racontassent cette histoire : « Leurs hémorrhoïdes avaient été (suivant leur expression) opérées, un an avant, avec l'acide et pendant quelque temps elles étaient allées mieux, mais en dernier lieu elles allaient plus mal que jamais ; cependant elles ne saignent que rarement, bien qu'avant que l'acide eût été appliqué, les pertes fussent abondantes. »

Bien que les trois grandes variétés que je viens de décrire se rencontrent habituellement, quelquefois il arrive de trouver une grosse tumeur hémorrhoïdaire avec une surface granuleuse, comme dans l'hémorrhoïde capillaire, et qui saigne très-abondamment; ce sont des hémorrhoïdes qui pour une raison ou pour une autre se sont formées et ont grossi très-rapidement; elles sont d'ordinaire situées à une certaine hauteur dans l'intestin, ne sont point encore sorties, et ne se sont jamais enflammées.

Dans les hémorrhoïdes capillaires, les symptômes offerts par le malade dépendent surtout des pertes petites, mais répétées, de sang artériel, qui, d'après mes remarques, épuisent beaucoup plus que les hémorrhagies veineuses ; ces dernières soulagent souvent, les premières fatiguent toujours avec le temps. Ces hémorrhoïdes sont si petites qu'elles n'occasionnent aucun trouble par leur volume, et elles sortent faiblement, si elles sortent, lorsque le malade va au cabinet ; de plus, il n'y a pas de douleur locale, sauf dans le cas où elles se compliquent d'ulcération. Ces malades se plaignent de douleurs fréquentes dans le dos et les reins, et aussi, chez l'homme, dans le cordon spermatique et le testicule ; ils éprouvent une grande lassitude et assez fréquemment les fonctions génésiques sont intéressées. J'ai vu bien des cas où c'était ce symptôme qui amenait la personne à demander un conseil. Un cas est surtout présent à ma mémoire parce que le gentleman avait donné une grosse somme d'argent à un charlatan qui le traitait pour une impuissance résultant de spermatorrhée. Chez les femmes la menstruation peut cesser peu à peu, et il en résulte un état d'anémie profonde. C'est ce que démontre parfaitement un cas qui m'a été communiqué par mon ami, feu le Dr Chapman, de Biarritz.

Une demoiselle, âgée de 20 ans, autrefois robuste et bien portante, s'affaiblit peu à peu, elle devint languissante, irritable, fantasque et très-anémique. La menstruation cessa presque complétement ; une fois seulement tous les trois ou quatre mois, elle avait quelques pertes très-pâles. Elle ne se plaignait d'aucune douleur, si ce n'est dans les reins et les jambes quand elle essayait de marcher. Elle avait pris quantité de préparations ferrugineuses, et plusieurs médecins lui avaient recommandé les bains de Schwalbach et d'autres stations d'Allemagne, parce qu'ils supposaient avoir affaire à des troubles utérins. Par délicatesse elle n'avait jamais dit qu'elle perdait du sang par l'anus, et elle n'avait jamais été directement interrogée sur ce point. Heureusement pour elle le Dr Chapman, sous la direction duquel elle s'était placée, lui posa cette question de but en blanc, lorsqu'elle lui eût avoué qu'elle saignait presque tous les jours quand l'intestin fonctionnait. Le mystère était découvert. Sur les conseils du Dr Chapman, elle vint me consulter, et je trouvai qu'elle portait trois hémorrhoïdes très-vasculaires. Je les enlevai, — elle se rétablit sans aucun symptôme fâcheux et reprit vite sa santé première.

Ces petites pertes quotidiennes passent souvent inaperçues, et les femmes accoutumées à leur flux mensuel les regardent comme peu dignes de mention; mais, s'ajoutant aux pertes de la menstruation, elles constituent une affection sérieuse et amènent rapidement la chlorose et une faiblesse considérable qu'on ne peut combattre qu'en enlevant la cause première du mal. En même temps existe d'ordinaire une constipation fatigante, qui persiste souvent après que la malade a recouvré la santé. Pour s'en débarrasser, la malade doit surveiller son régime, faire de l'exercice, prendre quelques médicaments de nature à donner du ton au côlon et à le stimuler doucement, sans irriter ni purger. J'ai trouvé le galvanisme d'une aide puissante dans ce traitement. Vous ne rencontrez pas, généralement, plus de deux ou trois hémorrhoïdes capillaires chez le même malade — très-souvent une seule, qui chez la femme est presque toujours *périnéale*, et qui alors sort très-facilement. C'est dans cette variété de l'affection que les applications d'acide nitrique fumant donnent du soulagement, — je dis soulagement et non pas guérison, car, d'après ma pratique, vous ne pouvez par aucun moyen être certain de guérir. Si l'usage de l'acide avait été restreint à cette espèce d'hémorrhoïde, il ne serait pas tombé dans le discrédit où il se trouve; ce furent les tentatives extra-chirurgicales faites pour guérir avec son aide de larges hémorrhoïdes qui ont amené son abandon (1). Dans ces

(1) Il est curieux de mettre en regard l'opinion si nettement formulée par Allingham sur la valeur et les indications de l'acide nitrique dans le traitement des hémorrhoïdes internes et l'appréciation exclusivement louangeuse de Gosselin qui a voulu en faire l'unique méthode thérapeutique que l'on eût à employer dans tous les cas. L'éminent professeur de Paris recommande en effet l'acide nitrique d'une manière formelle, non-seulement dans les cas où il existe une ou deux hémorrhoïdes petites, mais encore pour les hémorrhoïdes multiples formant un bourrelet modérément gros ; il le conseille moins vivement dans les cas de tumeurs volumineuses, mais a soin de laisser entendre que les autres traitements ne réussiront pas mieux. A l'époque où écrivait M. Gosselin, il ne s'appuyait que sur une pratique encore fort peu étendue (vingt-quatre faits) ; il est même impossible de savoir si les résultats sont définitifs, car M. Gosselin ne parle que d'une seule malade qu'il ait revue. Au contraire la pratique considérable de M. Allingham, qui a pu observer 965 cas d'hémorrhoïdes tant internes qu'externes, donne à son assertion une autorité devant laquelle nous pensons qu'il convient de s'incliner.

hémorrhoïdes petites, vasculaires, granuleuses, l'acide phénique est d'un très-heureux emploi, mais, en dehors de l'opération, j'ai la plus grande confiance dans les propriétés curatives du persulfate de fer; celui-ci peut être employé liquide (un scrupule (1gr,20) étant soluble dans 1/2 once (16 gram.) de glycérine et 1/2 once (16 gram.) d'eau, ou sous forme de pommade : 1/2 drachme (2 gram.) dans pommade de cétine un drachme (4 gram.) est la formule que j'emploie. Il agit comme un astringent très-puissant; il n'est pas caustique; s'il est appliqué avec soin, il ne cause pas de douleur; dans les hémorrhoïdes enflammées, il paraît avoir une action sédative; il arrête l'hémorrhagie avec une efficacité certaine; il est d'un emploi très-commode, au point que vous pouvez vous en servir dans votre cabinet de consultation et que le malade peut ensuite retourner chez lui, sans souffrir; une pommade faible (deux grains par drachme) peut être ordonnée au malade pour s'en servir chez lui, après que l'intestin a fonctionné. J'ai, avec ce remède, amené bien des guérisons, et apporté un soulagement notable dans bien des cas, quand l'opération n'était pas nécessaire ou que le malade était trop nerveux pour s'y soumettre. Je suis persuadé aujourd'hui, après une longue pratique, que c'est un agent de grande valeur dans beaucoup de maladies du rectum.

Si vous voulez employer l'acide nitrique concentré, vous devez d'abord amener les hémorrhoïdes bien au dehors, puis les absterger complétement et toucher les parties vasculaires, *seulement*, avec un petit bâton de verre, en prenant le plus grand soin pour que l'acide ne touche pas les tissus sains; si vous l'évitez, il n'y aura que très-peu de douleur. Après avoir appliqué l'acide, huilez bien la partie et repoussez la au-dessus du sphincter.

Je puis aussi bien faire ici la remarque, que l'hémorrhoïde capillaire est la seule forme qui bénéficie des applications d'acide nitrique ou de nitrate acide de mercure. Depuis dix ans que ce traitement est en vogue, il a été souvent employé de la manière la plus insouciante et la plus empirique, sans qu'on s'inquiétât le moins du monde de la valeur réelle qu'il pouvait avoir. J'ai coutume de voir à l'hôpital des malades porteurs de tumeurs du rectum, volumineuses, très-développées, sur lesquelles on a fait six applications, ou plus, d'acide nitrique, qui ont déterminé de grandes souffrances, sans que la maladie en ait éprouvé aucun effet curatif.

Dans la seconde variété d'hémorrhoïdes ou hémorrhoïdes internes artérielles, la souffrance se lie plus directement à l'état d'inflammation ou d'ulcération de l'hémorrhoïde et à la condition physiologique du sphincter anal. Ces hémorrhoïdes sortent pendant les selles ou lorsque le malade fait certains mouvements, quand il se baisse, etc., et par suite elles occasionnent un grand malaise ; elles fournissent un écoulement muqueux, visqueux et âcre, qui tient les parties dans une humidité constante, produit des excoriations autour de l'anus, et favorise le développement d'excroissances cutanées; de plus, il salit le linge et c'est pour les personnes impressionnables et délicates une cause de grand ennui. En général, après une visite au cabinet, le malade reste quelque temps à se remettre ; souvent, il lui faut s'étendre un moment et, quand il marche, il est toujours préoccupé de cette idée qu'il a un rectum. En l'état de santé, personne ne songe qu'il existe un organe plutôt qu'un autre, si ce n'est au moment où cet organe fonctionne ; souvent le premier indice d'un dérangement de la santé est fourni par l'observation de ce fait, qu'il y a une exagération de sensibilité ou quelque sensation anormale dans une partie du corps. Dans les maladies du rectum, une idée est toujours présente à l'esprit du malade : c'est qu'il a un anus. Il ne croit presque jamais que l'intestin se soit bien vidé ; il rend de fréquentes visites au cabinet et essaye de se satisfaire avec effort, ce qui aggrave beaucoup le mal. L'état du sphincter anal joue un grand rôle dans la production de la douleur ; s'il est épais et résistant, quand les hémorrhoïdes sortent, elles sont serrées et rentrent difficilement et avec douleur; d'autre part, si le sphincter est lâche, l'intestin est constamment dehors, au moindre effort, quand le malade tousse, se baisse, ou même marche ; et, l'intestin une fois sorti, le malade retient rarement les selles liquides. Je rencontre fréquemment des malades qui me disent être obligés de se cacher dans un urinoir et de faire rentrer l'intestin, sans quoi ils ne peuvent marcher. Cela ajoute encore au malaise de ces malades; en outre, la constipation rend les symptômes beaucoup plus pénibles, et il en est de même de la grande liberté de ventre, qui, en amenant la sortie fréquente des parties, y détermine de l'inflammation ou une ulcération. Ces hémorrhoïdes, à un degré avancé, s'accompagnent presque toujours de tubercules cutanés autour de l'anus, et ceux-ci, irrités par l'écoulement, s'enflamment et deviennent très-douloureux. J'ai vu quelquefois un nombre considérable de ces productions polypeuses couvrir la membrane muqueuse à l'entrée de l'anus ; chez un malade de mon service, à Saint-Marc, j'en ai compté douze.

Quand vous êtes appelé auprès d'un malade, dont les hémorrhoïdes sont sorties et qui ne peut les faire rentrer, procédez de la manière suivante : Placez le malade sur le ventre, avec trois ou quatre coussins sous le bassin, de manière à élever les hanches et à permettre à l'intestin de descendre vers la poitrine; puis enduisez les hémorrhoïdes avec un corps gras, introduisez un doigt dans l'intestin et avec l'autre main exercez une douce pression, en essayant de vider les hémorrhoïdes de leur trop plein de sang ; cela doit être fait très-doucement comme si vous pratiquiez le taxis pour une hernie. Si aucun résultat n'est obtenu, placez une vessie de glace sur la partie et laissez le malade dans la position indiquée, pendant une heure; alors, recommencez le taxis et, suivant toutes probabilités, vous ferez rentrer les hémorrhoïdes. J'ai trouvé en plusieurs occasions que les pulvérisations d'éther avaient été un moyen plus efficace et plus rapide de produire une rétraction temporaire et de faire disparaître la sensibilité, si bien que vous pouvez exercer une pression plus directe. Si vous ne réussissez pas à réduire les hémorrhoïdes, tâtez votre malade et conseillez-lui de les laisser opérer sans délai; s'il n'y consent pas, vous pouvez ordonner quelques sangsues ou des applications modérément froides. S'il y a beaucoup d'étranglement, la glace ne doit pas être maintenue très-longtemps, ou vous pourrez produire un sphacèle plus étendu que vous ne le désirez. Dans quelques circonstances, des applications tièdes et calmantes sont plus agréables et enlèvent la douleur plus vite que le froid.

Pour mon compte, je n'hésite jamais à opérer de suite si je puis amener mes malades à y consentir, car vous obtenez ainsi une guérison prompte et radicale de l'affection. Je n'ai jamais vu un cas de cette nature aller plus mal que tout autre, bien que quelques chirurgiens aient dit que les hémorrhoïdes enflammées ne doivent pas être opérées. Je ferai une exception pour le cas d'hémorrhoïdes procidentes et en voie de mortification un peu étendue ; ici, bien qu'il puisse être nécessaire d'opérer, il faut prendre de grandes précautions, car les tissus sont tellement modifiés que les ligatures n'ont pas de prise et une hémorrhagie peut s'en suivre. Dans un cas que j'ai vu dans la pratique du Dr Tanner, de Newington, les tissus étaient tellement friables que les ligatures coupèrent les hémorrhoïdes et qu'il y eut une difficulté considérable à arrêter le sang ; j'y arrivai en passant un tenaculum profondément au-dessous des vaisseaux et en appliquant sur lui une ligature. Je défis alors le tenaculum de son manche et le laissai trois jours. Le malade alla extrêmement bien et sortit en moins d'une quinzaine.

Dans les hémorrhoïdes procidentes depuis longtemps, il y a fréquemment de la difficulté à retenir les gaz et les selles liquides ; cet inconvénient est dû en partie à l'état de relâchement et de faiblesse du sphincter, mais plus spécialement, je crois, à la perte de la sensibilité exquise de la membrane muqueuse de la partie inférieure du rectum. Cette sensibilité, chez les gens bien portants, avertit le sphincter du moment où il doit se contracter.

Très-rarement, dans les périodes avancées de l'affection hémorrhoïdaire, la guérison peut avoir lieu sans qu'on ait recours à une opération, mais j'ai vu de ces cas ; un surtout me revient à l'esprit, parce que j'avais donné l'assurance très-nette qu'aucun bénéfice durable ne pourrait s'obtenir sans opération. C'était un gentleman, qui avait passé l'âge moyen et qui souffrait depuis plusieurs années ; ses hémorrhoïdes étaient volumineuses, elles avaient coutume de saigner beaucoup et sortaient toujours plus ou moins pendant les selles ; elles étaient du type veineux. Dans ce cas, la surveillance attentive de l'état de l'intestin, la précaution de s'étendre pour le vider, et de demeurer ensuite couché une heure ou deux ; les soins apportés au régime qui était le moins possible excitant et la privation presque complète d'alcool ; le pansement des hémorrhoïdes avec des pommades au persulfate de fer ou autres astringents ; l'usage intermittent d'une bougie volumineuse ; l'injection quotidienne d'un quart de pinte d'eau froide, et l'administration à l'intérieur de pâte de Ward, de teinture de muriate de fer et autres remèdes, amenèrent la guérison en quatre ans. Du moins le malade me dit dernièrement qu'il ne souffrait plus de ses hémorrhoïdes; rien ne sortait pendant les selles, il ne saignait pas et il n'éprouvait aucune douleur. Ce gentleman était, je dois le dire, en situation de se donner tout le comfort désirable et n'était jamais obligé de se fatiguer ; il avait une répugnance insurmontable pour tout ce qui ressemblait à une opération, mais il était très-résolu, persévérant, endurci à la douleur, et assez intelligent pour faire exactement tout ce que je viens de dire. Ces conditions se rencontrent rarement dans la vie ordinaire; aussi dans la pratique on peut dire qu'une opération est absolument indispensable.

C'est dans la troisième variété d'hémorrhoïdes ou hémorrhoïdes veineuses que je crois un traitement général susceptible non pas, peut-être, de guérir, mais d'améliorer beaucoup la maladie : elles dépendent en effet souvent d'une affection utérine ou du foie, et un état congestif de tout l'organisme se rencontre chez ceux qui habituellement mangent et boivent trop, tout en faisant peu d'exercice ; ces causes peuvent être écartées en grande partie, sinon entièrement, et, quand elles le sont, les troubles hémorrhoïdaires en bénéficient du même coup. C'est dans ces cas qu'un séjour prolongé aux eaux de Friedrichshall et de Carlsbad peut être utile. J'ai vu aussi retirer des avantages de l'huile de bois de sandal associée à des médicaments propres à faire disparaître la congestion du système porte et à dépurer le sang.

Chez les femmes affectées de rétroversion ou d'antéversion de l'utérus, toute opération sur les hémorrhoïdes est très-fâcheuse et vous causera très-certainement du désappointement, à moins que la complication utérine ne soit soignée en même temps, ou ce qui vaut mieux, avant l'opération. Mon expérience m'autorise à dire que si vous pouvez remettre l'utérus dans sa situation, dans ses conditions normales, vous verrez que l'affection du rectum n'est plus qu'une affaire relativement futile. Dans mes premières opérations sur des femmes, je ne fis pas une suffisante attention à l'état de l'utérus, et je pourrais rapporter bien des cas où je fus très-sérieusement ennuyé de trouver que les malades ne guérissaient pas, comme je m'y attendais. J'ai constaté que, si les plaies cicatrisent, il n'y a que peu de soulagement : il existe dans l'intestin la même sensation de pesanteur et de gêne douloureuse qu'avant l'ablation des hémorrhoïdes. Plus communément les plaies ne cicatrisent pas, et il en résulte une ulcération très-douloureuse ;

celle-ci ne guérira jamais tant que les conditions pathologiques de l'utérus persistent (1). Je rapporterai brièvement un ou deux faits établissant ce fait.

Marie C..., âgée de 34 ans, vint réclamer mes soins, dans la première partie de l'année 1862, au dispensaire de Farringdon. Elle était fille et avait souffert, depuis des années, d'hémorrhoïdes; celles-ci sortaient pendant les selles ; elle perdait du sang et avait une grande pesanteur dans le rectum; elle éprouvait aussi des troubles de la miction, qui était fréquente et très-difficile, et ne croyait jamais avoir entièrement vidé sa vessie. L'urine n'était pas trouble et il n'y avait pas de douleur véritable, seulement du malaise. L'examen fit découvrir quatre hémorrhoïdes volumineuses (leur type n'est pas noté sur mon cahier de notes). Aidé de mes amis, le docteur Frodsham et M. Charles Smith, j'en fis la ligature. L'opération fut suivie de rétention d'urine, et une sonde dut être passée les premiers jours ; tant que la malade resta au lit, elle parut aller mieux, mais au bout d'une quinzaine, quand elle commença à se promener, elle se plaignit d'une sensation de pesanteur dans le « conduit du dos » et de douleurs vives pendant la défécation. L'intestin fonctionnait très-difficilement. J'espérais que ces symptômes disparaîtraient quand les plaies seraient entièrement cicatrisées, mais, à mon grand étonnement, elles ne cicatrisèrent pas, et deux mois après l'opération je trouvai une ulcération de l'intestin, et la malade continuait à souffrir beaucoup. J'avais, depuis quelque temps, des soupçons sur l'état de l'utérus, et je demandai l'opinion du docteur Edward Cock, qui était à cette époque chirurgien accoucheur du Dispensaire : il déclara que la malade avait une tumeur fibreuse de l'utérus (ce diagnostic

(1) Il ne faudrait pas croire que, dans tous les cas où des troubles utérins et une affection du rectum se rencontrent chez la même malade, le chirurgien doive toujour s'adresser d'abord aux premiers : une telle conduite serait souvent suivie d'insuccès. Elle n'est justifiée, suivant la remarque de Baker-Brown (*On surgical diseases of women*, London, 1866, p. 319), que s'il existe, une lésion apparente, mécanique ou organique (déplacements, changements de direction, tumeurs); mais souvent le secours du chirurgien est réclamé pour des troubles fonctionnels de l'utérus, sans qu'il puisse arriver à reconnaître aucune lésion bien nette ; c'est alors que son attention doit se porter sur le rectum, quand même la malade n'accuserait aucune souffrance de ce côté ; il y trouvera souvent la lésion initiale de tout ce processus morbide, et il suffira de la guérir pour voir la santé se rétablir complètement et l'utérus reprendre ses fonctions normales. Baker-Brown rapporte à ce sujet un assez grand nombre d'observations très-démonstratives.

fut dans la suite confirmé par bien d'autres autorités). Je n'ai pas besoin de continuer cette histoire : il suffit de dire que la malade ne guérit jamais; pendant des années j'ai eu l'occasion de la voir ; elle avait toujours des symptômes morbides du côté du rectum et endurait de grandes douleurs. Je ne crois pas que l'ulcération de l'intestin ait jamais guéri entièrement. Je la fis entrer à Saint-Marc dans l'année 1867, et, grâce au repos et à un traitement approprié, elle alla mieux, mais non pas bien ; dans ces trois dernières années, je l'ai perdue de vue. Je pense qu'elle a pu se faire admettre dans un hospice d'incurables. Je suis très-certain d'une chose, c'est qu'elle n'avait pas gagné, et je crois même qu'elle avait perdu à l'opération que je lui fis.

Emma N... fut reçue au grand hôpital du Nord, dans mon service, en février 1864 ; elle était fille et âgée de vingt-quatre ans. Elle se plaignait d'une vive douleur pendant les selles; la douleur durait des heures, puis cessait graduellement, et alors la malade était à son aise jusqu'à ce qu'elle allât de nouveau à la garde-robe. Mon diagnostic fut : fissure anale, et il était exact; mais je trouvai en outre trois grosses hémorrhoïdes internes artérielles. J'incisai la fissure et liai les hémorrhoïdes. La malade alla très-bien et quitta l'hôpital, se trouvant très-dégagée et exempte de toute douleur pendant le fonctionnement de l'intestin. Au bout d'un mois environ, elle revint, me disant que ses anciens ennuis étaient revenus; mais, en l'examinant, je ne pu trouver ni fissure, ni ulcération, ni quoi que ce fût dans le rectum : elle accusait de la douleur et des épreintes pendant les selles, et ensuite une sensation qui lui faisait croire que l'intestin n'était pas complétement vidé. La seule chose que je rencontrasse pour rendre compte de ces troubles, était une tendance à l'intussusception de la partie supérieure du rectum, quand la malade faisait effort. Je la traitai par des laxatifs, des injections calmantes, des suppositoires et autres moyens, mais sans grand résultat ; ce qui paraissait lui faire le plus de bien était le repos au lit. Soupçonnant une affection utérine, je lui conseillai de voir un chirurgien accoucheur, et elle consulta mon ami le docteur Dalfrey qui trouva une rétroflexion de l'utérus. Elle demeura dans son service fort longtemps et subit un traitement chirurgical à l'hôpital de Londres. Après cela je la fis entrer à Saint-Marc, mais je ne pus jamais découvrir de lésion organique du rectum, bien qu'elle éprouvât encore de la douleur et une grande gêne au moment de la défécation. J'ai appris récemment que cette malade était mieux aujourd'hui, mais pendant des années elle fut incapable de se livrer à aucun travail. On a dit que la masturbation était la cause première des souffrances de cette fille ; cela peut être, mais je dois dire que je ne suis pas disposé à accepter cette opinion.

Madame R..., cliente de mon ami M. Charles Waller, de Sydenham, fut opérée par moi pour des hémorrhoïdes graves, avec le concours de M. Waller. Je savais que cette dame souffrait en même temps de vaginisme, mais je pensais que la guérison de la maladie du rectum améliorerait, d'une manière générale, sa santé, qui était très-altérée par suite des pertes de sang qu'elle faisait. Après l'opération, elle se trouva beaucoup mieux pendant quelques semaines, mais les plaies de l'intestin cicatrisèrent très-difficilement, et au bout de quelque temps elle éprouva une vive douleur pendant la défécation, et la constipation devint habituelle ; je ne pus découvrir aucune lésion du rectum, bien que les symptômes se rapportassent directement à cet organe. Un an après, elle fut opérée par le docteur Barnes pour son vaginisme, mais je sais qu'elle n'a jamais recouvré une bonne santé et qu'elle est encore souffrante : ses douleurs siégent essentiellement dans le rectum.

Je pourrais rapporter bien d'autres exemples de ce fait, que les opérations que l'on pratique pour des maladies du rectum associées à des affections utérines, ne se terminent pas généralement d'une manière satisfaisante.

Dans les cas d'hémorrhoïdes chez des personnes qui ont le foie congestionné ou qui habituellement mangent et boivent trop, je fais toujours précéder l'opération de l'administration, chaque, soir (pendant trois ou quatre soirs), d'une pilule bleue de cinq grains et, le matin, d'une modification de la médecine noire autrefois à la mode. Ce traitement peut paraître un peu sévère, mais j'en vois les résultats les plus avantageux ; et je suis assuré que les malades ainsi traités vont mieux que beaucoup d'autres ; vingt fois j'ai été étonné de la rapidité avec laquelle ils se rétablissent.

CHAPITRE V

Opérations contre les hémorrhoïdes.

Opérations contre les hémorrhoïdes internes. — Clamp et cautère. — Méthode opératoire de l'hopital Saint-Marc. — Traitement consécutif. — Rapidité de la guérison. — Douleur consécutive à l'opération et son traitement. — Rétention d'urine. — Avantages de cette opération. — Appréciation des avantages attribués à l'opération par le clamp et le cautère. — Pyoémie mortelle à la suite de cette opération. — Ulcérations consécutives. — Cas dans lesquels l'auteur emploie le clamp et le cautère.

Lorsque vous êtes décidé à opérer un malade d'hémorrhoïdes internes, une question importante se présente, celle de savoir quelle méthode opératoire doit être préférée. Autrefois, l'excision a été préconisée par Dupuytren et quelques autres, mais comme tous ont reconnu le danger de ce procédé et que sans doute un grand nombre de cas malheureux ont été observés, nous ne serions pas autorisés à courir un tel risque ; en mettant de côté l'excision, il nous reste à choisir (car je ne considère pas les applications d'acide nitrique ou d'un caustique comme des opérations) entre l'opération par la ligature, celle par le clamp et le cautère, celle par l'écraseur, par le galvano-cautère, et enfin par le clamp et la torsion.

Le galvano-cautère peut être employé avec avantage pour l'ablation des hémorrhoïdes : je l'ai personnellement démontré, mais je ne puis recommander cette méthode. De grands perfectionnements doivent être apportés à son appareil avant qu'il puisse être d'une application générale.

Pour l'écrasement linéaire, je me crois autorisé à le considérer comme une méthode barbare et anti-chirurgicale (1), quand on

(1) Le jugement de M. Allingham ne saurait être accepté sans conteste par un chirurgien français. Bien loin d'être une méthode barbare et anti-chirurgicale, l'écrasement linéaire peut être revendiqué avec honneur par notre pays comme une des conquêtes les plus solides de la chirurgie au XIXe siècle. Même dans les

l'emploie contre les hémorrhoïdes, et il demeure souvent sans résultats. Dernièrement j'ai vu un gentleman qui avait été opéré avec l'écraseur, à Paris, par un éminent chirurgien français, mais l'opération ne fut pas faite complétement, car trois mois après il avait une chute étendue du rectum et je lui enlevai par la ligature quatre hémorrhoïdes volumineuses. Je ne connais pas une seule bonne raison pour adopter l'écraseur, et je sais qu'une rétraction douloureuse et permanente de l'orifice anal peut suivre son emploi.

Les mérites particuliers de l'opération par le clamp et le cautère actuel sont, je crois, suffisamment démontrés parce qu'il a survécu aux éloges imprudents de ses partisans.

Je ne suis pas opposé à cette opération, puisque j'y ai eu recours dans plus de quatre-vingt-dix cas divers de prolapsus et d'hémorrhoïdes internes, mais en même temps je ne puis accepter ce qui en a été dit par son ardent admirateur et défenseur, M. Henri Smith.

Cette opération fut au début préconisée par M. Cusack, de Dublin, mais elle ne rencontra que peu d'enthousiasme ; elle fut introduite de nouveau dans la pratique par M. Lee, de l'hôpital Saint-Georges, et ses droits ont été récemment établis devant le monde médical par M. Henri Smith qui l'associe à son « clamp perfectionné. »

Voici la manière dont l'opération doit être pratiquée. Je dirai d'abord que dans toutes les opérations sur le rectum, mais plus particulièrement dans les cas d'hémorrhoïdes, le tube digestif doit être complétement vidé avant l'opération. — Le malade étant ainsi préparé, administrez un lavement d'eau tiède et recommandez-lui de pousser les hémorrhoïdes bien au dehors en rendant l'injection ; ceci fait, placez le malade sur un lit dur ou sur un matelas, à un bon jour ; la position doit être le décubitus latéral droit, avec tendance au renversement sur le ventre ; les genoux sont relevés sur le ventre, et si le malade a le courage de pousser pendant l'opéra-

cas d'hémorrhoïdes, la méthode de M. Chassaignac, avec ou sans les modifications opératoires apportées par M. Gosselin, a pu longtemps être considérée comme la plus parfaite, comme un moyen tout à la fois certain et innocent contre les hémorrhoïdes douloureuses ou trop saignantes (Gosselin). Aujourd'hui on est fort revenu de cette opinion enthousiaste : on sait que l'écrasement linéaire expose alors à un certain nombre d'accidents, qu'il peut être suivi d'hémorrhagie, d'infection purulente, de rétrécissement de l'anus ; mais ces complications sont rares, et l'écrasement linéaire, encore très-employé en France contre les hémorrhoïdes, n'a pas jusqu'ici mérité l'excès d'indignité dont l'accable Allingham.

tion, il facilitera beaucoup les manœuvres. L'aide doit se tenir le dos vers la tête du malade, et relever la fesse supérieure avec la main droite ; du même coup, en abaissant son coude sur le bassin, il peut maintenir le malade dans cette position. Alors le chirurgien, avec une pince ou un crochet à deux branches, saisit une des hémorrhoïdes de la rangée inférieure, la tire en bas, et applique le clamp ; il coupe ensuite l'hémorrhoïde avec une paire de ciseaux courbés sur le plat (il faut prendre garde de ne pas couper trop près du clamp, de manière à laisser un moignon suffisant pour la cautérisation) ; puis il emploie le cautère actuel, en fer, porté au rouge sombre, en ayant bien soin d'oblitérer complétement les vaisseaux à la partie supérieure ou la plus interne de l'hémorrhoïde, car c'est là qu'ils sont le plus volumineux et que le danger de l'hémorrhagie est le plus grand. Le clamp doit être desserré lentement ; si quelque point saigne, le cautère doit être appliqué de nouveau ; s'il n'y a aucune trace d'hémorrhagie, le clamp peut être enlevé. Ce procédé doit être répété par chaque hémorrhoïde *séparément* jusqu'à ce qu'elles soient toutes enlevées. La prise simultanée de *deux* hémorrhoïdes par le clamp a pour effet certain d'amener une hémorrhagie.

Si le cautère touche *seulement* le moignon de l'hémorrhoïde et qu'il n'arrive jamais au contact du métal du clamp, le malade n'éprouvera aucune douleur, du fait de la brûlure, mais, si l'opération est faite maladroitement et que le fer chaud appuie sur le clamp, la chaleur se sent d'une manière très-directe. Si vous vous montrez adroit dans votre opération, il n'y a pas lieu de disposer des plaques d'ivoire sous le clamp, et il vaut mieux s'en dispenser, car elles augmentent sensiblement l'épaisseur de l'instrument. Quand toutes les hémorrhoïdes sont enlevées, repoussez les parties au-dessus du sphincter ; les portions de peau en excès peuvent être enlevées avec les ciseaux ; il est utile de faire une injection d'une demi-drachme (2 gram.) de liqueur sédative d'opium sur un quart de lavement amidonné froid, pour calmer la douleur (1).

(1) La cautérisation, dans l'opération des hémorrhoïdes par le clamp et le cautère, ne peut être considérée que comme un adjuvant de l'excision ; c'est ainsi d'ailleurs que l'employait Dupuytren (*Leçons orales*, t. IV) dans le but de prévenir l'hémorrhagie toujours menaçante après l'emploi de l'instrument tranchant. La cautérisation est d'ailleurs une méthode essentiellement française : employée seule, c'est-à-dire sans excision préalable, elle est longtemps demeurée en France (jus-

Je vais décrire maintenant la manière de traiter les hémorrhoïes et le prolapsus par la ligature, comme on l'emploie à l'hôpital aint-Marc, d'après le procédé imaginé par feu M. Salmon, et mis n pratique dans cet établissement depuis plus de trente-cinq ans. 'n exprimant, ce que je fais sans réserve, l'opinion que la ligature est le mode opératoire de beaucoup le meilleur et le plus généralement applicable, il faut entendre que je parle de l'opération que je vais décrire, et non de la méthode habituelle d'employer la ligature, par transfixion de la base de l'hémorrhoïde et en la liant par moitiés. Les préparatifs et la situation du malade et de l'aide doivent être tels que je les ai recommandés dans l'opération par le clamp.

Les hémorrhoïdes sont saisies par l'opérateur, l'une après l'autre, avec une pince ou un crochet double, puis attirées en bas; alors, avec une paire de forts ciseaux bien tranchants, il détache l'hémorrhoïde des tissus musculaires et sous-muqueux sur lesquels elle repose; la section doit être faite dans le sillon ou la marque blanche qui se voit au point où la peau se confond avec la membrane muqueuse, et l'incision doit être prolongée sur la hauteur de l'intestin, et parallèlement à lui, dans une étendue telle que l'hémorrhoïde ne tienne plus que par un pont de vaisseaux et de membrane muqueuse.

Il n'y a pas de danger à faire cette incision, puisque tous les vaisseaux importants viennent de plus haut, marchent parallèlement à l'intestin, *juste au-dessous de la membrane muqueuse*, et pé-

qu'à la découverte de l'écrasement linéaire) le seul mode de traitement appliqué aux hémorrhoïdes. Préconisée pour la première fois, dans les temps modernes, par Bégin, puis par Ph. Boyer, elle compta parmi ses partisans Velpeau, Nélaton, Denonvilliers, Richet et aussi Gosselin. Ce dernier en a même décrit minutieusement le manuel opératoire: « J'ai, dit-il, tout simplement saisi l'hémorrhoïde à sa base avec une pince à pansement et mieux, lorsque j'en avais une à ma disposition, avec une pince à polypes. Je confiais l'instrument à un aide; je protégeais de mon mieux contre la cautérisation par rayonnement toutes les parties voisines en les couvrant de compresses mouillées d'eau froide et d'un ou deux couteaux à papier en bois. J'appliquais alors et j'éteignais sur l'hémorrhoïde fixée par la pince un premier et au besoin un second cautère rougi à blanc. Je m'arrêtais lorsque toute la surface hémorrhoïdale était convertie en une eschare noirâtre; l'aide ôtait alors la pince, et le pansement consistait dans l'application de linges mouillés d'eau froide. » Richet combine le broiement et l'action du cautère : il se sert dans ce but de pinces spéciales, montées sur bois et avec les mors desquelles il saisit les hémorrhoïdes procidentes, les écrase et les détruit par la brûlure. Dans ces différents procédés, la cautérisation agit, on peut le dire, seule; mais il ne paraît pas qu'en Angleterre on ait eu à se louer de ce procédé, car les chirurgiens de ce pays l'ont absolument abandonné.

nètrent ainsi dans la *partie supérieure* de l'hémorrhoïde. Une ligature de soie forte et bien cirée est alors placée dans l'entaille profonde que vous avez faite, et, pendant que l'aide attire en bas l'hémorrhoïde avec une certaine force, la ligature est serrée en haut du collet de la tumeur aussi étroitement que possible. De cette manière, *tous les vaisseaux doivent* être pris. La soie doit être assez forte pour ne point céder à une traction énergique. Si l'hémorrhoïde est très-volumineuse, une petite portion peut en être excisée, en prenant soin de laisser au-dessous de la ligature un tronçon suffisant pour qu'elle ne puisse glisser. Quand toutes les hémorrhoïdes sont ainsi liées, elles doivent être *repoussées complétement* au-dessus du sphincter ; ensuite les portions de peau qui paraissent surabondantes peuvent être excisées ; mais cette excision ne doit pas être trop étendue en prévision de la rétraction cicatricielle. Un lavement avec liqueur sédative d'opium peut être prescrit. Je place toujours un gâteau de ouate sur l'anus et un bandage en T, parce que ce pansement soulage extrêmement ; le fait apparut avec une grande netteté dans un cas que j'opérai récemment dans la pratique de M. Sutton Sams, de Lee ; le malade, plus d'une fois après l'opération, serrait lui-même le bandage dans le but de calmer la douleur et d'empêcher la contraction spasmodique des sphincters musculaires.

Il est utile de commencer l'opération par les hémorrhoïdes qui sont situées le plus bas, dans la position où se trouve le malade, afin que les autres ne soient pas dérobées à la vue par le sang ; mais, quand les hémorrhoïdes sont nombreuses et qu'il y en a une petite, périnéale ou dorsale, comme cela arrive fréquemment, il vaut mieux lier les petites d'abord, car il y a à craindre de les oublier ou de les voir remonter, et de rencontrer alors de grandes difficultés pour les découvrir quand les hémorrhoïdes plus grosses ont été liées.

Quand le malade est chloroformé, il arrive quelquefois que les hémorrhoïdes déjà sorties rentrent dans l'intestin. J'ai vu des opérateurs inexpérimentés très-préoccupés et très-émus de cela, mais vous n'avez aucune inquiétude à avoir sur ce point ; quand le malade est entièrement sous l'influence de l'agent anesthésique, vous pouvez, en ouvrant l'anus avec vos doigts, ramener aisément les hémorrhoïdes, et, si vous en saisissez une avec la pince, les autres suivront vite; toutefois, s'il y avait de la difficulté à y arriver par suite du *spasme* du sphincter (comme cela arrive dans les cas où le chloroforme n'est pas bien supporté) vous pouvez aussitôt vaincre toute résistance en dilatant de force, mais lentement, le sphincter, en introduisant deux doigts dans l'intestin et en les écartant l'un de l'autre vers chacune des tubérosités de l'ischion. Chez les femmes ce résultat peut être facilement obtenu en mettant un doigt dans le vagin et en poussant le rectum vers le bas.

Après l'opération, la constipation doit être maintenue au moins pendant trois ou quatre jours à l'aide d'une préparation astringente ; la formule que j'emploie est la suivante : Poudre de craie aromatisée, un scrup. (1 gr. 20) ; teinture d'opium ou liqueur sédative d'opium, quinze gouttes; esprit d'éther nit. un dr. (4 gr.) ; mixture camphrée, une once 1/2 (48 gr.) ; à prendre soir et matin ou trois fois par jour pendant deux jours. Cette opération calme beaucoup la douleur, prévient les efforts et maintient la constipation. Dans les cas très-sérieux et chez les personnes délicates, je condamne souvent l'intestin au repos pendant plus de quatre jours. Je l'ai fait pendant une semaine ou dix jours, et je crois, dans quelques cas, en avoir retiré de grands avantages. Le régime, au début, doit être léger : de la soupe, du thé de bœuf, un peu de poisson bouilli, du gruau au lait, du thé et une rôtie sont très-suffisants ; le malade doit se priver d'alcool et garder le repos absolu dans le décubitus dorsal. Au troisième ou quatrième soir, suivant son état, un léger laxatif peut être administré, et, après qu'il a produit son effet, un régime plus copieux peut être autorisé, mais je conseille toujours l'abstinence de vin, de bière ou de spiritueux, à moins qu'il y ait une indication spéciale nécessitant leur usage.

Il est bon de dire au malade qu'il peut éprouver, la première fois que l'intestin fonctionnera, une douleur passagère mais quelquefois assez vive, et aussi qu'un petit écoulement de sang *peut* avoir lieu (il n'en est pas toujours ainsi) ; si vous négligez cette précaution, de vives alarmes assaillent souvent l'esprit du malade, qui s'imagine, parce qu'il voit un peu de sang et qu'il souffre, retomber dans son état antérieur.

Je crois utile, bien que cela ne soit pas absolument nécessaire, que le malade demeure étendu jusqu'à ce que les ligatures tombent, ce qui a lieu presque invariablement du sixième au septième jour, quelquefois un jour plus tôt, très-rarement un jour plus tard. Si les ligatures sont fortement serrées et si la plaie est profonde, les choses ne suivent qu'exceptionnellement une autre marche. *Tout exercice*, même après la chute des ligatures, doit être interdit jusqu'à ce que les plaies du rectum soient cicatrisées ; une quinzaine de jours au moins, tel est le temps que réclame ce travail. Il n'est pas absolument nécessaire que le malade demeure tout le temps au lit, ou même dans sa chambre — il peut marcher avec précaution ; mais je suis certain qu'un retour trop prompt à la station droite est de nature à retarder la cicatrisation des plaies.

J'ai vu des malades qui sont retournés à leurs affaires, ayant encore les ligatures autour de leurs hémorrhoïdes, et sans en avoir éprouvé rien de fâcheux ; voici un cas de cette espèce. Un boursier fut opéré par moi il y a quelques années ; c'était un cas un peu au-dessus de la moyenne, cinq ligatures furent appliquées. Le jour qui suivit l'opération, un mouvement brusque des fonds l'obligea absolument à venir en ville. Quand j'allai le voir, à ma grande surprise, je trouvai qu'il était sorti ; et pendant trois jours de suite il alla à son bureau et y restait cinq heures pour faire ses affaires, et, comme il me l'a affirmé depuis, avec beaucoup moins de gêne qu'il n'en ressentait avant l'opération, quand les hémorrhoïdes sortaient. Il n'alla pas plus mal pour son imprudence, mais ce n'est pas un exemple à recommander ou à suivre. M. Quain, dans son ouvrage, rapporte un cas analogue. Il n'est pas rare pour moi d'avoir des malades qui soient en état de reprendre leurs occupations ordinaires au huitième ou neuvième jour. Récemment j'en ai eu un qui m'avait été envoyé par mon ami M. Williams, de Brentford, lequel m'assista dans l'opération. Les hémorrhoïdes étaient très-volumineuses, et quatre ligatures furent appliquées, mais il n'y eut pas de *peau en trop* à enlever. Ce gentleman était réellement, dès le huitième jour, *en état* de faire une course assez longue, et il s'étonnait un peu que je lui ordonnasse de s'abstenir de tout exercice fatiguant ; il n'avait ni douleur, ni aucun symptôme indiquant qu'il n'était pas parfaitement rétabli, mais je suis convaincu qu'il aurait été peu sage, de ma part, de lui accorder ce qu'il désirait. Les plaies de l'intérieur du rectum n'auraient pas guéri complétement et le retard occasionné par des exercices ou des promenades trop prolongés pouvait être grave. Dans ces circonstances, les plaies pourraient ne pas se cicatriser et donner lieu à une ulcération douloureuse, gênante et très-difficile à guérir. Les veines du rectum sont dépourvues de valvules et mal soutenues par le tissu cellulaire : aussi ces plaies rappellent-elles par beaucoup de points les ulcères variqueux des jambes ; et nous savons bien que, pour ces cas, le repos dans la position horizontale est absolument nécessaire, si l'on veut obtenir une cicatrisation rapide et sûre.

La douleur qui suit l'opération varie avec le tempérament et la sensibilité nerveuse du malade, et aussi avec l'état des parties *avant* l'opération. Dans les hémorrhoïdes très-grosses qui sont demeurées longtemps en dehors de l'anus, la douleur est habituellement modérée, parce que le sphincter et le releveur de l'anus sont affaiblis. Dans des cas relativement simples, alors que le sphincter et le releveur de l'anus sont résistants, l'irritation cause un spasme de ce dernier muscle et détermine une sensation de rétraction qui est très-douloureuse. Cette sensation surprend d'ordinaire le malade au moment où il va s'endormir et le réveille en sursaut. L'injection dans le rectum d'un peu de liqueur d'opium et d'eau d'amidon calme la douleur, mais pour peu de temps ; je préfère beaucoup une injection hypodermique de morphine, en commençant par un huitième de grain, et si cette dose est bien supportée, en augmentant jusqu'à un sixième ou même un quart de grain ; cette injection, répétée matin et soir, met le malade complétement à l'aise. La seule objection qu'on puisse faire à ce mode de traitement, est le danger de provoquer des vomissements, ce qui arrive de temps à autre et augmenterait considérablement les souffrances du malade. Il y a quelque temps j'ai opéré un médecin de la province, chez lequel les injections hypodermiques réussissaient si bien qu'après son rétablissement il me dit n'avoir éprouvé, depuis son opération, rien qui pût mériter le nom de douleur. Je n'ai pas trouvé l'hydrate de chloral aussi utile que je l'avais cru, et je l'ai essayé dans bon nombre de cas. Chez les malades très-nerveux et sensibles, les applications constantes de glace sur l'anus calment la douleur d'une façon très-marquée. Quelquefois la lotion suivante réussit aussitôt à faire cesser le spasme : Extrait de belladone, 4 grains (25 centig.) ; extrait d'opium, 6 grains (35 cent.); liqueur de sous-acétate de plomb dilué 1 once (30 gr.) ; du coton trempé dans ce liquide doit être maintenu constamment sur la partie.

Quelque aiguë que la douleur puisse être au début, dans l'espace de six heures après l'opération, elle cède et un calme relatif s'établit. Vous pouvez toujours consoler votre malade en lui assurant qu'il est au plus mauvais moment et que la douleur s'apaisera sûrement et par degrés.

Je suis très-convaincu que plus vous prolongez votre incision en haut de l'intestin, moins le malade souffre, parce que les ligatures sont éloignées de la partie la plus sensible du rectum et situées au delà du sphincter; dans les cas favorables, la douleur n'est pas très-vive. Quand les ligatures sont tombées, j'engage mes malades à s'irriguer l'anus matin et soir avec de l'eau froide; cela soulage beaucoup et hâte extrêmement la convalescence.

De temps à autre, vous pouvez avoir de la rétention d'urine après l'opération ; dans le plus grand nombre de cas, un bain de siége tiède permet au malade d'uriner le matin ; sinon, il faut introduire une sonde. Les efforts de miction doivent être évités dans toutes circonstances. La rétention est assez fréquente chez les femmes, mais j'ai trouvé qu'elle se présentait plus souvent chez les hommes. Ceci peut s'expliquer par ce fait que bien des hommes ont un rétrécissement de l'urèthre plus ou moins marqué, de sorte qu'une faible irritation suffit à provoquer un spasme. Au bout d'un jour ou deux, le malade peut vider sa vessie naturellement.

Quelquefois, après une opération grave d'hémorrhoïdes internes, il peut se produire, par le fait de la cicatrisation des blessures, un rétrécissement de l'intestin. Ce rétrécissement n'est pas à l'anus ni au niveau de la peau, mais seulement au niveau de la membrane muqueuse ; le temps seul suffit généralement à le faire disparaître, mais comme cet état peut occasionner au malade des efforts pénibles et de la gêne, je conseille de passer une bougie pendant quelques jours, ou, ce qui réussit aussi bien sans alarmer autant, j'engage à introduire dans l'intestin, matin et soir, l'index bien huilé. Quelquefois j'ai vu se produire, dans des circonstances analogues, une contraction spasmodique du sphincter interne, si bien qu'après avoir introduit le doigt dans l'intestin, vous le sentiez fortement serré par ce muscle; cet état peut, pendant un temps, amener une constipation qui demande des soins, mais à la fin le spasme cède et l'action de l'intestin se régularise.

Voici en quelques mots les avantages que je reconnais à l'opération que je viens de décrire telle qu'elle est pratiquée à l'hôpital Saint-Marc :

1° La rapidité avec laquelle elle peut être pratiquée. J'ai pu souvent opérer quatre ou cinq hémorrhoïdes, les faire rentrer, puis enlever la peau qui restait en trop, dans une minute et demie ou deux minutes ;

2° Il n'y a qu'une très-petite portion de tissus prise dans la ligature ; en réalité, guère plus que les vaisseaux qui nourrissent la tumeur ;

3° Les trois quarts aumoins de la plaie consistent en une simple incision qui guérit rapidement ; seule, la petite portion prise dans la ligature doit se mortifier ;

4° Les ligatures sont portées à une distance considérable de l'anus, si bien qu'une fois réduites dans l'intestin, elles demeurent au-dessus du sphincter interne, où la sensibilité de la membrane muqueuse n'est pas grande, et par suite la douleur et l'irritation qui suivent l'opération tombent au minimum ;

5° L'opération a une mortalité extraordinairement faible, et ses résultats généraux sont presque toujours satisfaisants.

Je ne crois pas que, dans toute la chirurgie, il y ait un procédé digne du nom d'opération qui puisse montrer une plus grande somme de succès (1).

En l'année 1865, je publiai, dans le *Medical Times and Gazette*, quelques statistiques de la pratique de Saint-Marc, qui établissaient que, sur 1,760 opérations d'hémorrhoïdes, il y avait eu cinq cas de tétanos, dont quatre s'étaient rencontrés dans le printemps de l'année 1858, deux en mars, deux en avril. Depuis l'année 1858, plus de 1,450 opérations ont été pratiquées, et il n'y a pas eu un cas de tétanos ; sur ces 3,210 cas il n'y a eu qu'un seul cas de *pyoémie*. Je m'en suis souvent étonné et je n'essaye pas de don-

(1) La ligature, préconisée également par Curling, a été formellement condamnée par Gosselin qui préfère l'écrasement linéaire. Cependant le procédé de Saint-Marc nous paraît exempt de reproches : si on substitue la ligature élastique à la ligature ordinaire, il devient incontestablement le procédé le plus sûr et, on peut le dire, après les résultats obtenus par Allingham, le plus inoffensif.

ner une explication — je constate simplement le fait. J'ai moi-même, jusqu'à présent, opéré avec la ligature un peu plus de 500 cas, et je n'ai jamais eu de *mort* (1).

J'ai dit que j'hésitais beaucoup à accepter certaines affirmations avancées par M. Henry Smith dans ses *Lettsomian Lectures* en faveur de l'opération par le clamp et le cautère; par exemple, il écrit: « Dans cette opération, il y a absence totale de danger. »

Je ne crois guère que cela puisse être dit d'une opération, si simple qu'elle soit. La mort a pu être occasionnée par l'avulsion d'une dent. Le tétanos a plus d'une fois suivi une simple ponction d'hydrocèle. Je serais très-porté à penser que le danger des opérations chirurgicales gît moins dans l'opération elle-même que dans l'état du malade au moment de l'opération et dans l'ensemble des circonstances au milieu desquelles il se trouve après.

Et plus loin : « Il n'est pas possible (2) que soit le tétanos, soit la pyoémie, les deux conséquences les plus graves de la ligature, se montrent après cette opération. »

Je n'essayerai pas de combattre par des raisonnements une semblable assertion, il y a des faits pour y répondre.

Mon collègue M. Gowland a eu dans sa clientèle un cas de mort, par pyoémie avérée, après l'opération avec le clamp et le cautère. Le malade était un homme âgé, d'une constitution délabrée. Je laisse à M. Gowland le soin de publier les détails de l'observation, s'il le juge à propos.

M. Timothée Holmes m'a gracieusement communiqué un cas de son service de l'hôpital Saint-George.

Un homme, âgé de 27 ans, qui avait servi aux Indes, et dont la constitution était très-délabrée, fut opéré d'hémorrhoïdes avec le clamp et le cautère ; la pyoémie se déclara et il mourut douze jours après l'opération.

J'ai assisté à l'autopsie dans le cas suivant :

Un homme âgé de 56 ans, ayant quelques habitudes de boisson, était dans le dispensaire d'un de mes amis. Il avait deux grosses

(1) Il n'y a eu aucun cas de tétanos ou de pyoémie à Saint-Marc depuis le moment où la première édition de ce livre a été écrite. (*N. de l'aut.*)

(2) Dans la dernière édition de l'ouvrage de Smith, je vois qu'il a substitué le mot *probable* au mot *possible*. (*N. de l'aut.*)

hémorrhoïdes internes; mon ami désirait les enlever avec le clamp et le cautère, et il me demanda de l'assister; étant occupé à ce moment, je fus obligé de refuser, mais je prêtai mon instrument pour faire l'opération. Cinq jours après, je fus prié de voir le malade, et je le trouvai dans l'état suivant : Depuis le jour qui précéda ma visite, il avait éprouvé des frissons répétés, pas très-forts, mais bien marqués; il suait quand le tremblement cessait. Il était un peu jaune, avait une tendance à la somnolence; et il ne mangeait pas. Sa respiration était rapide, et de gros râles crépitants s'entendaient dans toute la poitrine, mais plus particulièrement à la partie postérieure des poumons. Il avait la langue sale, mais humide; son pouls était à 120 et petit. Il s'affaiblit peu à peu et mourut le treizième jour de l'opération.

Autopsie vingt-quatre heures après la mort. Le corps est amaigri et la peau d'une teinte jaunâtre. Raideur cadavérique peu marquée. Le lobe inférieur du poumon droit présentait plusieurs abcès circonscrits.

Dans la cavité pleurale il y avait une pinte d'un liquide à l'aspect purulent. Le poumon gauche était congestionné, et un exsudat récent de lymphe plastique se voyait à la surface de la plèvre. Les bronches des deux poumons contenaient des mucosités épaisses, visqueuses, aérées. A la partie supérieure du lobe droit du foie existait un abcès métastatique du volume d'une orange. Le péritoine, dans ce voisinage, était tapissé de lymphe récemment exsudée. Il y avait un petit abcès dans le rein gauche, et environ deux drachmes de pus dans l'espace cellulaire compris entre la vessie et le rectum. Le rectum lui-même fut soigneusement enlevé avec l'anus. Deux plaies en suppuration existaient aux points où les hémorrhoïdes avaient été enlevées : l'une avait un pouce de long sur trois quarts de pouce de large; l'autre était un peu plus petite. Il y avait un abcès plus haut, en arrière du rectum; il fut ouvert par mégarde en enlevant l'intestin du bassin; il ne communiquait pas avec le rectum. On ne trouva pas de pus dans les veines hémorrhoïdales, et elles ne parurent pas enflammées. La vessie était saine.

Le Dr Dundas, de Bruxelles, me citait dernièrement un cas analogue, où il fit l'autopsie : une pyoémie aiguë s'était déclarée quelques jours après une opération par le clamp et le cautère.

Je crois inutile de commenter ces faits (1).

Je ne connais aucun cas de tétanos après une opération faite avec le clamp et le cautère pour des *hémorrhoïdes*, mais il m'est certainement arrivé d'entendre dire que cette maladie s'était déclarée après une brûlure. J'en ai publié un cas en 1857. J'enlevai une tumeur très-vasculaire située à l'entrée du vagin chez une jeune fille ; l'hémorrhagie fut arrêtée avec le cautère actuel, il n'y eut pas de ligature. Le tétanos survint en cinq jours et la malade mourut. Si le tétanos peut se montrer après une brûlure dans un cas, pourquoi pas dans un autre ? Il est très-évident qu'il n'est pas d'opération, si simple qu'elle soit, dont on puisse dire qu'elle ne sera pas suivie du tétanos dans certains climats et dans certaines conditions atmosphériques.

La grande rapidité de la guérison est un des avantages reconnus par M. Smith à l'opération par le clamp et le cautère. La plupart de ses malades se promènent, d'après lui, au bout de quatre ou sept jours.

J'ai dit que j'avais fait près de quatre-vingt-dix opérations avec le clamp, mais très-certainement mes malades ne se sont pas rétablis aussi merveilleusement, et je n'ai rien vu de pareil dans la pratique de mes collègues ou autres chirurgiens. Je ne conteste pas que quelques malades soient en état de se promener aussi promptement que le dit M. Smith, mais je dis qu'il ne serait pas sage de leur part d'agir ainsi et qu'il y aurait imprudence du chirurgien à les y autoriser. J'ai examiné ces malades à chaque instant, et toujours j'ai trouvé, même *dix* jours après l'opération, que les plaies de l'intestin n'étaient pas cicatrisées. Et j'assure, avec la plus ferme conviction, qu'un exercice prolongé est nuisible tant que les plaies du rectum demeurent vives. Quand les malades sortent trop vite après les opérations d'hémorrhoïdes, quel que soit le procédé employé, ils ont souvent à la suite des ulcérations incurables. Je

(1) Gosselin a rapporté (p. 158) trois cas de mort par infection purulente à la suite de la cautérisation d'hémorrhoïdes ; ces exemples sont empruntés à la pratique de Ph. Boyer, Demarquay et Nélaton. Ils viennent à l'appui de la thèse soutenue par Allingham, car nous ne pensons pas que l'excision, dans l'opération par le clamp et le cautère, soit de nature à diminuer les chances de pyoémie, et les deux méthodes opératoires peuvent, à ce qu'il nous semble, être rapprochées l'une de l'autre à ce point de vue.

pourrais rapporter bien des faits à l'appui de cette opinion ; quelques-uns seulement suffiront.

Un gentleman de la province, sur la recommandation d'un ancien client, vint me trouver ; il avait entendu parler beaucoup du clamp et du cautère et me demandait d'employer ce mode de traitement chez lui. Jugeant que le cas s'y prêtait, car il y avait seulement trois hémorrhoïdes et pas d'excroissances cutanées, je me prêtai à son désir. Il alla remarquablement bien, n'eut que peu de douleurs et était fort satisfait. Au huitième jour après l'opération, se trouvant tout à fait à son aise, il quitta Londres. Je n'osai pas l'engager à rester plus longtemps, dans la crainte qu'il ne vît dans mon insistance une question d'argent ; mais je lui défendis de faire aucun exercice fatigant d'au moins une quinzaine. Par hasard c'était la saison de la chasse, et ce gentleman était un sportman ardent ; aussi, lorsqu'il arriva chez lui, au lieu de suivre mes conseils et de s'étendre sur un sofa, il commença à se livrer à son amusement favori. Le jour qui suivit sa première chasse, il eut une douleur assez vive dans le rectum ; il se reposa alors pendant vingt-quatre heures, puis sortit de nouveau ; ce jour-là il fut obligé de retourner chez lui, à cause de sa fatigue. Un battement continuel dans l'anus lui fit passer une mauvaise nuit ; le matin il se trouva dans l'impossibilité de faire aucun effort, et quand l'intestin se vida, il éprouva une vive douleur. Ensuite il se reposa, mais voyant après trois semaines qu'il n'était vraiment pas mieux, il revint me trouver. Je constatai qu'une plaie du rectum, qui n'était pas cicatrisée, avait formé un clapier à quelque distance en dehors, sous la peau, vers le périnée ; je fus obligé d'ouvrir ce clapier ; il y avait aussi une autre plaie dans la région dorsale. J'étais très-vexé et très-ennuyé de ce résultat fâcheux, mais le malade eut le bon sens de reconnaître que je l'avais averti, qu'il n'avait pas suivi mes conseils et que par suite il n'avait à blâmer que lui-même. Il fut plus d'un mois en traitement avant d'aller assez bien pour retourner chez lui, certainement plus pauvre, s'il était plus sage.

Une fille fut opérée par moi à l'hôpital Saint-Marc. Trois hémorrhoïdes furent enlevées avec le clamp et le cautère ; elle quitta l'hôpital au bout de seize jours. Elle avait souffert un peu plus que d'habitude, mais je pensais qu'elle pouvait sortir sans danger. Après avoir travaillé au moins trois semaines à une machine à coudre, elle revint se plaignant de battements, de tension douloureuse, et accusant de véritables tortures pendant la défécation. En l'examinant, je trouvai qu'il s'était produit une ulcération qui faisait presque tout le tour de l'intestin. Elle demeura deux mois à l'hôpital avant d'être guérie.

M. A..., âgé d'environ cinquante ans, vint me trouver dans les conditions suivantes : Quinze mois avant, il avait été opéré par un homme fort habile — chirurgien d'un des hôpitaux de la capitale — avec le clamp de Smith; on avait enlevé une large hémorrhoïde périnéale. Au sixième jour, on lui dit qu'il était assez bien pour retourner chez lui, à une certaine distance dans le nord, et le jour suivant il partit ; cependant le voyage le fatigua tellement qu'il demeura plusieurs semaines étendu sur son sofa, éprouvant de grandes douleurs et ayant une hémorrhagie chaque fois que l'intestin fonctionnait.

Il écrivit au chirurgien qui l'avait opéré, lui exposant sa situation ; il obtint pour réponse que ce ne pouvait être grand'chose et qu'il serait vite remis avec un peu de repos. Ce pronostic ne se confirma pas, car, ainsi que le malade me le disait énergiquement, « depuis le jour où j'arrivai chez moi jusqu'au moment présent je n'ai pas eu vingt-quatre heures de tranquillité. »

Les symptômes dont il souffrait étaient une douleur au périnée et à la racine de la verge, s'exaspérant lors du passage de l'urine, mais néanmoins persistante. Quand il marche ou qu'il demeure assis longtemps, il éprouve une douleur dans les cuisses et à la partie inférieure des fesses, en même temps qu'une grande faiblesse dans les reins ; la nuit des battements au niveau du périnée et de l'anus l'empêchaient de dormir ; la défécation, si les selles étaient dures, s'accompagnait de douleurs ; il était souvent pris d'une diarrhée qui durait quelques jours et par moment il perdait du sang par l'anus. Il avait consulté plusieurs médecins distingués des comtés du nord, et avait été plus d'une fois sondé, de crainte de la pierre, mais on n'avait rien découvert. Il n'était pas très-maigre, mais il était épuisé et faible — il était avant très-robuste ; les rapports sexuels s'accompagnaient d'une douleur vive au périnée, qui durait quelques heures. Je n'hésitai pas à dire qu'il avait une ulcération et probablement aussi un léger rétrécissement de l'intestin. En l'examinant, je ne trouvai pas de rétrécissement, mais une ulcération profonde existait au niveau de la prostate. Ce cas résista à tous les traitements pendant fort longtemps, et je doute que le malade soit bien aujourd'hui.

J'ai vu, par l'entremise de mon ami M. Buxton Shillitoë, un médecin qui avait été opéré d'un prolapsus par un éminent chirurgien des hôpitaux. Le clamp et le cautère galvanique avaient été employés. Le malade garda la chambre pendant un mois, et eut beaucoup de douleur et de gonflement de l'intestin. Quand je l'examinai, c'était plus de trois mois après l'opération, je trouvai une ulcération du rectum, et encore une certaine tendance à la chute de la muqueuse. Il se plaignait de constipation et ne vidait son intestin qu'avec la plus grande difficulté; après chaque selle il y avait plus ou moins de gonflement, qui disparaissait au bout d'une heure ou deux de repos. Il avait aussi des pertes séro-sanguinolentes, lorsqu'il allait à selle. Je ne crois pas que l'on puisse publier cette observation comme celle d'un cas heureux.

Émilie L..., admise à l'hôpital Saint-Marc en avril 1871. Elle est mariée, âgée de trente-quatre ans, et a eu six enfants. Sa maladie dure depuis cinq ans; elle est sujette à de fréquentes pertes de sang et a un prolapsus lorsqu'elle va à la selle, ou qu'elle marche ou se tient longtemps debout. Il existe deux hémorrhoïdes vasculaires au côté gauche de l'intestin ; elles saignent abondamment dès qu'on les touche. Le 24, je l'opérai avec le clamp et le cautère; une portion exubérante de peau fut aussi enlevée. Elle était très-désireuse de partir et quitta l'hôpital le 8 mai, sans être complétement bien et souffrant toujours pendant la défécation. Au bout d'un mois, elle revint se plaignant d'une grande douleur et de battements dans l'anus ; elle avoua qu'elle s'était beaucoup fatiguée. A l'examen, je constatai qu'un abcès s'était formé au côté gauche de l'intestin et avait produit un décollement considérable.

Je crois avoir rapporté assez de faits pour montrer combien sont nécessaires aux malades les précautions et l'absence de fatigues après l'opération par le clamp et le cautère ; je ne dis pas qu'il en soit autrement quand on emploie la ligature, mais je puis affirmer que j'ai vu une plus grande proportion de résultats fâcheux après le clamp qu'après la ligature, non-seulement dans ma propre pratique, mais dans celle d'autres chirurgiens ; et j'attribue cela en grande partie à un exercice prématuré.

M. Smith dit qu'il n'y a que peu de douleurs pendant et après l'opération avec le clamp et le cautère.

Ma pratique m'amène à une conclusion opposée. Il est très-difficile de juger exactement la somme de douleurs chez les différents individus : l'un est très-nerveux et sent vivement ; un autre paraît sentir à peine ou du moins ne donne pas de signes de douleur. Je me borne à dire que les malades de mes collègues, comme les miens, se plaignent souvent avec amertume de l'opération. Il y a un point fort important à considérer quand on ne donne pas de chloroforme, c'est la question de temps. L'opération avec le clamp, pour être pratiquée avec soin et d'une manière complète, ne saurait être rapide. On peut endurer une souffrance vive pendant une ou deux minutes, mais si cela se prolonge, une douleur même moins forte devient insupportable. Pour ce qui est de la souffrance après l'opération, les déclarations habituelles de mes malades s'accordent à établir que la douleur qui suit l'emploi du clamp est très-considérable et que toute la première nuit il y a un spasme du sphincter et des contractions du releveur de l'anus, ce qui est exactement ce qui arrive après la ligature. Nos infirmiers disent, en général, que les malades souffrent plus après l'opération par le cautère qu'après la ligature.

J'ai bon nombre de fois été ennuyé, après l'opération par le clamp, de voir que mon malade avait des hémorrhagies artérielles faibles, mais répétées ; elles se produisent au moment où l'intestin fonctionne, et peuvent persister deux ou trois semaines. Il n'y a aucun danger, mais c'est ennuyeux pour le chirurgien comme pour le malade. Voici un cas qui me troubla beaucoup.

Un Américain, âgé de 41 ans, me fut envoyé par mon ami le docteur Clapton, de Saint-Thomas. Il souffrait d'hémorrhoïdes depuis sept ans ou plus ; elles sortaient et saignaient furieusement par moment ; il avait quatre hémorrhoïdes artérielles très-vasculaires. Le 20 juillet, je l'opérai avec le clamp et le cautère. Il n'y eut pas de peau à enlever ; toute la nuit les douleurs furent plus vives qu'elles ne le sont habituellement. Le 23, l'intestin se vida ; la douleur fut très-vive et il perdit une bonne tasse à thé de sang artériel. Depuis ce moment, l'intestin fonctionna naturellement tous les jours, mais le malade éprouvait une douleur considérable et perdait toujours du sang ; cette douleur et l'écoulement sanguin continuèrent, malgré l'emploi d'une infinité de remèdes, jusqu'au 28 août, plus d'un mois après l'opération, époque à laquelle ces symptômes commencèrent à diminuer peu à peu, pour cesser promptement d'une manière définitive. J'examinai ce malade plusieurs fois soigneusement, avec un spéculum, mais je ne pouvais trouver le point d'où venait le sang. Ce gentleman, sans être pléthorique, était robuste et supportait bien ces pertes de sang ; mais si cette hémorrhagie quotidienne s'était présentée chez un sujet délicat, j'aurais été contraint d'intervenir plus activement que je ne le fis.

Comme je continue à employer le clamp et le cautère dans ma pratique, on peut se demander dans quels cas je crois utile d'y avoir recours. Je désire qu'on comprenne bien que je juge l'opération bonne dans des cas déterminés, mais que je n'admets pas un instant qu'elle ait une supériorité quelconque sur la ligature, quand celle-ci est employée d'une manière convenable. Je pense que le clamp peut être employé avec avantage dans les cas simples d'hémorrhoïdes internes, quand il n'y a pas plus de trois ou quatre tumeurs et surtout quand il n'y a pas d'hémorrhoïdes externes (1) ou de peau exubérante à enlever. S'il y a beaucoup de peau, on ne peut retirer du clamp aucun avantage, car les plaies extérieures ne permettront pas au malade de se rétablir avant un certain temps, de quelque manière que l'opération ait été pratiquée. Dans les cas de prolapsus de la partie inférieure du rectum, ou d'une de ses parois, comme c'est le cas le plus fréquent, j'ai recours au clamp, et aussi quand il y a seulement une hémorrhoïde volumineuse, périnéale ou dorsale. Je ne l'emploie jamais *aujourd'hui* dans les cas graves, quand les hémorrhoïdes sont nombreuses et que de très-gros vaisseaux entrent dans leur structure ; j'ai opéré bien des cas semblables, mais j'ai eu beaucoup de difficulté à arrêter l'hémorrhagie avec le cautère ; j'ai dû l'appliquer plusieurs fois, et après tout j'ai trouvé que je n'avais pas cette sécurité *absolue* que donne toujours une ligature bien faite. Dans quelques-uns de ces cas, j'ai suivi, et, j'en suis sûr, avec beaucoup d'avantage, la

(1) D'après Gosselin, les hémorrhoïdes externes doivent toujours être respectées : en effet, quand les hémorrhoïdes internes ont été enlevées, « elles n'ont plus aucun inconvénient parce qu'une fois débarrassées de ce voisinage, elles ne s'enflamment pas ou ne le font qu'accidentellement et d'une manière passagère. »

pratique adoptée par certains châtreurs de chevaux du Nord. Je répandais un peu de résine en poudre sur le tronçon de l'hémorrhoïde avant d'appliquer le cautère. Je suis certain que cette précaution facilite extrêmement l'oblitération des vaisseaux, mais après tout, comme je l'ai dit, j'ai toujours eu des inquiétudes, car je savais que si une hémorrhagie artérielle se produisait après que les hémorrhoïdes seraient rentrées dans l'intestin, il serait très-difficile de trouver le vaisseau d'où viendrait le sang et d'y jeter une ligature (1).

L'année passée, j'ai plusieurs fois enlevé de petites hémorrhoïdes au moyen de la torsion, après les avoir saisies avec un clamp. Le clamp que j'emploie a été fait d'après mes indications ; il agit de manière à saisir l'hémorrhoïde verticalement et non dans le sens latéral ; après que le clamp est appliqué, je saisis la tumeur hémorrhoïdale avec une paire de fortes pinces à torsion, et je les tords lentement. Je n'ai jusqu'ici employé ce mode opératoire que dans des cas d'hémorrhoïdes isolées, périnéale ou dorsale, ou lorsqu'il y avait deux petites hémorrhoïdes, si bien que je ne puis le recommander pour les cas très-sérieux, quand les tumeurs sont graves et nombreuses, mais dans quelques cas je crois que l'expérience le fera préférer au clamp et au cautère. La douleur provoquée est très-faible, pourvu que vous ne pinciez pas la peau avec le clamp ; il y a peu ou pas de danger d'hémorrhagie, et une guérison extraordinairement rapide a été obtenue dans les cas que j'ai opérés ; une expérience plus longue, j'en suis persuadé, me permettra d'être plus affirmatif sur ce mode de traitement. Mes instruments, je le vois maintenant, sont susceptibles de beaucoup de perfectionnement ; mais, tels quels, ils répondent suffisamment aux indications ; ils sont fabriqués par M. Fergusson, de Giltspur-Street.

(1) Il est un autre mode de traitement des hémorrhoïdes dans lequel la cautérisation a pour but de s'opposer à leur procidence, sans exercer sur elles une action directe. Ce procédé consiste à pratiquer, au pourtour de l'anus, sur quatre points distincts, en avant, en arrière et sur les côtés, une cautérisation profonde avec un petit cautère nummulaire. Je l'ai vu mettre en pratique dans bien des circonstances par mon maître, le professeur Oré, avec un succès constant. M. Voillemier, qui a, dans ces derniers temps, appelé de nouveau l'attention sur ce procédé, emploie la cautérisation linéaire : il trace quatre raies de feu en croix autour de l'anus (*Gaz. hebd.*, 1873, p. 538).

CHAPITRE VI

Complications des hémorrhoïdes internes.

Les hémorrhoïdes se compliquent assez fréquemment d'autres affections du rectum. J'ai bien des fois vu des hémorrhoïdes, un polype et une fissure chez le même malade. Je mentionnerai les complications les plus fréquentes, afin que le lecteur soit mis en garde contre l'erreur qui consisterait à se contenter de reconnaître que le malade a des hémorrhoïdes, sans chercher à voir s'il existe quelque autre maladie.

Une fissure, ou une petite ulcération douloureuse accompagne souvent les hémorrhoïdes, et un examen attentif est nécessaire pour découvrir cette lésion, car une des tumeurs peut se placer au-dessus de la fissure et la cacher entièrement. Soupçonnez toujours une fissure ou une ulcération quand votre malade vous dit qu'il souffre pendant la défécation ou qu'il éprouve une douleur qui persiste longtemps après que l'intestin s'est vidé.

Quand il existe une fissure ou une ulcération, il est nécessaire de l'inciser (pour condamner le sphincter au repos) en même temps que vous opérez les hémorrhoïdes. Les deux maladies guériront à la fois. Je ne crois pas que l'une prolonge beaucoup la durée de l'autre.

La fistule n'est pas une complication aussi commune, mais je l'ai vue souvent. Si la fistule est bien marquée, il n'y a aucune difficulté pour le diagnostic, mais, si elle est borgne interne, ou si l'orifice externe est petit et caché, comme cela arrive, par un repli de la peau, il est fort possible de ne pas l'apercevoir. J'ai fréquemment rencontré des exemples de cette erreur. Je rapporterai une observation à ce sujet. Un gentleman me consulta sur la recommandation du docteur Risdon Bennett. Il me raconta que, trois mois avant, il avait été opéré d'hémorrhoïdes et considéré par son chirurgien comme absolument guéri ; mais il éprouvait encore de temps en temps de la douleur et des battements dans l'anus ; il avait aussi un écoulement persistant, mais avec des intermittences, et qui salissait son linge ; ces pertes cessaient un jour ou deux pour revenir ensuite. Il avait fait part de cela au chirurgien qui l'avait opéré ; et celui-ci lui avait répondu qu'il souffrait seulement d'un peu de faiblesse de l'intestin et que cela guérirait vite tout seul ; cependant le malade n'en était pas convaincu et il se préoccupait, craignant d'avoir une récidive de ses hémorrhoïdes. L'écoulement fréquent et les souillures de son linge lui donnaient de grandes préoccupations et l'attristaient à un point qui semblait presque absurde, et sans le moindre rapport avec le peu de gravité de son état. C'est un fait que j'ai souvent observé chez les personnes d'habitudes délicates. Dans la pratique hospitalière, les malades ne se plaignent pas souvent de l'écoulement, à moins qu'il ne soit très-abondant ou s'accompagne de douleur. En examinant avec soin ce gentleman, je découvris, juste au bord de l'anus, et dissimulé par un petit pli de la peau, un orifice étroit ; un stylet fin s'y introduisait, et par un trajet assez court, n'ayant pas tout à fait trois quarts de pouce de long, arrivait dans l'intestin. D'après les antécédents (il y avait toujours eu le même écoulement purulent) je ne doutai pas qu'il n'eût existé une petite fistule en même temps que les hémorrhoïdes, mais l'affection principale avait masqué l'autre. J'ouvris le trajet, et en une semaine le malade était entièrement bien et débarrassé de son ennuyeux écoulement.

Toujours, en examinant un cas d'hémorrhoïdes, passez votre doigt dans l'intestin pour vous assurer qu'il n'existe ni rétrécissement, ni ulcération ni maladie organique. J'ai fait déjà la même remarque, mais je ne crains pas de me répéter, car j'ai vu souvent commettre cette grave erreur. Il m'est arrivé bien des fois de trouver que des malades avaient été opérés dans les hôpitaux de la capitale par d'éminents chirurgiens, pour des hémorrhoïdes, alors qu'ils avaient aussi un cancer ou une ulcération du rectum. Je n'ai pas besoin de dire qu'une opération dans de telles conditions ne peut être d'aucun avantage pour le malade.

L'entassement ou l'accumulation de matières fécales dans le rectum ou le côlon est une autre complication qui mérite d'être mentionnée. J'ai dit qu'avant d'opérer les hémorrhoïdes, l'intestin devait être complétement vidé ; cette précaution est trop souvent négligée. Il est étonnant de voir comme les malades vont mieux, quand le système porte a été dégagé par une bonne purgation ; et si vous n'y prenez pas garde, vous vous attirez bien de l'ennui, sans parler des souffrances de votre malade. Pour mon compte personnel, je suis presque certain que dans la majorité des cas où la guérison ne marche pas d'une manière convenable, la réplétion du côlon et la congestion du foie en sont les principales causes. Je fus prié, il y a quelque temps, par un de mes confrères, de voir une dame qu'il avait opérée de petites hémorrhoïdes internes et chez laquelle il en était résulté une ulcération qui ne guérissait pas. Antérieurement à l'opération, la malade n'était pas dans une mauvaise santé, et on pouvait raisonnablement s'attendre à ce qu'elle allât bien. Avant d'examiner le rectum, je m'informai de l'état de l'intestin les jours précédents, et d'après ce qui me fut dit, je demeurai pleinement convaincu qu'il n'y avait pas eu un bon dégagement d'opéré. En outre, bien que l'intestin eût fonctionné depuis l'opération, il n'y avait eu que peu de matières rendues, et quand la malade se levait du lit et se tenait debout, elle éprouvait des envies d'aller à la selle et faisait dans ce but des efforts inutiles. En introduisant mon doigt dans l'intestin, je le trouvai absolument rempli de matières durcies. Cet amas fut extrait soit avec les doigts, soit au moyen de lavements ; puis des laxatifs furent donnés par la bouche, et il y eut une évacuation abondante de matières sous forme de boules. Quand je vis de nouveau la malade au bout de dix jours, l'ulcération était presque guérie.

Tout récemment, j'opérai d'hémorrhoïdes un jeune gentleman dont l'intestin, à ce qu'il me dit, fonctionnait généralement bien et s'était vidé largement avant l'opération ; mais, à la fin de la semaine, il se plaignit de douleurs abdominales et d'envies d'aller à la selle, qu'il ne pouvait satisfaire ; cela m'amena à examiner le ventre, et je trouvai le côlon absolument mat à la percussion, presque dans tout son trajet. Un purgatif énergique, administré chaque jour pendant trois jours, et suivi de lavements, produisit une évacuation fort abondante ; sa santé générale se rétablit vite et la cicatrisation des plaies en fut hâtée.

Un autre exemple bien net de cette complication m'a été offert par une dame que me recommanda mon ami le docteur Daldy. C'était une personne délicate, qui avait longtemps présenté à la fois des troubles utérins et du rectum. Elle avait un prolapsus considérable et douloureux de l'intestin quand elle vint me trouver : son affection utérine avait été d'abord améliorée, sinon guérie. L'intestin fonctionnait chaque jour et, d'après son dire, d'une manière suffisante. Elle prit le purgatif d'ordinaire et aussi, avant l'opération, un lavement qui produisit grand effet ; mais, au moment de la chute des ligatures, elle éprouva des douleurs abdominales vives et des épreintes pénibles ; et en l'examinant je trouvai le rectum rempli de matières dures, sèches, friables, qui ne purent être extraites qu'avec la plus grande difficulté ; puis un laxatif à base d'aloès amena l'évacuation d'une quantité vraiment énorme de matières ; il semblait que tout le côlon en eût été rempli. Tout cela retarda la guérison et provoqua de grandes douleurs, mais enfin la malade se rétablit.

La procidence du rectum est une complication un peu rare; par ce terme je n'entends pas cette chute de la partie inférieure du rectum qui accompagne si communément les hémorrhoïdes internes et qui a fait donner aux cas graves de cette dernière affection le nom de *prolapsus;* mais j'entends l'invagination ou la descente de la partie supérieure de l'intestin dans sa partie inférieure. La distinction peut être faite aisément par un œil exercé ; la tumeur dure, luisante, qui forme l'hémorrhoïde, présentant de grandes différences d'aspect avec la portion d'intestin molle, à surface veloutée, qui sort en même temps. En outre, il y a un sillon plus ou moins profond entre l'intestin et la peau, ce qui n'est pas le cas dans le prolapsus ordinaire des hémorrhoïdes. La procidence peut comprendre toute la circonférence de l'intestin, mais plus fréquement c'est l'une ou l'autre des parois latérales du rectum, et jamais ni l'antérieure ni la postérieure, qui fait saillie au-dehors. J'ai vu bien des exemples de ce cas spécial ; l'opération qui s'adresse aux hémorrhoïdes guérit généralement l'autre affection.

Un polype se rencontre quelquefois avec des hémorrhoïdes. J'ai opéré, il y a quelque temps, la femme d'un médecin bien connu, qui, en outre d'hémorrhoïdes, avait un polype pédiculé, dur et volumineux ; et très-récemment, avec l'aide de mon collègue, M. Goodsall, j'ai opéré une dame qui avait une fissure, un polype et des hémorrhoïdes ; ses souffrances étaient très-vives et elle perdait beaucoup de sang. Dans ces cas, il faut placer une ligature sur le polype aussi bien que sur les hémorrhoïdes.

CHAPITRE VII

Hémorrhagie après les opérations sur les hémorrhoïdes

Accidentelle, secondaire.— Symptômes de l'hémorrhagie interne. Traitement.

Elle surviendra quelquefois et peut être accidentelle ou secondaire.

De même que, dans les accouchements, vous pouvez demeurer des années sans vous trouver en présence d'aucun accident et ensuite avoir une série de cas désagréables, de même, dans ces opérations, vous pouvez traiter un grand nombre de malades sans le moindre symptôme fâcheux, et ensuite tomber sur une suite de cas qui vous donnent plus ou moins d'inquiétude.

Si l'opération est faite avec soin, l'hémorrhagie primitive est très-rare ; quelquefois, quand on lie des hémorrhoïdes volumineuses et très-vasculaires et qu'il y a aussi à enlever beaucoup de peau, un petit vaisseau peut saigner quand le malade est remis de la secousse de l'opération ; c'est une affaire de peu d'importance et il est aisé d'appliquer une ligature. Mais, d'après moi, cet accident même arrivera très-rarement si on adopte la précaution de placer sur l'anus un bon gâteau de coton et un bandage en T. De temps à autre, surtout si le malade s'est montré indocile pendant l'opération, la ligature peut n'être pas portée tout à fait au fond de l'incision, et il se produit un petit écoulement de sang. Un moyen facile de l'arrêter est d'attirer l'intestin en bas avec les ligatures, en invitant le malade à vous aider par ses efforts ; vous arriverez alors, suivant toute probabilité, à voir le vaisseau qui saigne et à le lier. Si vous ne le voyez pas ou s'il paraît se faire un écoulement en nappe, passez toutes les ligatures dans un trou fait au milieu d'une petite rondelle d'éponge, liez-les sur un morceau de bois, et imprimez à celui-ci des mouvements de torsion. De cette manière, vous obtenez une sorte de tourniquet et vous pouvez faire une pression continue et vigoureuse avec l'éponge, de telle sorte que le sang ne puisse trouver d'issue. Au bout de quelques heures, après que tout est arrêté, le morceau de bois peut être enlevé.

Dans l'ancienne opération avec une double ligature et par transfixion de la base de l'hémorrhoïde, l'hémorrhagie se déclarait assez fréquemment par suite de la perforation d'un vaisseau — ordinairement une veine — par l'aiguille. Quand cela arrive, au moment où les ligatures sont serrées, le vaisseau demeure plus ou moins béant et une hémorrhagie s'ensuit au moment même ou peu après.

Je fus appelé, il y a quelque temps, à voir un malade auquel cet accident était arrivé. On y remédie facilement en attirant en bas les hémorrhoïdes au moyen des ligatures, et en plaçant *une seule* ligature au-dessus du point où l'hémorrhoïde qui saigne a été traversée.

Dans les cas d'hémorrhoïdes en voie de mortification, les tissus sont quelquefois tellement désorganisés qu'une hémorrhagie très-abondante se produit ; en même temps il n'est pas facile d'appliquer une ligature parce que les parties se laissent couper aisément.

Une fois, j'ai eu un accident assez émouvant après l'opération. Un gentleman vint de la province et se fit opérer par moi d'hémorrhoïdes ; c'était un cas sérieux et j'appliquai cinq ligatures. La nuit qui suivit l'opération, il fut pris tout à coup de délirium tremens, et dans un paroxysme de folie il enleva trois ligatures. La perte de sang fut très-considérable. Quand j'arrivai chez lui, je trouvai le malade, le lit et le plancher de la chambre inondés de sang. J'eus beaucoup de difficultés à placer des ligatures sur les vaisseaux qui saignaient, car le malade, bien que très-prostré, était capable d'offrir de la résistance. Chose curieuse, il alla extraordinairement bien, je ne crois pas que son rétablissement en ait été retardé d'un seul jour. Ce n'était pas un buveur de profession, mais la crainte de l'opération lui avait, dans la semaine qui précéda son arrivée, fait prendre force champagne et eau-de-vie ; cela, joint au chloroforme et à la secousse de l'opération, avait déterminé ce délire aigu.

Un autre cas d'hémorrhagie accidentelle se présenta chez un malade de mon ami le docteur Blackman, d'Aldgate. J'opérai pour lui un gentleman âgé, qui avait une très-grosse hémorrhoïde en voie de dégénérescence fibreuse ; elle était située à la région dorsale, avait le volume d'un œuf de poule et sortait pendant les selles, occasionnant ainsi beaucoup d'ennui au malade. Il s'était produit une ulcération à la partie supérieure de cette tumeur. Je fis la ligature et excisai ensuite la tumeur. En serrant la ligature, je trouvai que les tissus étaient très-friables, et j'examinai le point sur lequel elle portait pour voir si elle les avait coupés profondément, sans pouvoir découvrir qu'il en fût ainsi; il n'y avait pas d'hémorrhagie. Quand je vis le malade, le matin, avec M. Blackman, nous trouvâmes qu'il s'était produit depuis quatre heures du matin une hémorrhagie considérable, dont la cause était probablement celle-ci : — Le malade n'avait pas uriné, et en sentant un pressant besoin, il sauta de son lit et fit de violents efforts pour vider sa vessie ; à ce moment il sentit quelque chose couler dans le rectum, et, en se remettant au lit, sa femme remarqua qu'il saignait. Je dilatai de force le sphincter, et alors, avec une pince, j'attirai en bas l'intestin et plaçai une autre ligature au-dessus de la première. L'hémorrhagie s'arrêta aussitôt, mais le jour suivant elle reparut dans des proportions alarmantes, et je trouvai les parties tellement ramollies et mortifiées qu'une ligature ne pouvait tenir; dans ces conditions je tamponnai le rectum (de la façon que je décrirai bientôt.) Ce tamponnement demeura en place dix jours: le malade n'eut plus d'hémorrhagie et alla définitivement bien, après nous avoir donné à M. Blackman et à moi-même de grandes inquiétudes.

Je rapporterai encore un fait. Dans l'année 1866, j'opérai à Saint-Marc, avec le clamp et le cautère, un cas très-sérieux d'hémorrhoïdes internes. Les parties étaient très-vasculaires et j'eus une extrême difficulté à empêcher l'hémorrhagie ; je dus appliquer le cautère un très-grand nombre de fois. Quand le patient quitta le lit d'opération, il ne saignait pas du tout ; mais dans la soirée, je fus averti par l'interne qu'une hémorrhagie artérielle très-abondante s'était déclarée. Le malade était très-timoré et les parties très-sensibles ; de sorte que j'eus beaucoup de peine à introduire le spéculum, et ensuite je ne pus trouver le point d'où venait le sang. J'ordonnai des injections d'eau glacée et de perchlorure de fer ; elles eurent pour effet d'arrêter le sang, mais seulement pour un moment.

Quand je vis le malade, le matin de bonne heure, j'appris qu'il avait perdu une grande quantité de sang pendant la nuit et que la perte continuait encore, si bien que je me décidai à lier le vaisseau, si c'était possible. Dans ce but je passai le doigt dans l'intestin et je guidai sur lui une pince ; saisissant alors solidement une portion de l'intestin, je l'attirai au dehors ; pendant qu'on le maintenait, je me servis d'une autre pince pour saisir l'autre paroi de l'intestin et j'arrivai ainsi à mettre bien en vue l'intérieur du rectum. Cela fait, je trouvai deux points d'où le sang s'échappait en jets ; je plaçai des ligatures sur ces vaisseaux et l'hémorrhagie s'arrêta.

Je laisse au lecteur le soin d'imaginer quelle douleur le malade devait avoir éprouvée pendant ces manœuvres. Il avait une tendance si marquée à la syncope que j'eus peur de lui donner du chloroforme.

Ces cas peuvent, à mon avis, être dénommés correctement « *hémorrhagie accidentelle.* » En général je dois dire que ce que nous avons surtout à craindre, c'est l'hémorrhagie *secondaire* qui se déclare ordinairement au moment de la chute des ligatures. Cette forme d'hémorrhagie se présente surtout chez les personnes âgées, d'une constitution délabrée ou chez d'anciens viveurs. Je puis dire, d'après mon expérience, que cette hémorrhagie est presque toujours veineuse ; il peut y avoir en même temps un faible écoulement de sang artériel, mais la perte est constituée essentiellement par du sang veineux. Naturellement il y a des exceptions à la règle qui veut qu'elle se montre chez les gens âgés ; en voici une :

Un gentleman, âgé de vingt-trois ans, avait toute sa vie souffert d'une affection du rectum ; enfant, de procidence, et, depuis l'âge de dix-huit ans, d'hémorrhoïdes fluentes. Quand je le vis, il avait un prolapsus de la partie inférieure d'une des parois latérales du rectum, qui sortait au moindre effort ; il était frêle, affaibli et très-sujet aux syncopes. Je plaçai trois ligatures sur son prolapsus avec l'aide de mon collègue M. Goodsall. M. Buxton Shillitoë administrait le chloroforme avec sa prudence et son habileté ordinaires, mais, bien qu'il en eût fort peu donné et que l'opération ne prît pas plus d'une minute, le malade eut une syncope, et nous eûmes beaucoup de peine à le faire revenir. Je suis très-convaincu que si le chloroforme avait été donné sans précaution ou par une personne moins habituée, la mort s'en serait suivie.

Ce gentleman alla très-bien jusqu'au sixième jour, époque où les ligatures tombèrent au moment où l'intestin se vidait. Aussitôt après — il était retourné au lit — le malade dit qu'il se sentait défaillir, puis qu'il avait besoin d'aller à la selle, et, y allant avec l'aide des assistants, il remplit le vase presque en entier d'un sang noir, et s'évanouit. Je fus appelé en toute hâte et vis bien qu'il avait perdu et perdait encore une grande quantité de sang. Ce n'était pas un cas où l'on pût temporiser; aussi tamponnai-je aussitôt l'intestin avec du coton et du persulfate de fer que j'avais sur moi. J'étais très-certain qu'il était inutile de chercher le vaisseau ou les vaisseaux qui saignaient. Le tamponnement arrêta immédiatement l'hémorrhagie et je laissai le coton en place pendant dix jours. Le malade se rétablit promptement. C'est le seul cas d'hémorrhagie secondaire grave que j'aie jamais vu se produire chez un individu jeune.

Un gentleman âgé vint de la province me consulter. Il avait longtemps été dans les pays chauds, avait mené une vie un peu agitée, et travaillé beaucoup. Il avait cinquante-quatre ans, mais en paraissait soixante-quinze au moins. Il souffrait d'une hémorrhoïde qui était constamment procidente; je ne voyais pas de raison pour ne pas l'enlever; par suite j'en fis la ligature d'après ma manière habituelle. Le malade alla parfaitement jusqu'au cinquième jour, époque à laquelle la ligature tomba pendant qu'il allait à la selle; je le vis dans l'après-midi, et il était fort à l'aise et me dit qu'il se lèverait et s'étendrait sur un sofa. Je n'y fis pas d'objection, et il se leva.

A la nuit, je fus appelé en hâte, parce qu'il saignait; quand j'arrivai, je le trouvai très-affaissé, et le sang coulait littéralement à flots du rectum. L'hémorrhagie s'était déclarée tout à coup, pendant qu'il se rendait du sofa de son salon à sa chambre à coucher située sur le même palier. Je le tamponnai immédiatement et arrêtai l'hémorrhagie; il souffrit cruellement de flatuosités et je fus obligé d'enlever le coton et l'éponge au sixième jour. A mon grand ennui, vingt-quatre heures après, l'hémorrhagie reprit aussi fort que la première fois. Je fus donc obligé de retamponner le rectum, mais cette fois, ne voulant pas enlever le tampon à une époque prématurée, je pris la précaution d'introduire une sonde élastique volumineuse à côté du coton, de manière à ce qu'il pût rendre ses gaz par là. Ce pansement resta en place dix-neuf jours, puis je l'enlevai peu à peu et avec soin; il n'y eut plus d'hémorrhagie. J'avoue franchement que ce fut un cas très-inquiétant.

Un homme, âgé de soixante-deux ans, fut opéré par moi, à l'hôpital Saint-Marc, en juillet 1868. C'était un homme affaibli, qui ne commandait pas à ses sphincters. Il souffrait d'un prolapsus hémorrhoïdaire qui se produisait d'une manière constante. J'employai le clamp et le cautère.

Au quatrième jour, il se déclara une hémorrhagie, après que l'intestin eût fonctionné ; d'abord elle fut légère et devenait apparente seulement alors que le malade remuait ou toussait ; le sang était en partie liquide et en partie aussi coagulé en petites masses ; il présentait les caractères du sang veineux. L'eau glacée et le perchlorure de fer furent sans effet. Quand je vis le malade, il était très-pâle et défaillant, et l'hémorrhagie était presque constante, le sang coulait lentement par l'anus. A l'examen, je trouvai l'intestin plein de sang. Je tamponnai le rectum avec du coton saupoudré de persulfate de fer ; l'hémorrhagie s'arrêta aussitôt. Le tampon fut laissé en place pendant six jours, et quand je l'enlevai, il n'y eut pas de nouvelle hémorrhagie. Ce malade resta faible et souffrant pendant quelque temps, et il fut atteint de purpura. Un bon régime et des stimulants le remirent, et il quitta l'hôpital entièrement rétabli. J'ai eu encore plusieurs cas analogues à ceux que je viens de rapporter, mais je ne crois pas qu'il soit nécessaire de les donner en détail.

Quand une hémorrhagie se fait à l'intérieur et que la résistance du sphincter ne permet pas au sang de s'échapper au dehors, le malade vous dira toujours « qu'il sent couler qnelque chose dans l'intestin, » et cela peut continuer jusqu'à ce que le rectum (et même l'S iliaque) soit rempli de caillots et de sang liquide. Si vous soupçonnez un tel accident et que vous passiez votre doigt dans l'anus, vous provoquerez une contraction de l'intestin et son contenu sera expulsé avec plus ou moins de force. La sensation dont je viens de parler me fournit toujours une indication presque certaine d'une hémorrhagie interne, et je me conduis en conséquence

Ces cas guérissent très-bien si un traitement prompt et rationnel est mis en usage. Je n'ai jamais perdu un malade, bien que j'aie vu des individus en très-grand danger. Si on laissait l'hémorrhagie se prolonger, je n'ai pas le moindre doute que la terminaison serait fatale ; aussi vais-je décrire avec quelques détails la méthode de traitement que je considère comme la plus avantageuse.

J'ai reconnu qu'il était absolument inutile, dans les cas d'hémorrhagie secondaire, d'essayer de lier les vaisseaux ; ce sont d'ordinaire de grosses veines ou des sinus veineux qui sont ouverts par la mortification ou par l'ulcération, et, quand vous introduisez un spéculum et que vous essayez de trouver le point qui fournit le sang, vous pouvez seulement voir que tout le rectum est rempli de sang, et en passant le doigt vous retirez une quantité de caillots.

Quand vous êtes appelé pour un cas d'hémorrhagie, prenez toujours sur vous une éponge volumineuse, en forme de clochette, et quantité de coton en bourre ; prenez aussi du persulfate de fer ou, si vous n'en avez pas, de l'alun en poudre. Traversez l'éponge au niveau du sommet du cône qu'elle forme, avec une forte ligature en soie, que vous faites repasser en sens inverse, de manière à ce que ce sommet soit compris dans une anse du fil. Passez l'index de la main gauche dans l'intestin, et, vous en servant comme de guide, introduisez l'éponge — le sommet le premier — à l'aide d'une tige de métal, d'une bougie, d'un manche de porte-plume, ou d'un morceau de bois arrondi, si vous ne trouvez rien de mieux. L'éponge doit être poussée dans l'intestin à une hauteur d'au moins cinq pouces, le fil double sortant par l'anus. Ceci fait, remplissez la cavité de l'intestin, au-dessous de l'éponge, entièrement et soigneusement avec du coton bien saupoudré d'alun ou du sel de fer. Quand vous avez complétement bourré l'intestin, saisissez les bouts de la ligature attachée à l'éponge, et, pendant qu'avec une main vous attirerez l'éponge en bas, avec l'autre main repoussez en haut le coton. Cette action simultanée amènera le renversement en dedans de l'éponge, qui se développera comme une ombrelle qu'on ouvre, et rendra d'autre part le coton bien compacte; si cette manœuvre est exécutée avec soin, il n'y a plus d'hémorrhagie possible, ni interne, ni externe. Les demi-mesures dans ces cas sont plus dangereuses qu'utiles, car on perd un temps précieux. Ce tamponnement doit rester en place au moins une semaine, et peut être laissé une quinzaine au plus. On pourrait croire qu'il provoque de grands efforts et beaucoup de douleur. J'affirme que ce n'est pas le cas ; si vous maintenez vos malades sous l'influence de l'opium, ils se plaignent très-rarement. Le seul désagrément vient des gaz, et souvent ils sauront se créer une issue. Si vous conservez des craintes à ce sujet et que vous ayez sous la main une sonde d'homme ou un tube flexible, vous pouvez l'introduire au centre ou sur un côté de l'éponge et disposer le coton tout autour. Je l'ai fait plusieurs fois et j'ai vu que les malades non-seulement rendaient par là des gaz, mais encore se débarrassaient de sang et de matières liquides. Je suis convaincu que vous n'avez jamais à craindre un cas d'hémorrhagie si vous pratiquez avec méthode un tamponnement bien exact. J'ai une grande confiance dans le persulfate de fer ; aucun styptique ne le vaut, à mon sens. Il est très-supérieur au perchlorure, car il ne cause ni brûlure, ni douleur. Dans les cas très-simples d'hémorrhagie, les injections d'eau glacée, les applications de glace sur le sacrum, jointes à la précaution de tenir le malade au frais et en repos, peuvent suffire ; mais je conseille *de ne jamais laisser* un malade qui a une hémorrhagie quelque peu prolongée ou abondante, sans le tamponner.

Le traitement consécutif de ces cas demande beaucoup de soin et une observation minutieuse des détails : en général le malade est très-effrayé de l'hémorrhagie, mais il se rassure vite quand il vous voit prompt à prendre une décision et plein de confiance dans les moyens que vous avez de le secourir. Après que l'hémorrhagie a été arrêtée par le tamponnement, le décubitus dorsal doit être conservé, et sous aucun prétexte le malade ne doit reprendre la position droite. Fréquemment il survient une rétention d'urine ; aussi est-il utile, je crois, de placer aussitôt une sonde à demeure, qui épargne au malade des ennuis ultérieurs. Le siége et la partie inférieure du dos seront maintenus frais. J'obtiens un refroidissement marqué, au moyen de glace contenue dans une poche en caoutchouc qu'on applique sur le sacrum. Si le malade est très-déprimé, des stimulants peuvent être donnés ; mais il vaut mieux, si c'est possible, attendre quelques heures et voir quelle réaction se produit ; elle est quelquefois considérable et vous pourrez vous applaudir d'avoir mis de côté l'alcool ou d'en avoir usé avec parcimonie. Dès que l'état du malade le permet, il faut donner de la nourriture, et la soupe froide de Liebig, qui peut se préparer promptement, m'a paru un réconfortant efficace (1). Les boissons chaudes, je n'ai pas besoin de le dire, doivent être interdites. Je ne crois pas qu'il soit nécessaire de tenir absolument les malades à un régime liquide ; dès qu'ils peuvent prendre une nourriture solide, laissez-les en user, mais elle doit être fortifiante et de digestion facile. Comme l'hémorrhagie secondaire se déclare en général chez des individus dont le sang et les tissus sont peu riches en sucs plastiques, le traitement doit avoir pour but de remédier à cette pauvreté, et une nourriture fortifiante prise prudemment est, j'imagine, le moyen le plus efficace d'obtenir ce résultat.

Je n'accorde pas une grande confiance à l'usage interne des astringents, mais j'ordonne toujours le fer, non-seulement comme hémostatique, mais comme régénérateur du sang. Je donne de préférence la teinture de muriate de fer ou la liqueur de peracétate de fer; si l'estomac les supporte bien, vous pouvez en donner des doses assez fortes deux ou trois fois par jour ; une pilule contenant un grain ($0^{gr},06$) d'opium brut prise matin et soir, ou seulement le soir si l'intestin ne montre aucune tendance à se vider et s'il n'y a pas d'épreintes, achèvera de remplir toutes les indications générales.

(1) La soupe froide de Liebig se prépare ainsi : Prenez huit onces (250 gr.) de maigre de bœuf cru, haché menu : mettez-les dans vingt onces (650 gr.) d'eau froide, ajoutez 10 gouttes d'acide chlorhydrique fort et un peu de sel, laissez reposer une demi-heure et filtrez ensuite le tout. Donnez une ou deux onces toutes les demi-heures.

CHAPITRE VIII

Fissure ou ulcère irritable douloureux du Rectum.

Symptômes. — Aspect de l'ulcère et moyens de le reconnaître. — Complications utérines. — Polype avec fissure. — Traitement. — Guérison sans opération. — Traitement par l'opération. — L'incision est elle nécessaire ? — Troubles nerveux produits par la fissure. — Cause de la douleur. — Symptômes anormaux.

C'est une affection excessivement douloureuse et assez commune ; elle se rencontre plus fréquemment chez les femmes que chez les hommes, bien qu'elle ne soit pas rare chez ces derniers. J'ai constaté l'existence d'une fissure chez un enfant au maillot et aussi chez un vieillard de quatre-vingts ans, qui avait en même temps de la rétention des matières fécales. Le siége de beaucoup le plus habituel de la fissure est la région dorsale ou ses environs, bien qu'elle puisse être aussi périnéale ou latérale. La fissure peut être produite par une éraillure ou une déchirure de la muqueuse fine qui tapisse les bords de l'anus ; elle reconnaît alors pour cause des efforts violents ou le passage de matières sèches et très-dures ; quelquefois elle survient après une diarrhée grave : elle suit fréquemment l'accouchement et accompagne les polypes, qui en sont probablement le point de départ. Beaucoup de fissures sont d'origine syphilitique. Il est de règle que la fissure soit prise pour des hémorrhoïdes : les malades vous disent qu'ils ont des pertes de sang et de matière, une grosseur qui vient en dehors de l'intestin, de la douleur pendant les selles, et ils croient avoir une affection hémorrhoïdaire. Par malheur, assez fréquemment les médecins se contentent du diagnostic du malade et font le traitement des hémorrhoïdes externes.

Je dois dire qu'en général, lorsqu'un malade accuse une grande douleur pendant la défécation, ce n'est pas d'hémorrhoïdes qu'il est atteint, et à coup sûr ce n'est pas d'hémorroïdes sans complication.

Dans la fissure, la douleur, quand l'intestin entre en action, est plus ou moins aiguë; quelques auteurs la comparent à la sensation d'une plaie qu'on rouvrirait, et sans aucun doute elle constitue une torture atroce. J'ai connu des malades qui, pendant des heures, ne pouvaient supporter de changer de position, le moindre mouvement déterminant une exagération de la douleur. Cette souffrance amène le malade à différer autant que possible le moment où il vide son intestin : il en résulte que les selles deviennent sèches et dures et occasionnent de plus vives douleurs, quand enfin l'intestin se débarrasse. Après cet acte, la douleur peut cesser entièrement pour une courte période ou ne revenir qu'à la prochaine évacuation, mais souvent elle persiste avec une grande intensité et un caractère de brûlure, ou c'est une douleur sourde, une pesanteur s'accompagnant de battements et qui dure pendant des heures, quelquefois même tout le jour, si bien que le malade est obligé de s'étendre et demeure incapable de se livrer à aucune occupation. Dans quelques cas la douleur ne se montre qu'un quart d'heure ou une demi-heure après que l'intestin a fonctionné.

Chez les enfants et les individus jeunes, à moins qu'un polype ne complique la fissure, je crois qu'elle est presque toujours guérissable sans opération. J'ai un grand nombre de cas analogues au suivant.

Enfant de quatre ans et demi, admis à Saint-Marc en septembre 1867. Depuis un an ou plus, il a été sujet à une procidence du rectum quand l'intestin entrait en action ; il est habituellement un peu constipé. Depuis cinq ou six mois, il a commencé à éprouver des douleurs qui duraient pendant des heures après que l'intestin s'était vidé ; ces douleurs étaient si vives qu'il poussait des cris et se roulait sur son lit; il perdait souvent un peu de sang ; la douleur augmentait beaucoup quand il était constipé. A la suite d'un lavement, le rectum sortit et on aperçut une fissure très-distincte avec un tubercule papillaire à son point d'origine. Il n'y avait pas de polype dans l'intestin : pommade à l'oxyde de zync avec extrait de belladone et d'opium à employer matin et soir, et préparation de séné et de soufre à prendre pour entretenir une certaine liberté de ventre. Ces prescriptions apportèrent un soulagement immédiat; en trois semaines l'ulcération était cicatrisée et l'enfant parfaitement guéri.

La fissure, tout en étant une affection réellement fort simple et dont la guérison est d'ordinaire facile, use la santé et les forces du malade à un point remarquable ; la douleur constante et l'irritation du système nerveux sont plus que bien des gens peuvent supporter ; j'ai vu fréquemment des femmes souffrant d'une petite ulcération anale, et qui croyaient avoir un cancer d'après leur malaise et leurs souffrances extrêmes. Ce qui dans ces conditions est très-extraordinaire, c'est la longueur du temps pendant lequel les individus conservent la maladie sans rien faire. Il n'est pas rare de voir des fissures datant de plusieurs années, surtout chez les jeunes femmes, qui, par délicatesse de sentiment, dissimulent souvent les affections du rectum.

La position habituelle sur le côté est la meilleure pour pratiquer l'examen. Pendant que le malade soulève avec la main la fesse supérieure, avec votre index et le pouce entr'ouvrez doucement l'anus, en engageant au même moment le malade à pousser ; vous serez alors en état de voir juste en dedans de l'orifice une ulcération allongée, elliptique ; le fond peut en être très-rouge et enflammé, ou, si l'ulcération est de vieille date, d'une couleur grisâtre avec des bords bien nets et indurés. Fréquemment la place de la fissure est marquée par une papille légèrement saillante ou un petit tubercule muco-cutané, en forme de polype : il ne faut pas confondre ce dernier avec un polype ordinaire, car ce n'est pas la *cause* de la fissure, mais le *résultat* de l'irritation locale et de l'inflammation qui sont survenues. Quelquefois le siége de la fissure est indiqué par l'inflammation et le gonflement d'un point de la peau, et dans ce cas la fissure ulcère assez fréquemment cette portion des téguments et produit une fistule petite, mais extrêmement douloureuse. Il m'est arrivé d'observer le fait récemment chez la femme d'un médecin. Quand je l'examinai la première fois, je trouvai qu'elle avait une fissure bien marquée et une portion de la peau, tout près de l'anus, présentait des traces d'inflammation. J'annonçai que les progrès de l'ulcération détermineraient une perforation en ce point, et c'est ce qui arriva, car au bout de dix jours, quand je l'opérai, je trouvai qu'il s'était formé une petite fistule.

Quelquefois, en procédant à l'examen d'un malade, la première chose que vous voyez est le petit tubercule dont j'ai déjà parlé et qui sort de l'anus; vous pouvez être certain qu'il existe une fissure. Je puis dire ici que, dans l'opération, vous devez toujours exciser ce tubercule, car il retombe dans la plaie et retarde ou même empêche la cicatrisation.

La fissure se lie assez communément aux déplacements de l'utérus. J'ai dit que les opérations sur les hémorrhoïdes, pratiquées dans ces conditions, ne sont pas heureuses; la même observation s'applique avec beaucoup d'exactitude aux cas où existent simultanément une fissure et une affection utérine. J'ai eu lieu de me repentir bien des fois d'être intervenu chez ces malades. Le traitement qui réussit à faire disparaître les désordres utérins peut suffire à guérir la fissure (s'il n'existe pas de polype) ou tout au moins l'ulcération cédera ensuite aux applications locales et au traitement général. Si la fissure guérit par l'opération, aussi longtemps que la maladie utérine persiste, il y a danger de voir l'ulcération se reproduire. Les formes les plus communes de déplacement utérin qui se rencontrent avec la fissure, sont, d'après mon expérience, l'antéversion et la rétroflexion; j'ai aussi fréquemment vu coïncider des troubles de la vessie, cystite chronique, spasme douloureux pendant la mixtion. Quand vous trouvez réunis ces trois ordres de symptômes, soyez convaincu que vous avez affaire à un cas qui demandera toute votre habileté et une grande patience pour arriver à un résultat heureux (1).

Les polypes muqueux ou fibreux constituent une complication fréquente de la fissure. Le polype est habituellement situé à la

(1) La fissure s'accompagne fréquemment, chez la femme, et en dehors de tout déplacement utérin, de troubles fonctionnels des organes génitaux: Baker-Brown a noté, comme symptômes fréquents, une dysménorrhée du caractère le plus fâcheux, l'irritation de la vulve, le vaginisme, etc. L'opération, dans ces cas, bien loin de donner des résultats fâcheux, fait disparaître à la fois la fissure et ses complications; même, comme on devait s'y attendre, le traitement dirigé d'emblée contre les troubles utérins échoue inévitablement. « J'ai vu, dit Baker-Brown (*loc. cit.*, p. 221), bien des cas dans lesquels on avait employé la sonde et le spéculum, et dirigé tout le traitement contre l'état de l'utérus, et qui étaient immédiatement guéris par une petite opération sur le rectum. »

partie supérieure ou interne de la fissure, mais il peut aussi être implanté sur la paroi opposée du rectum. En voici un cas :

Marie G..., âgée de 47 ans, entra à Saint-Marc en avril 1871. Elle avait une fissure très-nette et fort douloureuse près de l'anus. On ne voyait pas le polype, mais en introduisant mon doigt dans le rectum, je trouvai un polype charnu, pédiculé, sur la paroi de l'intestin opposée à celle où existait la fissure. Je suis absolument sûr que si j'avais incisé la fissure et laissé le polype, la malade n'aurait pas guéri.

Si vous n'enlevez pas le polype en même temps que vous incisez l'ulcération, l'insuccès est certain, comme je l'ai vu moi-même bien des fois.

Si la fissure est de date récente, elle peut souvent se guérir sans opération, surtout si elle est située au niveau du périnée. Chez les femmes, ce résultat s'obtient presque invariablement. De toutes les variétés de fissures, celles résultant de syphilis sont le plus justiciables du traitement général ; dans ce cas, elles sont souvent multiples. J'ai vu trois fissures distinctes et bien nettes chez la même malade. Mon collègue, M. Alfred Cooper, avait un cas de cette espèce, il n'y a pas longtemps, à Saint-Marc. Je puis remarquer ici que, si vous êtes obligé d'opérer un cas de fissures multiples, *une seule* incision du sphincter suffira.

Arrivons maintenant au traitement. Dans tous les cas le repos dans le décubitus dorsal doit, autant que possible, être observé. Donnez des laxatifs légers, non pour purger, mais pour amener le dégagement de l'intestin une fois par jour ; vous y arrivez quelquefois à l'aide du régime seul ; le remède populaire des figues trempées dans l'huile fine, ou des oignons avec le lait pris au moment de se coucher, peut suffire. J'ordonne souvent un mélange, en parties égales, de préparation de soufre et de préparation de séné ; de petites doses de sulfate de magnésie ou de potasse, un demi-verre d'eau de Pulna ou de Friedrichshall prise le matin à jeun, sont d'un bon usage, et vous devez être prêt à employer alternativement les divers médicaments, suivant que l'un ou l'autre paraît perdre de son action. Tous les purgatifs drastiques doivent être proscrits, mais je ne m'oppose pas à de petites doses d'extrait aqueux d'aloès, surtout si on les combine avec la noix vomique et le fer. Si le malade peut s'arranger de manière à vider son intestin tard dans la soirée, cela vaut mieux que le matin, car le repos est très-utile et la douleur ne persiste pas aussi longtemps quand on est couché. Après chaque selle, le malade peut s'injecter 1/2 dr. (2 gr.) de liqueur sédative d'opium dans 1 once (32 gr.) d'eau d'amidon froide ; cette précaution est surtout avantageuse si le malade a été à la garde-robe au moment de se coucher. Comme applications locales, je ne connais rien de mieux que la pommade suivante : Protochlorure d'hydrargyre 4 grains (0 gr. 25 cent.) ; opium en poudre 2 grains (0 gr. 12 cent.) ; extrait de belladone 2 grains (0 gr. 12 cent.) ; onguent de fleur de sureau 1 dr. (4 gr.) à employer fréquemment. J'ai obtenu bien des guérisons à l'aide de cette seule pommade. De temps en temps l'application *très-légère* de nitrate d'argent à la surface de la plaie (non pour la cautériser mais pour la recouvrir d'albuminate d'argent) est utile et calme la douleur pour quelque temps. S'il y a beaucoup de spasme du sphincter, vous pouvez faire avec l'extrait de belladone des onctions autour de l'anus sur ce muscle, et j'ai toujours trouvé ce moyen très-efficace. Si les pommades ne conviennent pas à la plaie, il peut en être autrement des lotions ; l'eau de Goulard, combinée aux opiacés et aux calmants, peut procurer un soulagement momentané, mais il faut reconnaître que le traitement le plus rationnel et le plus soigneusement suivi échoue fréquemment, sauf dans des cas très-favorables.

A mon sens, si le fond de l'ulcération est grisâtre et induré, et si, en passant le doigt dans l'intestin, vous trouvez le sphincter hypertrophié, resserré spasmodiquement et vous donnant la sensation d'une forte bande de caoutchouc avec son bord supérieur tranchant et résistant, il n'y a que l'emploi de moyens capables d'empêcher absolument toute action de l'intestin pendant un temps plus ou moins long, qui soit de nature à amener la guérison de la fissure.

Quelques auteurs spécifient l'époque à laquelle la fissure peut guérir sans opération et disent que « si elle dure depuis plus de trois mois, les essais de traitement entrepris dans ce but n'ont aucune chance », mais en réalité l'époque n'a pas d'importance : la question est de savoir quelles modifications pathologiques se sont produites. J'ai guéri bien des fissures vieilles de plusieurs mois, dans lesquelles il n'y avait que peu d'hypertrophie des muscles. En voici quelques cas :

Madame E..., âgée de 24 ans, me fut adressée par le docteur Simpson, de Old Kent Road. Il y a cinq mois, elle accoucha de son premier enfant après un travail quelque peu pénible. La première fois qu'elle vida son intestin, elle souffrit ; et depuis lors elle n'alla jamais à la selle sans souffrir. Ces souffrances ont augmenté peu à peu, et aujourd'hui son existence est presque insupportable ; la douleur dure pendant des heures et l'oblige à s'étendre, de sorte qu'elle est absolument incapable de remplir ses devoirs de maîtresse de maison. L'examen direct me fit découvrir une fissure dorsale très-caractérisée ; il n'y avait ni polype ni hémorrhoïdes. Le rectum ne présentait rien d'anormal, et il n'y avait ni spasme ni augmentation de volume du sphincter. La constipation était habituelle. Je prescrivis : sulfate de magnésie 1 dr. (4 gr.) ; sulfate de fer 1 grain (6 cent.) ; acide sulfurique dilué 5 gouttes ; infusion de quassia 1 once (32 gr.) à prendre trois fois par jour ; et la pommade suivante : Pommade au protochlorure d'hydrargyre 1 dr. (4 gr.) ; extrait d'opium et extrait de belladone, ãã 3 grains (15 cent.) à employer après chaque selle et le soir. Je touchai l'ulcération tous les deux jours avec une solution de perchlorure de mercure. En une quinzaine la fissure était presque cicatrisée, et la malade avait à peine de la douleur pendant la défécation. Peu après j'appris qu'elle était tout à fait bien.

Un magistrat de la cité me consulta, il y a quelque temps, sur le conseil du docteur Sedgwick Saunders. Il me raconta que, depuis dix-huit mois au plus, il souffrait au moment de la défécation : par temps il était beaucoup mieux et éprouvait seulement du malaise, puis la douleur revenait aussi vive que jamais. Il avait essayé l'homœopathie depuis six ou sept mois et s'en était trouvé bien pour sa constipation, mais la douleur était toujours la même. Il avait pris l'habitude d'aller au cabinet vers six heures du matin, de manière à pouvoir se recoucher ensuite et demeurer tranquille une couple d'heures ; il pouvait alors se lever et aller à la ville par le train sans souffrir beaucoup ; mais s'il avait à travailler aussitôt après avoir été à la selle, il souffrait toute la journée. Il soignait beaucoup son régime, buvait très-peu de vin et était habitué à prendre du potage de gruau d'avoine, du pain bis, des fruits, des légumes qui avaient, j'ose le dire, plus d'action sur ses intestins que les granules de noix vomique auxquels il attribuait sa liberté du ventre. Comme il attachait beaucoup d'importance à l'usage de ces globules et qu'il était convaincu qu'il n'aurait pas de selle sans leur secours, je ne m'opposai pas à ce qu'il les continuât, sachant que l'idée seule qu'un remède est avantageux suffit à le rendre tel. En examinant ce malade, je trouvai du côté du périnée une petite ulcération circulaire située au niveau du bord supérieur du sphincter externe ; elle était nettement limitée et un peu enflammée. Le rectum était sain d'ailleurs, et le sphincter n'était pas très-hypertrophié. Prenant en considération le temps depuis lequel existait l'ulcération, je conseillai l'incision, mais le malade ne voulut rien entendre ; je lui prescrivis donc ma pommade habituelle, mais je fus vite obligé de mettre de côté l'extrait de belladone, car il était si sensible à l'action de ce médicament qu'il garda la gorge sèche et les pupilles dilatées, avec des troubles de la vision, vingt-quatre heures après s'en être servi. Au bout de trois semaines, je trouvai que l'ulcération n'allait pas mieux, quoique j'eusse modifié le traitement et employé le nitrate d'argent, le perchlorure de mercure pour toucher la plaie ; j'avais eu aussi recours aux lotions avec le tartrate et le persulfate de fer. J'avais observé qu'il y avait un petit point extraordinairement sensible, beaucoup plus que le reste de la plaie. C'était sans aucun doute un nerf mis à découvert, comme j'en puisai l'idée dans le livre de M. Hilton, intitulé *Repos et douleur*, et j'appliquai aussitôt du nitrate acide de mercure. A partir de ce jour l'ulcération guérit rapidement, et le malade se rétablit très-bien en peu de temps ; je sais qu'il continue à se bien porter jusqu'à ce jour.

Je puis ici remarquer que j'ai obtenu plusieurs fois un succès analogue avec l'acide nitrique fumant, mais je préfère le nitrate acide de mercure.

Un garçon de 19 ans vint me trouver à Saint-Marc avec une double fissure ; les deux ulcérations étaient très-bien marquées et situées chacune sur un côté de l'anus. Il éprouvait les plus vives douleurs pendant la défécation. En l'examinant, je découvris qu'il avait une éruption syphilitique, squammeuse et de teinte cuivrée ; ses amygdales étaient ulcérées, et il avait aussi dans l'aine des ganglions volumineux et durs. Il avoua qu'il avait eu une petite plaie à la verge et qu'il avait été traité pour cela à l'hôpital Saint-Barthélemy ; il ne savait pas s'il avait pris du mercure ou non. Le chancre était guéri depuis environ cinq mois, et la douleur pendant les selles existait depuis quatre mois. Le rectum était sain et il n'y avait pas de condylomes. Je mis le malade au régime du bichlorure de mercure et des toniques, car sa santé était délabrée; il prit la préparation de notre hôpital destinée à entretenir une certaine liberté de ventre et employa une pommade avec calomel à haute dose et opium en poudre; après trois semaines de traitement la fissure était complétement cicatrisée; il voulut alors s'en aller, bien que les symptômes de syphilis n'eussent pas disparu.

J'ai intitulé ce chapitre *Fissure ou ulcère irritable douloureux*, parce que les symptômes et le traitement ne changent pas, quelle que soit la forme de l'ulcération, qu'elle soit allongée et elliptique, ovale, ou circulaire; mais en général les petites ulcérations circulaires sont situées plus haut dans l'intestin que les fissures, qui habituellement descendent jusqu'au point où la membrane muqueuse rencontre la peau; l'ulcération se trouve plus communément au-dessus ou au niveau du bord inférieur du sphincter interne de l'anus. Je crois aussi que, dans l'ulcération circulaire, la douleur est moins vive au moment de la défécation, mais elle apparaît de cinq minutes à un quart d'heure après cet acte, et alors elle est aussi insupportable que celle produite par une fissure. Ces petites ulcérations sont plus difficiles à trouver que les fissures, car souvent elles ne peuvent se voir sans le secours du spéculum ou sans obtenir des malades qu'ils poussent violemment, ce qu'ils ne font pas dans la crainte de réveiller la douleur; en réalité les malades retirent en haut leur anus autant qu'ils le peuvent, lorsque vous les examinez. Un doigt exercé découvre ces ulcérations promptement; elles donnent la sensation de l'orifice interne d'une fistule, mais les bords sont plus durs et par suite plus nets, et il n'y a pas d'élevure au-dessus de la surface de la muqueuse environnante, comme cela se rencontre fréquemment dans la fistule. Ces ulcérations donnent souvent lieu à des fistules borgnes internes.

On a discuté à diverses reprises sur l'étendue qu'il convient de donner à l'incision nécessaire pour guérir la fissure : les uns la veulent légère, et les autres profonde. Sans doute, dans quelques cas, une incision très-superficielle pratiquée dans le fond de la fissure, de manière à diviser les fibres musculaires situées immédiatement au-dessous de l'ulcération, ou même à sectionner un *filet nerveux enflammé*, peut suffire ; mais, d'autre part, j'ai vu fréquemment échouer les petites incisions, et je suis assuré qu'une incision modérément étendue, suffisante pour produire le relâchement du sphincter et maintenir les parties dans le repos absolu, est de beaucoup la méthode la plus sage.

Je ne dis pas par là que vous ayez besoin de prolonger l'incision des deux sphincters jusque dans le tissu cellulaire sous-jacent, comme les anciens chirurgiens en avaient l'habitude, mais je suis sûr qu'une incision d'une profondeur convenable guérit aussi vite qu'une petite, et qu'il vaut mieux inciser un peu trop profondément que trop superficiellement.

Vous pouvez être assuré que votre malade ne vous pardonnera pas facilement de ne pas l'avoir guéri à la première opération, et sera très-peu disposé à se soumettre à une seconde incision, quand la première a échoué. Plus souvent il vous quittera et demandera des conseils à d'autres ; il m'est arrivé d'opérer, à l'hôpital et en ville, des malades que d'éminents chirurgiens n'avaient pu guérir, et j'ai reconnu que l'insuccès est dû à l'une de ces deux causes : ou bien l'intervention trop restreinte du bistouri, ou l'existence d'un polype demeuré inaperçu.

En opérant, si vous n'êtes pas très au fait de la chirurgie du rectum, je vous conseille d'introduire un spéculum ; vous voyez alors exactement sur quel point porte le bistouri et en même temps vous tendez bien les parties, ce qui facilite leur division ; l'incision doit commencer un peu au-dessus de l'extrémité supérieure de la fissure et se terminer un peu au-dessous de l'extrémité externe, de manière à ce que toute la plaie soit incisée ; en général, la profondeur de l'incision ne doit pas être moindre d'un quart de pouce ; si l'extrémité externe de la fissure présente une portion de peau enflammée et tuméfiée, il vaut mieux l'enlever avec une paire de ciseaux : la marche de la cicatrisation s'en trouve notablement hâtée ; les petits tubercules *polypiformes*, qui se rencontrent fréquemment sur la fissure, doivent aussi être enlevés du même coup. Notez bien que je ne recommande pas d'exciser les *polypes* véritables.

On a conseillé de passer au-dessous de la fissure un bistouri courbe et de faire l'incision des parties profondes vers l'intestin. Je ne vois aucun avantage à cette manière d'opérer ; pour ma part, je place toujours mon index dans l'intestin et reconnais le siége de la fissure, je conduis sur mon doigt un bistouri droit, boutonné, et tournant le tranchant vers le fond de l'ulcération, je l'incise; ou bien encore la lame du bistouri peut être couchée à plat sur l'index et tous les deux être introduits dans l'intestin; l'incision se fait ensuite; c'est un bon procédé quand il y a beaucoup de spasme du sphincter. Quand la fissure est complétement dorsale, l'incision ne doit pas être faite directement sur elle, mais un peu latéralement; de la sorte vous êtes certain de diviser entièrement les fibres du muscle, et la plaie cicatrisera plus aisément. Une petite mèche de coton peut être placée dans la plaie et laissée vingt-quatre ou quarante-huit heures. Il est bon de maintenir la constipation pendant trois jours.

Habituellement il n'y a pas lieu de tenir le malade au lit, mais il est prudent de lui interdire la station droite ou tout exercice violent; le repos sur un sofa, pendant quelques jours, est, dans les cas simples, tout ce qu'il faut. Il en est tout autrement lorsqu'il existe une complication utérine; la malade doit alors être tenue entièrement au repos et demeurer couchée jusqu'à ce que la plaie ait entièrement guéri, car, très-certainement, si elle se lève trop vite, la plaie ne se fermera pas, ou, ce qui est pire, il s'en suivra une ulcération sans tendance à la guérison. J'ai vu bien des cas qui montraient toute l'utilité du repos prolongé, et d'autres encore bien plus nombreux, où de tristes résultats avaient été obtenus parce que les malades avaient vite repris leurs occupations ordinaires; sur ce point je pourrais rapporter beaucoup de faits probants, mais un seul suffira.

Ada T. fut reçue à l'hôpital Saint-Marc en août 1866; elle avait 24 ans, était mariée et avait eu cinq enfants; trois mois avant elle était dans cet hôpital et avait été opérée par M. Lane d'une fissure, elle partit sans être tout à fait bien. On nota, sur sa carte, qu'elle souffrait d'une rétroversion et avait un utérus volumineux; en l'examinant, à sa rentrée, on trouva une ulcération un peu étendue mais superficielle qui s'était produite depuis son départ. L'ulcération s'étendait un peu au-dessus du bord supérieur du sphincter interne. Elle éprouvait de vives souffrances et était souvent prise d'une diarrhée fatigante. Il n'y avait ni antécédents ni symptômes de syphilis. Après trois mois d'un traitement par les lavements sédatifs et astringents et par l'administration à l'intérieur d'iodure de potassium et de toniques, elle fut renvoyée guérie. L'utérus était maintenu dans sa position normale au moyen d'un pessaire.

Ces fissures ou ulcères douloureux deviennent souvent le point de départ d'accidents nerveux et d'hypochondrie, qui persistent même après la guérison de l'ulcération. J'en ai vu des exemples tant dans ma clientèle qu'à l'hôpital, et aussi bien chez les hommes que chez les femmes. Une vieille demoiselle m'a consulté à plusieurs reprises, la dernière fois il y a quatre ou cinq ans, dans les conditions suivantes : cinq ans avant, elle eut un petit ulcère douloureux situé au-dessus du bord supérieur du sphincter interne, qui était très-hypertrophié et resserré spasmodiquement. Une section limitée du muscle n'amena pas la guérison, et après six mois de tentatives pour obtenir la cicatrisation de cette ulcération, je l'opérai de nouveau, cette fois avec l'aide de mon ami le Dr Crosby ; je fis une incision très-profonde dans les deux muscles; alors il n'y eut plus de difficulté, la plaie cicatrisa bien et vite, mais depuis ce temps, quoiqu'il n'y ait plus la moindre lésion de l'intestin (je l'ai souvent examinée au spéculum et à l'endoscope de la manière la plus complète pour être certain du fait), elle se plaint fréquemment, je pourrais dire presque constamment, de son ancienne douleur. C'est une sensation de brûlure, de gêne dans l'intestin, mais il n'y a pas de sensibilité au toucher. Elle ne peut marcher beaucoup ni demeurer longtemps assise dans la même position, ni aller en voiture sans souffrir. Elle est forte, paraît bien portante, et sa santé générale n'a pas été altérée. Il n'y a de pertes d'aucune sorte, ni muqueuses, ni purulentes ou sanglantes; et, en général, elle n'a pas de douleur pendant la défécation. Il n'y a ni rougeur ni élévation de température de l'intestin, bien qu'elle éprouve toujours dans ce point une sensation de grande chaleur. Elle n'a pas d'affection utérine (c'est la conclusion de deux accoucheurs éminents qui l'ont examinée) et elle a cessé d'être réglée il y a quelques années. Maintenant, qu'a cette malade? On peut dire que c'est une névralgie ou de l'hystérie ; mais les accidents ont résisté à tous les moyens usités en pareil cas, y compris les injections hypodermiques de morphine et de quinine; en fait, elle a pris toutes sortes de remèdes sur nos conseils et ceux d'autres médecins. Deux hypothèses me servent à expliquer la douleur dans ce cas : la première, c'est qu'il est possible qu'un filet nerveux soit pris dans la cicatrice de la plaie et entretienne l'irritation ou l'inflammation, comme on le voit quelquefois après les amputations des membres ; la seconde hypothèse, c'est que sa pensée s'est concentrée si longtemps sur l'état de son rectum que, au moment où il n'existe plus de lésion organique, elle a encore la faculté de reproduire, par la concentration de son esprit, la sensation douloureuse dans le point où elle existait autrefois. Ce n'est peut-être pas l'explication vraie, mais il y a, je crois, des raisons tendant à faire admettre qu'elle peut l'être : par exemple, la douleur ne se comporte pas toujours de la même manière ; l'intestin agit ordinairement sans douleur ; la douleur n'apparaît pas aussitôt après la défécation, mais quelques heures après ; quelquefois la douleur se montre avant cet acte et cesse ou se calme quand l'intestin s'est vidé (état de choses absolument incompatible avec l'existence d'une ulcération ou d'une fissure vraie). En outre, quand la malade est distraite ou préoccupée, elle ne souffre pas, mais la douleur peut être réveillée immédiatement par une excitation de nature désagréable ; elle est variable dans ses allures, comme dans ses caractères ; quelquefois elle est cuisante, puis brûlante comme si le rectum était en feu ; une autre fois, ce sont des battements qui causent le plus d'ennui, ou l'intestin est le siége d'une tension marquée comme si l'anus était tuméfié ; et alors la douleur devient brusquement lancinante, au point d'arracher des cris à la malade : tout cela me fait penser que la douleur est imaginaire. Quelque explication que l'on adopte, le fait est clair : il s'agit d'une malade qui n'a pas de lésion apparente et qui endure presque autant de souffrances et de tourments que pourrait lui en occasionner une affection organique avancée. Je n'ai pas rapporté ce cas parce qu'il est unique ; j'en ai vu d'autres absolument analogues chez les hommes comme chez les femmes. Je sais que depuis des années je suis obsédé à l'hôpital par un homme très-bien portant et d'apparence robuste, qui a l'habitude de se présenter dans le cabinet de consultation en se plaignant d'une brûlure intense et de douleur dans le rectum à peu de distance de l'anus ; il dit que ces souffrances l'empêchent de dormir la nuit, l'obsèdent tout le jour, sont toujours présentes à sa pensée et lui rendent l'existence très-pénible. Je l'examinai bien des fois et jamais je ne pus découvrir quoi que ce fût d'anormal (il avait été opéré d'une fissure quelques années avant que je ne le visse, par feu M. Salmon); il n'y avait ni rougeur, ni pertes, et le thermomètre ne donnait pas d'élévation de température; en réalité il n'y avait rien d'appréciable à la vue ou au toucher. Aucun remède ne lui faisait longtemps du bien, mais il était toujours un peu soulagé par chaque médication nouvelle. Il avait l'habitude de me quitter à chaque instant et d'aller chez un de mes collègues, et je m'applaudissais d'en être débarrassé, mais quelques mois après il revenait, sans s'être trouvé mieux de ce qu'on lui avait fait. J'appelais cette maladie « hypochondrie, » mais c'était là seulement un grand mot destiné à cacher mon ignorance. Je vous dirai franchement que de tels malades sont les plus désagréables que vous puissiez rencontrer.

Pourquoi les ulcérations voisines de l'anus sont-elles si douloureuses, pourquoi celles situées plus haut dans l'intestin ne le sont-elles pas? Il y a à cela deux raisons qui se présentent aussitôt à l'esprit : 1° la grande mobilité du sphincter externe; 2° l'abondance des nerfs. La partie inférieure du rectum et l'anus sont très-fournies en branches provenant des plexus sacrés antérieur et postérieur et plus spécialement du nerf honteux. Ces nerfs envoient de nombreux filets à travers les fibres des sphincters et immédiatement au-dessous de la membrane muqueuse; par suite une ulcération très-superficielle met à nu des nerfs, et le moindre contact, la contraction ou la dilatation physiologique du sphincter causent une douleur intense. Si vous examinez avec soin une de ces ulcérations, vous trouverez d'ordinaire un ou plusieurs points qui sont extrêmement sensibles ; il y a là un nerf mis à nu.

Il suffit de passer même très-légèrement le bistouri à la surface de l'ulcère, si on choisit le bon endroit, pour sectionner ce nerf et faire cesser la douleur pendant un temps ; mais le muscle situé au-dessous, qui est irrité et hypertrophié, empêche par ses mouvements l'ulcération de cicatriser, et la douleur reparaît très-vite ; de là la nécessité, dans tous les cas, sauf les plus simples, de diviser le sphincter. Quand ce muscle est sectionné, les fibres divisées se rétractent et elles ne se réunissent pas aussi promptement que l'ulcération guérit ; il en résulte que le muscle, condamné au repos absolu, perd vite son irritabilité et son volume exagéré.

J'ai souvent remarqué, après la guérison d'une fissure, que les deux sphincters diminuaient de volume et de force. La cause de l'insuccès auquel expose la division incomplète des fibres du sphincter, est qu'on n'obtient pas un repos absolu; les fibres demeurées intactes, bien que paralysées pour un temps, reprennent vite leur action, et les contractions du début recommencent avant que l'ulcération ait le temps de cicatriser, si bien qu'elle reprend vite son caractère primitif.

Un grand nombre de symptômes anormaux en apparence dépendent des petits ulcères douloureux du rectum, — il faut citer comme assez communes la rétention d'urine, la douleur de reins, la douleur et la faiblesse des jarrets, signes qui font craindre à tort une paralysie. Quand, dans une fissure, les nerfs sont à découvert, la douleur est très-vive au moment de chaque évacuation; quand ils ne sont pas à découvert, la douleur débute généralement après que l'intestin a agi, par suite de l'irritation du sphincter. Dans beaucoup de ces ulcérations, l'examen à la loupe m'a fait voir les fibres du sphincter externe entièrement à nu. Quelques malades vous disent que la première fois où ils ont éprouvé de la douleur, ce fut après une selle très-pénible, pendant laquelle ils sentirent quelque chose céder avec un craquement.

Le Dr Dolbeau, de Paris, regarde ces accidents comme de nature névralgique et définit la fissure à l'anus « une névralgie spasmodique, avec ou sans fissure. » Il déclare qu'il a vu des cas où existaient des douleurs vives, les tortures de la fissure, sans qu'il y eût aucune altération de structure. Pour ma part, je ne puis souscrire entièrement à cette manière de voir; sur les milliers de malades qui ont été dans mon service pour des affections du rectum, je n'ai jamais vu de cas où la douleur vive, persistante, revenant d'une manière régulière, débutant pendant le passage ou immédiatement après le passage des matières, en un mot la douleur qui caractérise la fissure, ne fût point liée à une lésion anatomique, bien que cette lésion pût être légère et difficile à découvrir (1).

J'ai vu bon nombre de malades nerveux qui accusaient des dou-

(1) Chassaignac est arrivé à la même conclusion qu'Allingham. Peut-être, pour s'expliquer ces divergences entre cliniciens d'égale valeur, faut-il se rappeler que, d'après Baker-Brown (*loc. cit.*, p. 320) « la vraie fissure, ou *crack*, ne peut être reconnue à l'examen extérieur, parce qu'elle est située au moins à un pouce de l'anus. »

leurs vives dans le rectum et dans l'anus, mais elles manquaient des caractères essentiels de la douleur dans la fissure. J'ai aussi observé des cas de contraction spasmodique du sphincter amenant une constipation opiniâtre et s'accompagnant de douleurs mais sans aucune ressemblance avec les crises de la fissure ; souvent un élancement subit, spasmodique, aigu, semble se prolonger dans l'intestin immédiatement avant qu'il entre en action, mais, quand le bol fécal est passé, le malade éprouve une sensation de soulagement et de bien-être. Je ne dis pas qu'une névralgie ne puisse exister en même temps qu'une fissure et modifier ou aggraver les souffrances, mais je crois que, si c'était la cause essentielle de la douleur, on serait autorisé à espérer que cette dernière cédât quelquefois à l'administration des médicaments anti-névralgiques, résultat qui certainement n'est jamais venu à ma connaissance. Je suis très-disposé, quoiqu'en faisant des réserves, à exprimer l'opinion que le point de départ de la maladie est dans la mise à nu d'un nerf, et que les contractions spasmodiques du sphincter provoquées par une irritation réflexe donnent à la douleur ses caractères particuliers.

Le Dr Dolbeau est très-partisan de la dilatation forcée du sphincter, d'après le procédé de Récamier, dans le traitement de la fissure anale ; en réalité il n'admet guère d'autre méthode.

Le chirurgien, dit-il, « introduit ses deux pouces dans le rectum et tend à les mettre en contact avec les deux ischions ; à ce moment on entend un fort craquement, et l'opération est finie. » (Le craquement est dû, suivant Dolbeau, à la déchirure de la membrane muqueuse.) « La guérison est ainsi complète après l'opération, mais elle ne dure pas, et les récidives sont fréquentes ; c'est un autre argument en faveur de la nature névralgique de l'affection. »

J'ai bien des fois employé la dilatation forcée mais graduelle du sphincter, quand je désirais obtenir un accès facile dans le rectum pour enlever un amas de matières ou un polype inséré sur un point élevé de l'intestin ; mais, quand j'écrivis la première édition de cet ouvrage, je n'avais pas mis souvent en pratique la méthode de Récamier dans le traitement de la fissure ; depuis lors, cependant, j'ai fait l'essai loyal de la « dilatation forcée », et je ne pense pas qu'elle soit aussi applicable et aussi avantageuse dans ses résultats que l'incision.

J'ai trouvé que la déchirure de la membrane muqueuse se fait sur une étendue considérable; deux fois j'ai rompu une veine en travers, et il s'en est suivi une hémorrhagie très-abondante ; enfin je puis confirmer l'opinion du Dr Dolbeau sur la fréquence des récidives (1). Ce n'est pas ce que j'ai vu après l'incision; dans les cas de fissure anale simple, sans complication, si le sphincter est divisé suffisamment une fois, le retour de la fissure est un fait très-rare, et cela peut servir de preuve contre le rôle attribué à l'élément névralgique dans la maladie.

Les cas rares de contraction spasmodique du sphincter, sans fissure, peuvent être traités par la dilatation forcée mais graduelle. Il y a quelques années, j'eus deux fois l'occasion de pratiquer la section sous-cutanée du sphincter dans ces conditions, mais je ne fus pas assez satisfait du résultat pour recommencer cette opération.

(1) La fréquence des récidives, après l'emploi de la dilatation forcée, pourrait trouver son explication dans l'habitude où sont les chirurgiens de donner le chloroforme aux malades qu'ils veulent opérer, afin de leur épargner les douleurs vives que la dilatation provoque. Chez les femmes surtout, l'action de l'anesthésique détermine un tel relâchement du sphincter que la dilatation, même extrême et forcée, se fait sans difficulté et ne s'accompagne pas de la rupture des fibres musculaires qui est, dans une certaine mesure, nécessaire à la guérison. L'anesthésie cessant, la contracture reparaît et avec elle les accidents de la fissure. C'est pour cette raison que M. le professeur Courty a renoncé au chloroforme dans le traitement de la fissure, contre laquelle il emploie toujours, et avec un succès constant, la dilatation forcée. La douleur résultant de l'opération, si elle est vive, est en même temps de très-courte durée, et les suites de la dilatation sont aussi simples dans un cas que dans l'autre ; par exemple, les récidives sont beaucoup moins à craindre que quand le malade a été anesthésié. Il est une autre raison qui milite contre l'emploi du chloroforme dans le traitement de la fissure anale par la méthode de Récamier: je veux parler des accidents quelquefois mortels, qui suivent alors l'anesthésie. Il n'est pas rare en effet de voir des malades, destinés à être opérés d'une fissure anale, présenter aussitôt après la dilatation des phénomènes très-alarmants, alors que la quantité de chloroforme absorbée a été minime et la marche des symptômes de l'anesthésie très-normale. Ces accidents, que M. Nicaise a attribués à la surexcitation nerveuse qui accompagne certaines fissures à l'anus, sont assez fréquents et assez graves pour que M. Guyon ait absolument proscrit l'anesthésie dans ces conditions (*Gazette médicale*, 11 mars 1876).

CHAPITRE IX

Polype du rectum

Fréquence de cette maladie. — Variétés de polype. — Structure. — Polypes multiples. — Observations. — Traitement.

Cette affection était jadis regardée comme fort rare, mais dans ces derniers temps on l'a considérée comme plus commune, parce qu'on suppose qu'autrefois les maladies du rectum n'étant pas suffisamment connues, bien des cas de polype n'ont pas été diagnostiqués. Dans une séance de la Société pathologique, en février dernier, un membre déclara qu'il en avait vu quinze cas en un an. Ce doit être, je crois, un fait exceptionnel. Je me trouve avoir noté quarante cas comme s'étant présentés dans ma pratique. Les statistiques de l'hôpital Saint-Marc font voir que sur 4,000 cas de maladie du rectum il y en avait seulement seize de polype *sans fissure*. Il y avait quinze cas d'hémorrhagie par le rectum, dont la cause demeurait inconnue ; il est possible à la vérité que quelques-uns fussent réellement des cas de polype, mais je ne le pense pas, car je puis affirmer qu'ils furent tous examinés avec un soin extrême, avant que la cause de l'hémorrhagie fût portée « inconnue ».

Il est généralement admis que les polypes se rencontrent beaucoup plus fréquemment chez les enfants que chez les adultes ; il n'en était point ainsi dans les cas que j'ai observés, car vingt-trois fois le polype existait chez des enfants au-dessous de quatorze ans, et dix-sept fois chez des individus plus âgés.

Par le mot « polype » j'entends désigner une tumeur pédiculée, s'insérant sur la muqueuse du rectum, et située en général à un pouce environ de l'anus. J'en ai vu à deux pouces de hauteur dans l'intestin, mais très-rarement à une plus grande distance ; ordinairement le polype naît de la paroi dorsale du rectum, mais j'en ai trouvé sur les parois périnéale et latérales. Je crois que quelques chirurgiens appellent polypes ces petites excroissances muco-cutanées *polypiformes* — qui se rencontrent souvent à l'extrémité interne d'une fissure, et établissent ainsi leurs statistiques.

Ces excroissances polypiformes, comme je l'ai déjà dit, ne produisent pas la fissure, mais sont dues à l'irritation causée par elle; toutefois le vrai polype peut quelquefois donner lieu à une fissure. J'en ai fait la remarque dans plusieurs cas. Ainsi, j'ai eu un malade qui pendant longtemps avait porté un petit polype fibreux; ce polype ne lui occasionnait que peu ou pas de gêne, si bien qu'il n'avait pas songé à s'en débarrasser, mais plus tard il commença à souffrir pendant la défécation, et, lorsqu'il vint me voir, je trouvai qu'une fissure s'était formée. L'ablation du polype guérit la fissure sans aucune opération spéciale.

On décrit ordinairement deux variétés de polypes : — les polypes mous ou muqueux et les polypes durs ou fibreux. Les premiers se rencontreraient chez les enfants et les seconds chez les grandes personnes. Je conviens que les polypes mous sont toujours les seuls que l'on trouve chez les jeunes enfants, mais je crois que la variété fibreuse est rare même chez l'adulte. Je suis certain qu'une hémorrhoïde qui a subi la dégénérescence fibreuse est souvent prise pour un polype. Ces hémorrhoïdes, bien qu'ayant un collet, ne sont pas distinctement pédiculées, et, lorsqu'elles sont sorties, on peut voir qu'elles sont continues avec la peau et ne s'attachent pas sur le rectum à une aussi grande hauteur que les polypes. Les polypes des enfants sont de petites tumeurs vasculaires, avec un pédicule qui a souvent deux pouces de long. Ils ont environ le volume d'une framboise et l'aspect d'une mûre arrivée presque à la maturité; ils saignent beaucoup par moment et entraînent, dans le jeune âge, une grande faiblesse. Quand le pédicule a plus d'un pouce de longueur, ils sortent ordinairement pendant les selles, et on est obligé de les faire rentrer après que l'intestin a fonctionné. La mère du petit malade dit qu'il a les hémorrhoïdes, ou que « le corps lui sort. »

Le pédicule est quelquefois tellement mince qu'il se rompt sous l'influence de la plus légère traction, et j'ose dire que beaucoup de polypes tombent d'eux-mêmes quand l'enfant se force ou rend des selles dures, et guérissent ainsi tout seuls.

La structure microscopique des polypes varie, mais en général ils sont formés d'une masse de tissu fibro-nucléaire, très-fourni en rameaux sanguins à parois minces et recouvert à sa surface d'une couche faible d'épithélium pavimenteux. Lebert pense que l'épithélium est cylindrique ; mais je n'ai pas trouvé qu'il en fût ainsi. Chez les grandes personnes, la structure est à peu près la même, mais les polypes ne sont pas aussi vasculaires, ils sont plus serrés dans leur texture et offrent souvent une masse centrale ou noyau résistant, qu'entoure un plexus vasculaire délicat. Ces polypes ne sont pas d'ordinaire plus gros que chez les enfants, c'est-à-dire qu'ils ont seulement le volume d'une petite framboise ; le pédicule n'est pas toujours aussi long et aussi mince que dans le jeune âge. Les polypes fibreux, d'après mon expérience, sont très-rares et ceux que j'ai vus étaient presque aussi gros qu'une noix. Ils ressemblent presque absolument aux corps fibreux de l'utérus dans leur structure ; ils ont d'ordinaire un pédicule court, épais ; ils ne saignent pas ; mais, s'ils viennent en dehors de l'anus ou qu'ils soient saisis par le sphincter, ils ont une tendance à s'ulcérer et provoquent de la douleur, de l'irritation, du spasme, ils fournissent aussi un écoulement de pus ichoreux et d'une odeur repoussante. Quand il en est ainsi, une fissure ou un abcès courent grand risque d'apparaître. J'ai vu trois cas d'abcès et de fistule qui reconnaissaient cette cause. Je ne me rappelle pas avoir rencontré dans ma pratique plus de huit polypes vraiment fibreux. Vous pouvez rencontrer chez le même malade plus d'un polype. Récemment, à Saint-Marc, j'ai traité un homme atteint d'un prolapsus hémorrhoïdaire grave et qui avait douze polypes, petits mais nettement pédiculés, disséminés entre les hémorrhoïdes. Chez les enfants j'ai rencontré plusieurs fois deux polypes.

Le diagnostic d'un polype est regardé comme difficile. Je ne puis savoir pourquoi ; les antécédents et les symptômes actuels vous feront toujours soupçonner la nature du mal, et si vous avez le soin de faire une injection et d'explorer complétement l'intestin, vous devez sentir ou voir le polype. Quand il existe un long pédicule, le polype peut fuir devant le doigt, mais celui-ci arrive toujours à sentir facilement le pédicule à son point d'insertion sur lerectum.

Les symptômes généraux, chez l'enfant, consistent en un fréquent besoin d'aller à la selle, s'accompagnant de ténesme ; il y a de temps en temps une perte de sang avec écoulement muqueux, et quelque chose sort ou apparaît à l'anus au moment où l'intestin entre en action.

Il est possible de confondre cette maladie avec les hémorrhoïdes internes, la procidence du rectum, ou la dysenterie. L'examen direct, après lavement, lèvera tous les doutes dans les deux premiers cas; dans le dernier, l'absence de fièvre et de douleur abdominale, et l'aspect des selles sont les signes qui suffiront à établir la différence.

Chez l'adulte, les antécédents soigneusement interrogés peuvent être pathognomoniques. Le malade vous dira que, sans aucun trouble antérieur du côté du rectum, il s'est aperçu tout à coup que quelque chose sortait lorsqu'il allait au cabinet. Le fait appartient en propre à la maladie ; jusqu'à ce que le pédicule devienne assez long pour permettre au polype d'être chassé au dehors ou saisi par le sphincter externe, le malade n'éprouve que peu ou pas de désagrément; aussi considère-t-il le début de la maladie comme subit, ce qui diffère absolument de la marche habituelle des hémorrhoïdes.

Je ne puis dire sous quelle influence ces tumeurs se développent; elles n'accompagnent pas souvent les hémorrhoïdes ni les autres maladies du rectum, si ce n'est la fissure et l'intussusception. Je n'ai même pas vu que la constipation, qui joue un si grand rôle dans les affections intestinales, prenne quelque part au développement de celle-ci. Je rapporterai quelques cas de polype et dirai un ou deux mots du traitement.

Thos. B***, âgé de 4 ans, présenté au dispensaire de Faringdon le 27 octobre 1862. Depuis plus d'un an, il avait, à ce que l'on supposait, un prolapsus du rectum ; il perdait par moment beaucoup de sang et était très-faible et anémique. Après un lavement apparut à l'anus une masse spongieuse, de forme irrégulière, saignante, aussi volumineuse qu'une noix ordinaire; au toucher, elle était molle mais non gélatineuse. Un pédicule suffisamment long l'attachait à la paroi antérieure du rectum. J'appliquai une ligature et enlevai le polype. Le malade dut prendre une préparation astringente pour resserrer l'intestin pendant quelques jours. Le 1er novembre, il prit un peu d'huile de castor, et la ligature tomba pendant que l'intestin se vidait. Il n'y eut pas d'hémorrhagie. Renvoyé guéri.

Jane H***, âgée de 7 ans, apportée à l'hôpital Saint-Marc en octobre 1864. Sa mère dit que quelque chose sort pendant la défécation et que l'enfant saigne abondamment; elle est obligée de faire rentrer la partie procidente. Après un lavement, deux tumeurs se montrèrent, et tout d'abord je crus qu'il s'agissait d'hémorrhoïdes; mais en examinant de plus près et en passant le doigt dans le rectum, je trouvai que c'étaient des polypes naissant par deux pédicules à une hauteur d'un pouce et demi dans l'intestin. L'un paraissait inséré sur la paroi dorsale, l'autre sur la paroi latérale. J'appliquai deux ligatures et enlevai les polypes. En trois jours les ligatures tombèrent, et la petite malade partit tout à fait bien.

Henry de C***, admis à Saint-Marc en mars 1866. Il était âgé de 6 ans et paraissait faible et délicat. Depuis deux ou trois ans, il perdait du sang pendant les selles, et dernièrement quelque chose était sorti après une évacuation ; il avait dû le faire rentrer à l'aide de pressions. Il avait pris quantité de remèdes et été traité dans plusieurs établissements publics. Après un lavement, un polype de couleur foncée, très-vasculaire, se montra à nos yeux ; il avait un collet bien marqué, mais un peu gros. Je le liai et l'enlevai; il avait environ le volume d'une framboise. Le fil se sépara en peu de jours et il n'y eut pas d'hémorrhagie. Je tins l'enfant en observation quelque temps, en lui faisant prendre des toniques; je le renvoyai enfin parfaitement guéri.

Hugues L***, âgé de 9 ans, enfant faible et irritable, amaigri et exsangue; tousse beaucoup. Sa mère raconte que depuis cinq ans il est affecté d'une chute du rectum qui se produit quand il va à la selle. Il fait rentrer lui-même l'intestin par la pression. Il a été soigné par beaucoup de médecins et aussi dans les hôpitaux, et on a dit à la mère que c'était une faiblesse de l'intestin : diverses pommades ou lotions ont été employées pour combattre cette faiblesse. Les pertes de sang qu'il a faites ont été très-sérieuses. Il n'a jamais éprouvé de douleur. Quand je le vis pour la première fois, la mère me dit que « son corps » sortirait s'il se baissait et se forçait un peu, et en effet, dans ces conditions, un corps arrondi, vasculaire, très-rouge, d'apparence villeuse, saignant abondamment, apparut en dehors de l'anus. Il n'était pas douloureux au toucher. Je trouvai qu'il s'attachait sur l'intestin juste au-dessus du sphincter interne par un pédicule de couleur pâle, ayant au moins deux pouces de long. J'appliquai une ligature de soie et prescrivis une petite préparation aromatique pour resserrer l'intestin. Au bout de trois jours, la ligature tomba pendant une selle. Je fis prendre au petit malade du fer et de l'huile de foie de morue. Après une quinzaine, on me l'amena de nouveau, en me disant qu'un autre corps s'était montré, et, en effet, lorsqu'il se força, une tumeur, presque exactement semblable à la première, sortit de l'anus. Je la liai aussi. Quand je le vis au bout d'une semaine, je fis une injection pour voir s'il y avait encore quelque polype, mais je n'en trouvai point. Je le renvoyai donc comme guéri.

Duncan J*** — âgé de 18 ans, vint à Saint-Marc en 1867. Sa santé était généralement bonne. Depuis un an, il s'est aperçu que quelque chose sort par l'anus lorsqu'il va au cabinet, et il a perdu beaucoup de sang. La partie qui fait procidence rentre spontanément quand il se redresse après avoir fini. Il a été soigné par un grand nombre de médecins et de chirurgiens, et toujours pour des hémorrhoïdes fluentes. Il éprouve une sensation d'ardeur, de déchirure dans le rectum, mais la douleur n'est pas vive. Après un lavement, un polype volumineux (du volume d'une noix) vasculaire, à surface veloutée, se montra au bord de l'anus. Le pédicule était un peu mince, et moins long que d'habitude. Je saisis le polype avec une pince, pendant que l'interne faisait la ligature ; celle-ci fut serrée si fort qu'elle coupa le pédicule d'un seul coup. Je craignis une hémorrhagie et gardai le malade étendu dans le cabinet de consultation pendant une couple d'heures, puis, voyant qu'il n'y avait pas d'hémorrhagie, je le renvoyai chez lui. Au bout d'une semaine, il revint et me dit qu'il était tout à fait bien.

Martha H***, âgée de 25 ans, mariée, sans enfants ; plusieurs fausses couches ; admise à Saint-Marc en 1865. Elle avait une hémorrhoïde périnéale et un polype fibreux situé sur la paroi dorsale du rectum et du volume d'une noisette. Le polype avait un pédicule court et gros ; il était inséré au-dessus du sphincter interne et j'eus quelques difficultés pour faire la ligature. La malade quitte l'hôpital entièrement guérie.

M. James B***, âgé de 37 ans, me fut envoyé par un médecin qui le croyait atteint d'hémorrhoïdes. Après un lavement, il sortit un polype, ressemblant beaucoup à ceux que portent les enfants, mais il était plus consistant et moins vasculaire ; il avait environ le volume d'une framboise. Je plaçai une ligature sur le pédicule et enlevai la tumeur. Ce gentleman ne prit pas de repos, comme je lui avais dit de le faire pendant quelques jours, et il eut un abcès qui débuta une semaine après la chute de la ligature.

Ces cas de polype montrent clairement l'utilité de donner un lavement avant de procéder à l'examen, car c'est seulement en voyant le malade aussitôt après que l'intestin a fonctionné que vous pouvez être certain de votre diagnostic.

Le seul traitement qui puisse être conseillé est l'ablation du polype. Je ne crois pas qu'il soit sage de l'enlever avec le bistouri ou de pratiquer l'arrachement, car une hémorrhagie artérielle inquiétante peut en résulter. J'ai vu des polypes saigner très-abondamment, et, comme ils s'insèrent à une certaine distance de l'anus, il peut être difficile de placer une ligature sur le vaisseau qui donne.

J'ai employé deux fois le clamp et le cautère et avec avantage, mais c'est un procédé un peu effrayant : l'idée du fer rouge épouvante le malade, bien qu'en réalité son application se fasse sans douleur, comme pour la ligature ; cette dernière a l'avantage de se trouver toujours sous la main ; mais le clamp que j'emploie pour opérer les petites hémorrhoïdes en y joignant la torsion est, je crois, le moyen le plus simple, et en même temps le plus sûr d'enlever le polype. — Il n'y a pas danger d'hémorrhagie, pas de douleur, et il n'est guère nécessaire de faire reposer le malade plus d'un jour.

Si on a recours à la ligature, je crois qu'il est très-utile que le malade se repose jusqu'à ce qu'elle tombe, et j'ordonne habituellement une préparation faiblement astringente pour maintenir la constipation pendant trois jours ; alors j'administre un laxatif, et quand l'intestin se vide, la ligature tombe. Dans deux cas, où le malade avait fait beaucoup d'exercice, j'ai vu des abcès en résulter.

CHAPITRE X

Ulcération du rectum.

Diagnostic. — Marche de l'affection. — Anatomie pathologique. — Ulcération syphilitique. — Ulcération scrofuleuse. — Traitement. — Observations. — Cas d'ulcération syphilitique. — Opération de M. Luke dans les rétrécissements compliqués de fistule. — De la colotomie dans le cas d'ulcération. — Tentative ayant pour but d'amener l'oblitération de l'orifice lombaire.

Après avoir étudié la fissure ou petit ulcère douloureux, je vais maintenant décrire une affection beaucoup plus sérieuse et moins curable, l'ulcération s'étendant au-dessus du sphincter interne, et même fréquemment située tout entière au-dessus de ce sphincter. Cette affection n'est pas rare; elle est la source d'horribles tortures pour le malade, et, si on la néglige, elle aboutit à un état que les moyens ordinaires ne peuvent guérir. Au début de la maladie, un traitement attentif, rationnel et prolongé réussit souvent, et le malade revient à la santé; je me demande si je puis dire la même chose des cas graves et déjà anciens. Comme les manifestations du début sont très-justiciables du traitement, il est de la plus haute importance que la maladie soit reconnue aussitôt. Malheureusement, il en est rarement ainsi ; les symptômes sont obscurs et trompeurs, la souffrance n'est tout d'abord que peu marquée, et par suite le malade se trompe et trompe son médecin, en faisant peu d'attention au mal qu'il porte.

Dans la plupart des cas, le premier symptôme est, le matin, de la diarrhée ; celle-ci a un caractère particulier, et, à mon sens, absolument pathognomonique. Le malade vous dira qu'au moment où il sort du lit, il éprouve un très-pressant besoin d'aller à la selle ; il y va, mais le résultat n'est pas suffisant. Cette selle se compose généralement de gaz, de matières molles et d'un écoulement ressemblant à du « marc de café » par sa couleur et sa consistance :

quelquefois l'écoulement est comme « du blanc d'œuf » ou du « frai de poisson » ; plus rarement c'est du pus. Le malade a le plus souvent du ténesme et ne se sent pas soulagé ; il éprouve une sorte de sensation de brûlure et de gêne, mais pas de douleur véritable; avant d'être habillé, il lui faut encore aller au cabinet; cette fois il rend plus de matières ; celles-ci se présentent souvent sous forme de boulettes et sont quelquefois recouvertes de sang. Il peut aussi arriver qu'après le déjeuner, composé de thé ou de café chaud, l'intestin fonctionne de nouveau ; après cela le malade se trouve tout à fait bien et vaque à ses affaires le reste du jour ; il n'est guère alors averti que de temps en temps, par une sensation désagréable, qu'il a des démêlés avec son intestin. Quelquefois, mais non pas d'une manière constante, la diarrhée du matin s'accompagne de tranchées douloureuses dans la partie inférieure de l'abdomen et d'un notable tympanisme. Quand un médecin est consulté, il croit, en toute probabilité et avec des apparences de raison, avoir affaire à une diarrhée du type dysentérique, et prescrit quelque mixture stomachique et opiacée, qui procure un soulagement momentané. Quand cet état a duré quelques mois, plus ou moins suivant le siége de l'ulcération et la rapidité de ses progrès, le malade commence à éprouver une sensation de brûlure plus marquée après chaque évacuation ; il y a plus d'efforts, et l'abondance de l'écoulement intestinal augmente ; il y a moins de cette matière gélatineuse, analogue au frai, mais plus de pus — plus de la matière rappelant le marc de café, et plus de sang. La douleur n'est pas très-aiguë mais très-agaçante; elle a les caractères d'un mal de dents sourd, elle est provoquée par la station ou la marche prolongée. A cette période du mal, la diarrhée se montre le soir aussi bien que le matin, et la santé du malade commence à faiblir, d'une manière peu sensible, à la vérité, mais il est dyspeptique, perd l'appétit, et éprouve dans le rectum, pendant la nuit, une douleur qui l'empêche de reposer ; il a encore des douleurs fugaces et inexplicables en apparence dans le dos, les hanches, les jambes et quelquefois dans la verge. Il y a un autre symptôme qui apparaît à la dernière période et qui indique l'existence d'un rétrécissement de l'intestin, ce sont des alternatives de diarrhée et de constipation et, pendant que la diarrhée dure, le malade rend une très-grande quantité de matières. Ces crises s'accompagnent de tranchées très-douloureuses, d'un affaissement marqué qui va assez fréquemment jusqu'à un véritable état de maladie.

A mesure que l'ulcération gagne, il se produit comme un travail de cicatrisation ; il aboutit à l'infiltration et à l'épaississement des tissus soit muqueux soit musculaire, et amène par suite une diminution du calibre de l'intestin, d'où résulte un rétrécissement plus ou moins marqué. En même temps le rectum perd graduellement son pouvoir contractile et demeure presque complétement paralysé, si bien que la partie inférieure de l'intestin se change en un tube inerte, à travers lequel les matières coulent, si elles sont liquides; si elles sont solides, elles demeurent à la même place jusqu'à ce que des matières nouvelles, s'accumulant au-dessus, les en fassent descendre. Invariablement aussi les sphincters ont perdu leur tonicité. Quand il y a de la diarrhée, le malade n'a que peu ou pas d'action sur ses selles. D'ordinaire, à ce moment, des abcès se sont formés ou sont en voie de formation, et, en s'ouvrant, ils demeurent fistuleux. J'ai vu des individus qui n'avaient pas moins de huit orifices externes, quelques-uns situés à trois pouces ou plus de l'anus.

L'examen direct, dans ces cas d'ulcération du rectum, donne des résultats variables suivant la période à laquelle la maladie peut être arrivée. Au début, vous trouvez souvent une ulcération située sur la paroi dorsale, à un pouce et demi de l'anus, de forme ovale ayant quelquefois un pouce de long sur un demi-pouce de large, limitée par des bords saillants et souvent indurés ; le contact d'un corps étranger réveille une vive douleur et l'ulcération saigne facilement. Avec un spéculum, vous pouvez voir nettement l'ulcération avec ses bords bien dessinés, son fond grisâtre ou très-rouge et enflammé, pendant que la membrane muqueuse avoisinante demeure saine dans beaucoup de cas ; aux environs de l'ulcération se rencontrent souvent des nodosités qui sont formées par les glandes du rectum hypertrophiées. Plus tard, avec les progrès de la maladie, vous observerez une ulcération profonde, avec épaississement marqué de la muqueuse qui est hérissée de nodosités; souvent aussi la surface de l'intestin est rugueuse au toucher sur une étendue considérable, comme si la membrane muqueuse avait été enlevée. A ce moment aussi vous trouvez, en général, en dehors de l'anus, des excroissances de peau tuméfiées et douloureuses, luisantes, et baignées par les produits d'un écoulement ichoreux; ces excroissances sont ordinairement mamelonnées et se rencontrent aussi dans les affections malignes. Cet aspect extérieur est si caractéristique qu'un seul coup d'œil permet d'affirmer l'existence d'un cancer ou d'une ulcération grave ; les excroissances résultent de l'ulcération qui s'étend dans l'intestin et de l'irritation entretenue par un écoulement presque constant. L'ulcération peut se limiter à une partie de la circonférence de l'intestin, ou elle peut s'étendre tout autour du rectum et à quelque distance, mais pas en général à plus de quatre pouces de hauteur. Probablement aussi elle aura gagné en bas vers l'anus, et alors la douleur ne manque pas d'être très-vive, parce que les parties sont plus sensibles et exposées davantage aux actions et violences extérieures. Quand les choses en sont arrivées à cet état, vous pouvez trouver un rétrécissement ou des fistules, comme j'en ai déjà fait la remarque; quelquefois il existe une perforation de la vessie, du vagin ou de la cavité péritonéale. L'état du malade est alors fort triste ; son aspect rappelle celui que présentent habituellement les individus porteurs d'une affection cancéreuse, et la colotomie lombaire offre seule quelques chances de prolonger ses jours. Vous pouvez soulager ces malades, mais sans obtenir rien de plus qu'une amélioration passagère. J'ai vu l'ulcération détruire complétement les deux sphincters si bien que l'anus n'était plus qu'un trou profond, à bords irréguliers. En voici un cas que j'ai observé dans mon service de l'hôpital Saint-Marc.

Mathilde G. entre dans mon service en janvier 1871. Elle est mariée et âgée de 28 ans. Il y a cinq ans, je l'ai soignée pour un rétrécissement avec ulcération. Elle sortit en assez bon état et continua à se bien porter pendant quelque temps; mais depuis dix-huit mois elle souffre beaucoup; elle a constamment des douleurs et des pertes venant de l'intestin: elle a tantôt de la constipation, tantôt de la diarrhée. Il y a une incontinence absolue des matières fécales. Tout effort augmente la souffrance; la malade est jaune et offre un aspect cachectique; elle n'est pas très-amaigrie; il n'y a pas de signe de syphilis ou de phthisie. L'examen direct fait constater, à la place de l'anus, un trou large, profond, à bords déchiquetés; il est entouré par des plis de peau tuméfiés, sur deux desquels se voient des orifices de fistules; ce trou mesure environ deux pouces dans tous les sens et il n'existe plus de traces du sphincter. En introduisant le doigt dans l'intestin, on trouve son calibre entièrement effacé par le resserrement et l'épaississement des tissus ; il n'existe qu'un très-petit orifice qui n'admet pas le bout du doigt. Pendant qu'on lui donne le chloroforme, la malade fait de tels efforts et pousse si violemment que la portion rétrécie de l'intestin vient au dehors : l'ulcération et le rétrécissement peuvent alors être examinés à loisir. Le passage qui persistait dans la portion rétrécie admettait juste une sonde d'homme du n° 10 (1).

Des années peuvent s'écouler avant que la maladie arrive au triste état que je viens de décrire, mais il est un accident que nous ne voyons que trop fréquemment à Saint-Marc.

Les malades atteints d'ulcération et de rétrécissement sont très-sujets à des crises de péritonite subaiguë, s'accompagnant de douleurs abdominales considérables et qui souvent offrent une certaine gravité pendant un court espace de temps. Il y a généralement un ou plusieurs points douloureux à la pression, de la tympanite, souvent des vomissements, se montrant de préférence le matin quand le malade se met pour la première fois debout; en général la douleur est réveillée par la station droite ou la marche ; ces crises se terminent sûrement par de la diarrhée. Le traitement consiste en un repos absolu au lit, un régime liquide et l'opium administré largement; les fomentations soulagent la douleur, mais je n'ai vu aucun avantage résulter de la révulsion. J'ai trouvé que le calomel et l'opium, donnés pendant quelques jours, sont utiles dans certains cas. Ces crises paraissent être absolument indépendantes de l'état de l'ulcération et du degré de rétrécissement de l'intestin.

A l'autopsie, j'ai constaté dans ces cas un épanchement dans la cavité péritonéale, des adhérences considérables, tant anciennes que récentes, entre les intestins ; le péritoine est également épaissi. Dans les ulcérations graves, vous trouvez qu'il s'est produit une destruction étendue des tissus. J'ai vu l'ulcération comprendre tout le rectum et l'S iliaque, le processus réparateur don-

(1) Cette malade quitta l'hôpital très-améliorée par le traitement, mais elle revint me trouver au commencement de cette année aussi mal que jamais ; après un séjour de huit semaines à l'hôpital, elle partit soulagée, mais sa santé générale avait faibli : elle ne voulut pas consentir à la colotomie. (N. de l'aut.)

nant lieu, sur différents points, à un épaississement marqué et à une notable diminution du calibre de l'intestin. Le tissu cellulaire a disparu çà et là, de manière à former de larges ponts de membrane muqueuse hypertrophiée et dépolie; et il existe une ulcération si profonde sur certains points qu'une perforation aurait pu s'ensuivre sans les adhérences salutaires établies par la nature avec les parties voisines. Dans d'autres cas, la tunique musculaire est mise à nu, et j'ai vu plus d'un malade chez lequel il s'était produit une nécrose du sacrum.

Il est souvent difficile d'assigner une cause à ces ulcérations; en effet, je crois qu'un grand nombre de cas se présentent chez des individus qui ont joui d'une bonne santé jusqu'au moment où l'ulcération a commencé; assez souvent les malades peuvent avoir été sujets à de la constipation, mais j'ai vu celle-ci plus marquée chez des sujets qui ne présentaient à aucun moment d'ulcération.

Je ne doute pas qu'un grand nombre d'ulcérations ne soient d'origine syphilitique. Elles peuvent appartenir à la syphilis secondaire ou à la tertiaire, et d'autres lésions syphilitiques s'observeront en même temps; mais quelquefois l'ulcération de l'intestin, avec des antécédents syphilitiques, est le seul symptôme existant. Quand l'ulcération se montre comme accident secondaire, vous trouverez d'ordinaire des condylomes autour de l'anus et la *muqueuse du rectum* est *seule* affectée; mais quand elle fait partie des manifestations tertiaires, la maladie, d'après ce que j'ai des motifs de croire, affecte primitivement le *tissu cellulaire* sous-muqueux : l'ulcération est, par suite, d'un caractère plus fâcheux et très-difficile à traiter.

L'ulcération secondaire de la membrane muqueuse cède facilement aux médicaments anti-syphilitiques, mais ce n'est pas le cas dans l'affection tertiaire; j'ai vu fréquemment les moyens les mieux conçus ne pouvoir amener la guérison, et je rapporterai quelques cas probants quand je viendrai à parler du traitement.

L'ulcération scrofuleuse du rectum n'est nullement une variété rare. J'en ai vu bien des exemples fort nets, dans lesquels on rencontrait des engorgements ganglionnaires et les cicatrices d'anciens abcès au cou. Je ne puis dire que j'aie vu fréquemment l'association de la phthisie tuberculeuse et d'ulcérations graves du rectum.

J'ai observé des cas où une ulcération de mauvaise nature s'est terminée par la phthisie, mais il m'a semblé que l'affection pulmonaire coïncidait seulement avec l'affaiblissement général de la constitution, et, dans la plupart des cas terminés par la mort, le malade succombe à l'épuisement, sans qu'aucun symptôme pulmonaire se soit manifesté.

La dysenterie est généralement considérée comme le précurseur habituel de l'ulcération du rectum. Ce n'est pas ce que m'a apprts mon observation : j'ai été moi-même dans les pays chauds et j'ai vu des dysenteries graves ; j'ai aussi traité des individus qui revenaient des tropiques avec cette affection, mais je ne puis dire que j'aie rencontré beaucoup de cas où il en soit résulté une ulcération rectale, et même alors j'ai constaté que l'ulcération était légère, superficielle et guérissait sans beaucoup de difficultés.

Arrivons maintenant au traitement : au début de cette affection, quand il n'y a qu'une ulcération, sans grande modification des tissus avoisinants, la guérison est à peu près certaine, si le malade observe scrupuleusement certaines prescriptions. Pour le prouver d'une manière générale, je rapporterai ce que je puis appeler un cas type et les moyens thérapeutiques qui furent adoptés pour amener la guérison.

William G., âgé de 35 ans, pilote, me fut envoyé de Gravesend par M. James Armstrong. Ce malade disait souffrir d'hémorrhoïdes fluantes et de diarrhée. C'était un homme blond, de haute taille et qui paraissait bien portant ; sa profession l'exposait souvent au froid et à l'humidité, et l'obligeait à demeurer debout plusieurs heures de suite. Depuis plus d'un an, il avait été pris de diarrhée. Tous les matins, à son lever, il devait aller à la selle deux ou trois fois, avant de s'être habillé; il faisait beaucoup d'efforts mais ne rendait pas beaucoup de matières chaque fois; celles-ci n'étaient presque jamais moulées, mais rendues par petits morceaux; quand l'intestin fonctionnait, il fournissait un écoulement analogue à du blanc d'œuf; quelquefois il y avait aussi du sang et du pus. Après les selles, le malade éprouvait une douleur brûlante, pas très-vive, mais très-agaçante ; il se trouvait à son aise le reste du jour, mais le soir il était encore dérangé et avait quelques coliques d'estomac ; son appétit était mauvais ; s'il demeurait debout quelque temps, il ressentait une douleur dans les fesses et dans les reins. Il avait été soigné dans deux hôpitaux de Londres et par plusieurs médecins de Gravesend, mais il n'avait obtenu qu'un soulagement momentané du traitement qui avait été suivi. Avant d'examiner ce malade, j'étais certain qu'il avait une ulcération de l'intestin et peut-être un rétrécissement. En introduisant mon doigt, je trouvai une large ulcération, située sur la paroi dorsale, au-dessus du sphincter interne ; elle était douloureuse au toucher, les bords étaient élevés et mous ; lorsque je retirai le doigt, il vint du sang et du pus. L'examen avec le spéculum fit voir que l'ulcération était presque circulaire et avait bien un pouce de diamètre ; elle n'était pas très-profonde et le fond en était d'un rouge sombre et luisant. Il n'y avait pas d'antécédents de syphilis, mais il y en avait de tuberculose ; son père était mort de ce qu'on crut être la phthisie, et quand le malade avait vingt ans, il toussait et crachait du sang, mais il fit quelques longs voyages sur mer et se rétablit. Il avait maigri dans ces derniers temps et n'était que peu musclé ; il était obligé d'apporter le plus grand soin à son régime, mais souvent à bord il devait manger du bœuf et du porc salés, ce qui le rendait toujours plus malade.

Dans mon opinion, il n'y avait qu'une seule méthode de traiter ce cas avec quelque chance de succès, et je résolus de la faire accepter au malade. Je m'attachai à le bien pénétrer de l'utilité de se soumettre entièrement à mes conseils, en lui démontrant l'urgence du cas et la gravité de l'affection, s'il la négligeait. Je lui exposai ensuite les *motifs* du plan que je voulais suivre, et je m'assurai ainsi sa coopération active.

Je lui ordonnai une bonne dose d'huile de castor pour vider l'intestin, et ensuite je le fis tenir au lit — couché sur un matelas dur — et son régime se composa *exclusivement* de lait, de caillé et de petit lait ; rien autre chose, à moins qu'il ne désirât de l'eau, qu'il pouvait prendre. Chaque soir il dut s'injecter dans l'intestin, au moyen d'une poire en caoutchouc, une demi-drachme de liqueur sédative d'opium dans une once d'eau d'amidon froide. Il ne prenait de médicament d'aucune sorte. Je le tins à ce régime pendant trois semaines ; il prenait environ deux quarts et demi de lait froid dans les vingt-quatre heures. L'efficacité du traitement apparut en une semaine (après deux jours il n'avait plus de diarrhée) et quand je l'examinai à ce moment, je trouvai que l'ulcéraration n'avait plus que la moitié de ses dimensions primitives. A la fin d'une quinzaine, elle était encore plus petite, et il se trouvait tellement mieux qu'il me demandait de se lever, mais je consentis seulement à ce qu'il se couchât sur son lit. A la fin de la quatrième semaine de traitement, l'ulcération était à peine visible. Je lui permis alors de s'habiller et de s'étendre sur un sofa et j'ajoutai à sa diète lactée du thé de bœuf, de l'arrow-root, de la soupe à la viande et du sagou. Son intestin fonctionnait environ une fois tous les deux ou trois jours; les matières étaient peu abondantes, et jamais ni dures ni liquides. A la fin de la cinquième semaine, je lui permis peu à peu de revenir à son régime ordinaire en commençant par prendre très-peu de viande, des légumes et pas d'excitants. Il s'était pesé le jour où il commença le traitement et il se pesa de nouveau la première fois qu'il put sortir; il trouva qu'il avait perdu trois livres. A la fin de la sixième semaine, il retourna à son travail; l'ulcération était entièrement guérie, son intestin fonctionnait naturellement. Il se sentit d'abord un peu faible, mais en quelques jours il devint beaucoup plus fort qu'avant de prendre le lit. Je lui ordonnai alors un peu d'huile de foie de morue, trois fois par jour : ce fut le seul médicament qui lui eût été prescrit pendant sa maladie. Je vis ce malade plusieurs fois après son rétablissement, afin de suivre les résultats du traitement, et j'ai eu de ses nouvelles dernièrement. L'ulcération n'est pas revenue.

Cette question est si intéressante que je ne puis m'empêcher de rapporter encore une ou deux observations choisies parmi les cas nombreux que j'ai traités de cette manière.

M. A. R. vint me trouver dans les conditions suivantes. Un an avant, il avait été opéré d'une fissure par un chirurgien éminent de Liverpool. Après l'opération, il se trouva beaucoup mieux, mais il ne guérit pas complétement; la plaie n'avait pas de tendance à la cicatrisation, et au bout de trois mois, il partit pour les bains de mer, espérant que le changement d'air lui ferait du bien, mais, au contraire, il s'en trouva plus mal.

La douleur dont il souffrait précédemment reparut par degrés, et son chirurgien lui dit que l'ancienne plaie était cicatrisée, mais qu'il s'était produit une ulcération plus haut dans l'intestin. Le malade prit différents avis, mais ne put obtenir qu'un soulagement passager. L'injection d'opiacés dans l'intestin calme la douleur, mais il n'est jamais absolument à son aise et souffre beaucoup après les selles, qui s'accompagnent de ténesme. Quelquefois la douleur continue tout le jour. Son repos, la nuit, est souvent troublé, il est obligé de prendre de la morphine pour dormir; il en prend, cependant, le plus rarement possible, car il se trouve ensuite plus fatigué, et cela le constipe. Il éprouve des douleurs erratiques dans le dos, les hanches, les jarrets, et une sensation de pesanteur au périnée. Il urine très-fréquemment, et a quelquefois de la difficulté pour satisfaire ce besoin. Il ne peut marcher beaucoup, monter à cheval, rester longtemps assis sans augmenter ses souffrances. Ce gentleman est âgé de quarante-sept ans. Il ne paraît pas maladif, mais est un peu affaibli. Il n'y a pas d'antécédents de syphilis ou de phthisie. En l'examinant, je vis la cicatrice de l'incision qui avait été faite pour guérir la fissure. Au-dessus d'elle, l'intestin était ulcéré, mais pas profondément, sur plus de la moitié de sa circonférence, et à un pouce environ de l'anus il y avait un rétrécissement marqué, mais pas très-étroit. Je pouvais passer mon doigt dedans, en forçant un peu ; l'intestin, au-dessus de ce point, était, comme cela arrive d'ordinaire, entièrement sain. Je désirais beaucoup, dans ce cas, diviser les sphincters musculaires, et ensuite mettre le malade au régime lacté, et au repos absolu ; mais il se refusa complétement à accepter la partie opératoire de ce traitement, et je ne pus obtenir son consentement. Je n'entrepris donc ce cas qu'avec beaucoup de répugnance. Je vidai l'intestin complétement et ensuite je fis commencer le régime du lait, du caillé et du petit-lait. Je passai une bougie trois fois par semaine et badigeonnai l'ulcération avec le liniment rouilleux (1) que je trouve souvent très-utile. Pendant les quelques premiers soirs, il prit quinze grains ($0^{gr},90$ cent.) d'hydrate de chloral, mais il put bientôt s'en passer. Au bout d'une quinzaine, le rétrécissement était largement dilaté, et l'ulcération était cicatrisée sur une grande étendue; l'intestin fonctionnait sans douleur ni effort, et le malade se trouvait mieux qu'il ne l'avait été depuis plusieurs mois. Je lui permis alors de s'étendre sur un sofa, mais non pas de marcher ou de changer son régime. Je passai la bougie deux fois par semaine, et il fit usage d'une pommade au calomel et à l'opium.

(1) C'est l'*onguent égyptiac* de la pharmacopée française.

Six semaines après le début du traitement, il pouvait s'en aller, l'ulcération était entièrement cicatrisée, et il se sentait fort bien, quoique un peu faible ; pendant le régime lacté, il gagna quatre livres en poids. Je lui dis de continuer à passer une bougie volumineuse une fois par quinzaine, de veiller à son régime et d'éviter les fatigues excessives de toute nature. Il n'y avait pas lieu de lui recommander de tenir l'intestin libre, car il n'éprouvait à cet égard aucune difficulté. Bien que ce malade allât bien, je ne le considère pas comme *guéri*. Ces cas de rétrécissement avec ulcération sont très-sujets aux récidives, et je ne doute pas que, s'il se néglige, il nerevien ne dans un état pire encore.

Emma W., âgée de 27 ans, mariée avec enfants, me fut envoyée à l'hôpital Saint-Marc par le docteur Simpson, de Old Kent Road, le 28 novembre 1870. Depuis quelques années, elle avait un dérangement intestinal et éprouvait beaucoup de douleur et de difficulté pour aller à la selle ; elle avait des pertes abondantes de sang et de pus. C'était une femme très-blonde, avec des cicatrices scrofuleuses au cou ; il n'y avait pas d'antécédents syphilitiques. En l'examinant, je vis en dehors de l'anus plusieurs hémorrhoïdes externes dures, gonflées et aussi l'orifice d'une fistule. Un rétrécissement très-serré existait à la hauteur d'environ un pouce et demi dans l'intestin ; le trajet fistuleux s'ouvrait au-dessous du rétrécissement et plus près de l'anus. Le rétrécissement de l'intestin était linéaire et très-marqué ; aussi donnai-je à la malade du chloroforme ; je fis pénétrer peu à peu mon doigt dans la portion rétrécie et l'incisai très-légèrement en cinq ou six endroits de la circonférence de l'intestin. Je la dilatai ensuite un peu plus avec le doigt. La malade fut ensuite mise au régime du lait et des œufs : elle était tellement faible que je fus obligé de lui permettre un peu d'eau-de-vie, car elle avait, dans les derniers temps, eu recours aux stimulants, à cause de son manque d'appétit. Chaque soir, elle prenait un lavement de liqueur sédative d'opium dans de l'eau d'amidon, et tous les deux jours une bougie était introduite avec douceur. Au bout d'une semaine, je dilatai le rétrécissement ; elle rendait presque chaque jour une grande quantité de matières fécales, comme si son côlon en était rempli ; cela retarda sensiblement les progrès de la guérison, mais à la fin elle parut dégagée, et, au bout de trois semaines, l'ulcération allait mieux et le rétrécissement ne pouvait se sentir. Après cinq semaines, l'ulcération était presque guérie : j'incisai la fistule; la malade alla ensuite fort bien, d'autant mieux qu'elle commençait à se dégoûter du régime lacté et que je cédai à ses instances et lui accordai une nourriture plus substantielle. Elle quitta l'hôpital, car elle faisait faute chez elle, presque entièrement guérie. Elle est venue dernièrement me voir comme malade du dehors, et j'ai trouvé que l'ulcération demeure cicatrisée, mais le rétrécissement, par suite de l'abandon des bougies, est revenu à un faible degré.

Je ne rapporterai plus qu'une observation.

M. E., gentleman de 27 ans, me demanda mes soins, il y a environ cinq ans, pour une fissure d'origine syphilitique : elle était très-rebelle et ne cédait pas au traitement général. Avant de venir me trouver, il avait été traité par un chirurgien très-compétent, qui avait épuisé tous les remèdes susceptibles d'améliorer son état, de sorte que je proposai aussitôt la division du sphincter, que je pratiquai, et le malade guérit promptement. Après être demeuré guéri pendant environ quatre ans, il se fatigua violemment en faisant du vélocipède, et bientôt après il commença à souffrir pendant la défécation ; il me consulta de nouveau. En l'examinant, je trouvai qu'il avait une ulcération de l'intestin à un pouce au-dessus de l'anus, sur le côté opposé à l'ancienne fissure. Il n'avait pas, à ce moment, d'accidents syphilitiques, mais, me rappelant ses antécédents, je le soumis à un traitement anti-syphilitique, en même temps que j'employai des moyens locaux : cependant il n'allait pas mieux. Je lui conseillai alors de garder le lit et de commencer le régime lacté ; en une quinzaine la plaie était entièrement cicatrisée. Il reprit alors, malgré mes conseils, sa nourriture ordinaire et retourna à ses affaires, et, au bout d'un mois, il revint me voir avec son ulcération aussi étendue que jamais ; bien averti cette fois, il se mit de lui-même au repos et à la diète lactée, et la plaie guérit, mais cette fois plus lentement ; elle demeurait blafarde et eut besoin, pour bourgeonner, d'être plusieurs fois stimulée avec le sulfate de cuivre; cependant, en six semaines il se rétablit pour la seconde fois, et mettant à profit son ancienne imprudence, il se soigna. S'il continue à le faire, suivant toutes probabilités, il se maintiendra dans cet état de santé.

Je pourrais rapporter d'autres observations prises à l'hôpital, dans lesquelles le repos et la diète lactée ont réussi admirablement, mais ces malades restent rarement en traitement pendant une durée assez longue pour obtenir une guérison durable ; dès qu'ils vont mieux, ils retournent travailler ou soigner leurs familles : aussi ai-je été plusieurs fois fort désappointé de voir, dans un cas qui donnait les plus belles espérances, une récidive avoir lieu quand le malade était sorti de l'hôpital.

L'ulcération provoque assez fréquemment une telle irritabilité de l'intestin que, ni les lavements, ni les suppositoires, ni les pommades ne peuvent y être retenus ; aussitôt que quelque chose est introduit dans le rectum, il se produit des efforts d'expulsion, sur lesquels le malade ne peut rien, et qui persistent jusqu'à ce que l'intestin se soit débarrassé. Cet état fatigue beaucoup le malade et déconcerte le chirurgien — mais j'ai observé que le bismuth et la poudre de charbon, pris à l'intérieur pendant quelques jours, viennent à bout de cette irritabilité excessive et le rectum supporte ensuite beaucoup mieux l'application des moyens locaux. Entre tous ces moyens, les suppositoires au sous-acétate de plomb, à la belladone et à l'opium peuvent rendre de très-grands services ; comme pommade j'emploie le sous-nitrate de bismuth et l'opium en poudre incorporés dans de la pommade de fleurs de sureau : cette préparation paraît être très-sédative et calme la douleur d'une manière remarquable.

Les ulcérations légères et récentes de l'intestin peuvent quelquefois être traitées avec succès par le repos absolu et l'usage de lavements ou de suppositoires astringents et opiacés. Je crois que les suppositoires sont souvent très-utiles : j'en emploie de préparés avec le beurre de cacao et l'axonge ou l'onguent de blanc de baleine auquel l'on incorpore de l'opium, de la morphine ou de la belladone et les astringents suivants : Tannin, sulfate de zinc, oxyde de zinc, tartrate de fer, bisulfate de fer, calomel, plomb, etc. Le malade peut aisément les introduire au moyen d'un petit instrument en os analogue au pétard dont s'amusent les enfants. J'emploie toujours aussi ces petits tubes pour introduire les pommades. MM. Maw et fils, d'Aldersgate-street, les vendent. En général, je n'ai pas trouvé que les injections astringentes fussent aussi utiles, mais quelquefois elles conviennent merveilleusement.

Mon ami M. William Chapton m'envoya récemment un gentleman, qui était atteint d'une ulcération très-vasculaire de la paroi dorsale du rectum à une hauteur d'un pouce et demi. Nous le vîmes ensemble et aperçûmes très-nettement la plaie ; le malade accusait des pertes sanguines et une sensation sourde de brûlure ; l'affection était évidemment de date récente. Il employa, sur nos conseils, le lavement au sulfate de zinc et à la teinture d'opium et se reposa le plus possible ; l'ulcération fut entièrement cicatricée dans un temps remarquablement court. J'ai très-souvent échoué en employant précisément la même solution, et je pense que ce cas guérit parce qu'il fut traité tout à fait au début. Aujourd'hui je ne garde pas longtemps un malade sans employer le repos absolu et la diète lactée. J'essaie toujours de persuader à mon malade de garder la chambre aussitôt : je lui épargne ainsi, dans la suite, une grande perte de temps et beaucoup de souffrances.

J'ai dit que les ulcérations syphilitiques, lorsqu'elles appartiennent à la période tertiaire, sont extrêmement difficiles à guérir : je n'ai pas retiré beaucoup d'avantages des doses élevées d'iodure de potassium ou de bichlorure de mercure. Je crois que l'iodure de potassium et la salsepareille, longtemps continués, finissent par faire du bien. Je conseille toujours l'extrait liquide préparé d'après la formule du squire (1). Je suis obligé d'avouer que ces cas ne se terminent généralement pas bien. Le traitement le plus soigneusement observé et le mieux conçu échouera plus souvent qu'il ne réussira par suite de la production d'abcès *nouveaux* et du *retour* de l'ulcération : je rapporterai quelques cas à l'appui de ce fait spécial.

Marie A., âgée de 25 ans, ouvrière; pas d'enfants vivants; entrée à l'hôpital Saint-Marc, le 17 avril 1865. Il y a deux ans, elle fut atteinte d'ulcération syphilitique de l'intestin et eut une éruption

(1) Voici la formule à laquelle il est fait allusion :

Salsepareille		500	grammes.
Racine de réglisse / Racine de sassafras	ãa	65	—
Mezereon coupé par tranches		25	—
Alcool à 100°		600	—

faites macérer pendant quatorze jours, puis filtrez. Évaporez le liquide au bain-marie jusqu'à 400 gr. ; ajoutez-y, pendant qu'il est encore chaud, 400 gr. de sucre et enlevez le tout du bain dès que le sucre est dissous (*Pocket formulary*, by H. Beasley, 9e édition, Londres, 1872, p. 151).

Cette formule se rapproche un peu de celle de l'essence concentrée de salsepareille.

généralisée; elle était alors dans cet hôpital et faisait partie du service de mon collègue M. Gowlland. Elle sortit très-améliorée, sinon tout à fait guérie. Mais, étant retombée malade, elle obtint son admission à Saint-Barthélemy, où, dit-elle, on lui fit une opération sur l'intestin; elle sortit au bout de neuf semaines, allant mieux, mais point encore rétablie ; depuis cette époque, elle a vu sa santé s'affaiblir graduellement et souffre beaucoup du rectum. En l'examinant, je trouvai une ulcération syphilitique et un rétrécissement de l'intestin; ces lésions remontaient si haut que le doigt ne pouvait arriver sur les tissus sains ; il y avait aussi deux fistules complètes s'ouvrant toutes deux près de l'anus par un orifice commun : aucune d'elles ne remontait au-dessus du rétrécissement. La malade avait une éruption de rupia, des douleurs périostiques nocturnes, et était arrivée à un état très-cachectique. Elle demeura dans mon service pendant quelque temps et prit une bonne nourriture, des doses élevées d'iodure de potassium et de quinquina, du vin, etc. ; le rétrécissement fut dilaté, ce qui la soulagea momentanément, mais elle ne sortit guère mieux qu'elle était venue. J'ai appris par son mari qu'elle mourut trois mois environ après être rentrée chez elle.

Madame H..., femme très-respectable, âgée de 35 ans et veuve, qui s'était trouvée antérieurement dans une bonne position de fortune, devint ma malade à Saint-Marc. Elle avait une syphilis tertiaire très-accentuée (gommes, ulcération de la voûte palatine avec nécrose des os, ulcération et rétrécissement du rectum) ; ces accidents existaient depuis plusieurs années. Elle avait très-fréquemment de la diarrhée, rendait une matière analogue au marc de café et n'avait que peu d'action sur ses selles. Cette malade vint dans mon service pendant des années, pour en sortir tantôt mieux, tantôt plus mal, mais sans jamais demeurer longtemps hors de l'hôpital. A la fin je la perdis de vue et elle alla en province. J'essayai tous les moyens que je pus imaginer, mais sans aucun profit, et je ne doute pas que sa maladie ne l'ait emportée.

M. N... me fut envoyé de New-York par un médecin américain, qui avait suivi ma clinique à Saint-Marc. J'ai le regret de confesser que j'ai entièrement oublié le nom de ce confrère. M. N... est malade depuis des années ; il m'avoue avoir mené une vie très-agitée. Il prit la syphilis et fut traité par le docteur Bumstead ; il suivit un traitement mercuriel, les accidents secondaires apparurent et maintenant il a la syphilis tertiaire. Il existe des exostoses apparentes sur les tibias et les clavicules, des douleurs dans les articulations et dans la tête, revenant plusieurs fois pendant la nuit; il a aussi des pustules de rupia. C'est un homme très-grand, d'apparence délicate, et il fume presque constamment. L'objet de sa venue était de savoir si je pouvais faire quelque chose pour son rectum. Il est généralement obligé d'aller à la selle plusieurs fois dans la matinée avant d'être soulagé, et il éprouve de vives douleurs ; il a des pertes abondantes, à tel point qu'il lui faut porter toujours une serviette, et il peut à peine retenir ses matières, particulièrement quand il se livre à quelque exercice. L'examen direct permet de constater, à l'extérieur de l'anus, quelques replis de peau tuméfiés, et, en se forçant, le malade fit sortir trois hémorrhoïdes internes. Le doigt introduit dans l'intestin rencontrait une ulcération qui en occupait presque toute la circonférence ; au-dessus du sphincter interne, il y avait quelques noyaux d'induration, et plus haut existait un rétrécissement tellement serré qu'il ne pouvait être franchi. Ce gentleman reçut mes soins pendant six mois environ, et retourna en Amérique très-soulagé, sans être guéri. Ce n'était pas un malade facile à mener ; il ne pouvait se résigner à essayer le régime lacté pendant longtemps, et, dès qu'il allait un peu mieux, il faisait trop d'exercice, fumait trop et buvait beaucoup, enlevant ainsi au traitement des chances sérieuses. Je dilatai avec soin et complétement la portion retrécie ; il prit des doses élevées (60 grains — 3 gr. 60 cent. — d'iodure de potassium dans de la salsepareille, trois fois par jour), et les symptômes de syphilis disparurent complétement. Quand il me quitta, il y avait encore une ulcération, mais il ne souffrait que très-peu, il avait appris à se passer une bougie lui-même, et je crois que, s'il se soigne, il peut aller fort bien pendant un certain temps : c'est là tout ce que je puis dire.

C'est dans le cas de fistule avec rétrécissement, quand la fistule s'ouvre au-dessus de la portion rétrécie, que le procédé de M. Luke, consistant à sectionner les tissus indurés au moyen d'une ficelle forte et d'un serre-nœud, est applicable. J'ai déjà décrit ce mode d'opération. J'ai seulement besoin de mentionner ici que la peau saine ne doit pas être comprise dans la ligature, sous peine de provoquer une vive douleur. Souvent la fistule est tellement profonde et les tissus à diviser sont si résistants qu'il serait hasardeux d'employer le bistouri. Malheureusement, en général, les orifices internes de ces fistules sont situés non pas au-dessus du rétrécissement, mais au-dessous. Un soulagement marqué, mais momentané, peut résulter de l'incision de ces trajets, pratiquée assez largement pour diviser le rétrécissement, mais je ne puis dire que j'aie vu ces avantages persister. J'ai souvent été remarquablement satisfait du résultat obtenu; un mois après l'opération, le malade quittait l'hôpital en rendant des selles bien moulées et jouissant d'un bien-être marqué ; mais au bout de six mois, j'étais vivement désappointé de trouver le rétrécissement plus serré que jamais ; la tendance au resserrement est si grande qu'elle rend inutiles tous nos efforts pour maintenir le canal dilaté, et très-souvent de nombreux abcès se forment et d'autres fistules apparaissent à la suite. Bien des cas de cette espèce ont été donnés comme « complétement guéris ; » une pratique étendue m'a convaincu que l'amélioration était éphémère.

J'ai à peine besoin de dire qu'après l'opération que je viens d'indiquer, et dans laquelle le rétrécissement et le sphincter sont divisés, de quelque manière que cette division s'opère, le malade aura de l'incontinence des matières fécales. En général, cela n'a pas d'importance, car l'incontinence existe plus ou moins avant votre intervention; mais si le sphincter agit encore, il vous vaut mieux dire à votre malade que l'action de l'intestin peut ensuite échapper à sa volonté, ou, il vous reprochera certainement d'être arrivé à un tel résultat. Dans les cas très-avancés d'ulcération avec rétrécissement, alors qu'il y a plusieurs fistules et que tout le rectum est pris, comme cela arrive fréquemment, la colotomie lombaire offre seule au malade quelque chance de salut. L'expérience m'amène à conclure que ce sont vraiment les cas pour lesquels la colotomie doit être recommandée. J'ai maintenant en vue trois malades qui ont été opérés il y a des années; je vis dernièrement une femme sur laquelle je pratiquai la colotomie en 1867 et elle continue à se porter parfaitement bien. Quatre de mes faits sont publiés dans le bulletin de l'hôpital Saint-Thomas pour l'année 1870; je les rapporterai en entier.

W. W. S... âgé de 33 ans, horloger, homme mince, petit, d'apparence efféminée, est atteint d'une affection du rectum depuis plus de sept ans. Au début il avait une fissure à laquelle succéda une petite fistule. Il était alors dans le service de mon ami le Dr Gowland et fut opéré à Saint-Marc; mais le résultat ne fut pas favorable : il s'ensuivit une ulcération et après un laps de temps considérable on s'aperçut qu'il s'était produit un rétrécissement du rectum. A cette période de l'affection, la santé générale du malade était si mauvaise qu'il était incapable de travailler et sujet à des faiblesses par suite de son extrême épuisement. C'était vers l'été de 1864. Il se mit alors entre les mains de mon ami et collègue M. T. Carr Jackson, qui, avec un traitement général tonique, fut assez heureux pour améliorer sa position. L'affection du rectum cependant demeurait toujours la même et M. Jackson m'adressa gracieusement le malade. Je trouvai qu'il avait un rétrécissement très-étroit, commençant à un pouce et demi de hauteur dans l'intestin; une petite bougie rectale du numéro 3 pouvait y être introduite avec quelque difficulté, et le malade avait pour habitude de s'en passer une de temps en temps, ce qui lui procurait un soulagement momentané.

Outre le rétrécissement, il existait une ulcération très-vaste, mais superficielle, comprenant presque toute la circonférence de l'intestin; il y avait aussi deux trajets fistuleux s'ouvrant d'une part à la marge de l'anus, remontant le long du rectum et communiquant avec lui au-dessus du point rétréci. Dans cet état de choses, je dilatai avec soin le rétrécissement, et, lorsque ce fut fait, j'incisai les trajets fistuleux en divisant largement le point rétréci : j'espérais, en agissant ainsi, que la fistule cicatriserait et que le rétrécissement serait grandement amélioré, sinon absolument guéri. En effet, longtemps après l'opération, il se trouva infiniment mieux, prit de la force et de l'embonpoint, et je m'applaudissais du résultat; mais sans cause appréciable, il se forma de nouveaux abcès que je fus obligé d'ouvrir et qui malgré tout formèrent des clapiers en différentes directions, si bien que les fesses étaient comme criblées de trajets fistuleux. Je puis dire que tout ce travail mit deux années à se produire. Le rétrécissement, malgré tous nos efforts, se resserra peu à peu au point de ne plus admettre une bougie; le malade était constamment obligé de se forcer et il rendait, avec beaucoup de douleur, une petite quantité de matières. Il était absolument incapable de continuer ses occupations et il était évident qu'il ne pourrait longtemps supporter les souffrances et les pertes continuelles qu'entraînaient tous ces abcès et ces fistules. Dans ces conditions (avec l'assentiment de M. Carr Jackson qui m'assista dans l'opération) je pratiquai la colotomie. Je dois remarquer que je ne pus arriver à injecter du liquide dans l'intestin pour le distendre avant l'opération.

Les difficultés s'augmentaient dans ce cas par suite de la conformation du sujet; comme il était petit et qu'il avait les os ilium très-développés, l'espace compris entre la crête et la dernière côte était étroit, si bien que les lèvres de la plaie ne pouvaient être écartées que difficilement. Il fut nécessaire, quand le côlon eut été découvert, de diviser le fascia lombaire en haut et en bas afin d'amener l'intestin à la surface de la plaie. Au moment que j'ouvris le côlon, il n'y eut pas d'écoulement de matières. Le lendemain l'intestin s'était vidé largement et il était passé beaucoup de matières solides. Le quatrième jour, la plaie paraissait réunie sur une grande étendue; mais au cinquième, le malade éprouva de vives douleurs, il eut beaucoup de troubles généraux et de frissons; le sixième jour, persuadé qu'il y avait une rétention des matières, j'enlevai toutes les sutures et détruisis les adhérences de la peau qui étaient résistantes; il s'écoula alors au moins une once de pus fétide et de sang; le fond de la plaie était blafard, bien que la peau se fût réunie par première intention; le malade fut aussitôt soulagé et alla bien jusqu'au neuvième jour, époque à laquelle il eut quelques évacuations considérables par la plaie; je me demandai où toutes ces matières pouvaient s'être accumulées, car elles remplissaient quatre vases de nuit. Ces évacuations abondantes le fatiguèrent beaucoup pendant quelques jours, mais il se remit sous l'influence des stimulants et d'un régime tonique. Le vingt-cinquième jour, il eut deux frissons et se sentit très-mal, la fièvre le prit, les troubles généraux furent marqués. Deux jours après, je trouvai du sphacèle à la partie la plus profonde de la plaie, et, avec une paire de pinces à pansement, j'attirai un lambeau de tissu mortifié qui mesurait cinq pouces de long sur deux pouces de large.

En l'examinant, je trouvai que c'était une portion de l'intestin, probablement l'S iliaque; les fibres musculaires se voyaient distinctement quand on l'eut lavé et le microscope confirma l'opinion que j'avais eue au premier abord.

Je ferai remarquer, en passant, la singulière prédisposition que montra ce sujet pendant sa maladie, à la mortification du tissu cellulaire; toutes ses misères paraissent avoir cette même origine. La peau cicatrisait rapidement et dans de bonnes conditions pendant qu'au-dessous le tissu cellulaire subissait une véritable fonte et qu'un abcès gangréneux se formait; dans beaucoup de cas d'ulcérations du rectum, j'ai observé la même tendance, et je suis d'avis que la mortification du tissu cellulaire est un des modes pathogéniques de cette affection. C'est de la même manière que s'établissent les fistules et qu'elles gagnent dans différents sens.

Après l'ablation de l'eschare, le malade se rétablit promptement, et, au bout d'un mois, la plaie des lombes était cicatrisée, à l'exception du point où était située l'eschare; le liquide injecté par ce trajet passait librement par l'anus. Le rectum ulcéré, délivré de l'irritation constante qu'entretenaient les matières fécales, revint à son état normal, et les plaies et les fistules des fesses cessèrent de suppurer. Il est inutile de prolonger cette histoire : le sujet vit encore, il est absolument bien et en état de se livrer à ses occupations. L'ulcération et les trajets fistuleux sont cicatrisés, et l'ouverture des lombes se maintient en bonne situation et permet le passage facile des matières solides. W. S... n'est que très-peu incommodé par son anus artificiel, son intestin fonctionne une fois par jour et un coussinet à air, en caoutchouc, empêche l'incontinence. Il n'y a que très-peu de procidence de l'intestin. J'observerai qu'il n'y avait pas d'antécédents de syphilis dans ce cas.

Jane P..., âgée de 54 ans, femme très-amaigrie et d'apparence délicate, entra à l'hôpital Saint-Marc, en février 1867, pour une constipation opiniâtre déjà ancienne qui aboutissait quelquefois à la rétention complète. Elle avait été dans plusieurs hôpitaux et avait obtenu un soulagement momentané à l'aide des laxatifs et des lavements. Elle était obligée à des efforts violents et éprouvait des douleurs abdominales déchirantes quand elle essayait de satisfaire ses besoins. Elle n'avait pas de vomissements. Il n'y avait pas d'écoulement de mucosités ou de sang avec les selles; du moins elle ne l'avait jamais observé. Elle avait rendu, sept jours avant son entrée, des fragments de matière, ayant environ le volume d'une noisette, mais sans éprouver de soulagement. L'examen par l'anus ne fit découvrir ni ulcération ni rétrécissement. L'abdomen était très-tendu et tympanisé ; il y avait cependant de la matité à la percussion dans la fosse iliaque gauche, et cette matité existait, quoique moins marquée, sur tout le trajet du côlon. Il n'y avait de tumeur distincte en aucun point de l'abdomen. Le flanc gauche paraissait quelque peu plus mat que le droit. Une bougie de cire bien ramollie fut introduite avec douceur, mais elle ne put aller plus loin qu'à huit pouces de l'anus ; à ce moment elle se recourba sur elle-même, bien qu'on ne put reconnaître aucun obstacle résistant ; un long tube flexible fut alors employé et j'injectai de l'eau lentement et avec précaution, en même temps j'essayai de faire cheminer le tube, mais sans y réussir, et l'eau revint aussitôt sans entraîner de matières. La question dans ce cas était de savoir où siégeait l'obstacle. Il fut convenu qu'on laisserait la malade en observation pendant quelques jours, en essayant encore les injections et en la tenant sous l'influence de l'opium. Elle fut ainsi traitée pendant cinq jours sans aucun résultat ; en fait, elle alla plus mal, son abdomen se tendit et devint plus douloureux. Elle avait du dégoût pour les aliments, des nausées, sans vomir cependant, et son intestin ne se dégageait pas. Mon opinion fut qu'elle avait un rétrécissement de nature cancéreuse siégeant probablement au niveau de l'S iliaque. Une seule chose était certaine, c'est que la malade ne pouvait vivre si l'on n'intervenait. Dans ces conditions, avec son consentement formel, je pratiquai une opération exploratrice du côté gauche de la région lombaire et je tombai sur un côlon distendu, par l'ouverture duquel s'écoula une quantité considérable de matières ; la malade se déclara aussitôt très-soulagée. Bien que la malade eût été ainsi arrachée à une mort cruelle, elle ne survécut que neuf semaines à l'opération et ne put jamais quitter sa chambre. Elle n'avait pas de douleurs aiguës, mais elle présentait les signes d'une péritonite subaiguë et ne pouvait prendre que fort peu de nourriture.

A l'autopsie, on trouva les intestins unis les uns avec les autres par de vieilles adhérences ; le péritoine était très-épaissi. Il y avait un rétrécissement considérable de l'intestin, en même temps qu'une ulcération presque circulaire, d'un pouce de diamètre, à dix pouces environ de l'anus. L'ulcération était profonde, avec un bord épais ; son fond était grisâtre et il s'était produit une petite perforation, mais il n'y avait pas d'épanchement de matières fécales, par suite des adhérences voisines; ces adhérences étaient molles, mais l'intestin se rompit quand on l'enleva, bien que l'on prît soin de l'enlever tout entier. Je noterai que l'autopsie ne fut faite que quarante-huit heures après la mort. L'ulcération ne parut pas être d'origine cancéreuse. Il n'y avait aucun engorgement des glandes intestinales, ni aucune autre ulcération. Les organes de l'abdomen furent tous examinés. Il n'y avait pas d'antécédents syphilitiques ni de prédisposition héréditaire au cancer.

Marie C.., âgée de 24 ans, mariée, sans enfants vivants; elle avait un rétrécissement de l'intestin et une ulcération étendue que je soupçonnai être de nature syphilitique. Le pourtour de l'intestin était ulcéré et il y avait un épaississement marqué des tissus, mais sans beaucoup d'induration. Le rétrécissement était à portée du doigt et donnait la sensation d'une bride dure faisant le tour de l'intestin. Avec un peu d'insistance le doigt le franchissait. Les antécédents syphilitiques n'étaient pas absolument nets; mais elle avait eu plusieurs fausses couches et son dernier enfant était venu vivant, mais n'avait survécu que quelques semaines, et c'était un enfant délicat et malingre. Elle était mariée depuis cinq ou six ans. Son mari avouait avoir eu des chancres, mais il n'avait jamais présenté d'accidents secondaires. Elle n'avait point d'éruption, mais elle était sujette à des maux de gorge; cependant il n'existait aucun symptôme apparent quand je la vis pour la première fois. Cette malade resta en traitement fort longtemps. Elle prit assez de mercure pour avoir des accidents, et aussi des doses élevées d'iodure de potassium, mais sans obtenir aucune amélioration. Le rétrécissement du rectum devint plus marqué, malgré tout ce que je pus faire. J'eus recours aux bougies que je laissai en place quelques jours à différentes reprises, et j'incisai avec un fort bistouri la bride constituant le rétrécissement en cinq ou six points du pourtour de l'intestin (mode de traitement que j'ai trouvé très-utile en beaucoup d'occasions) et je fis ensuite une dilatation modérée; mais rien ne réussit. L'ulcération perfora la cloison recto-vaginale. La malade éprouvait de vives douleurs et avait des alternatives de constipation et de diarrhée qui l'épuisaient beaucoup. Au bout de deux ans passés dans cet état, je proposai la colotomie pour faire cesser les douleurs et aussi pour donner à l'ulcération plus de chances de cicatriser. La vie était tellement à charge à la pauvre femme, qu'elle était disposée à consentir à tout, et l'opération fut pratiquée en novembre 1867.

Je fis une incision oblique. Le côlon fut aisément découvert, car la malade était amaigrie et en outre je pus injecter l'intestin avec de l'eau tiède, de manière à le distendre; dès que l'intestin fut ouvert, l'eau s'échappa en abondance. La malade ne présenta aucun symptôme fâcheux, et la plaie était guérie en trois semaines. Quatre mois après l'opération, elle avait gagné dix livres en poids et se trouvait absolument bien comme santé générale et parfaitement en état de vaquer à ses occupations. L'ulcération se cicatrisa sur une grande étendue sans qu'elle prît aucun remède, mais le rétrécissement persista à un degré marqué.

Au bout de dix mois, la malade partit pour l'Amérique. Elle avait depuis quelque temps cessé de s'occuper de son rétrécissement; elle était très-satisfaite de son état et craignait de se rendre plus malade. Avant son départ d'Angleterre, l'ulcération s'était entièrement cicatrisée et la perforation de la cloison recto-vaginale s'était oblitérée spontanément. L'anus artificiel fonctionnait parfaitement et la seule chose qui l'ennuyât était de temps en temps un prolapsus de l'intestin après une selle. Elle pouvait toujours le réduire; et quand le coussin à air était en place, le prolapsus ne se produisait pas. Elle s'arrangeait en général pour aller à la selle tout d'abord le matin en se levant, et ensuite elle se lavait bien avec de l'eau chaude, ce qui la mettait absolument à l'aise.

J'ai eu récemment des nouvelles de cette malade : elle continue à se bien porter.

William F..., âgé de 26 ans, commis de banque, souffre depuis longtemps d'une fistule et a déjà été opéré deux fois, mais sans résultat favorable. C'est un homme pâle, ayant l'aspect d'un phthisique, avec de mauvais antécédents dans sa famille : sa mère et un frère sont morts de phthisie. Il souffre beaucoup, a de l'incontinence des matières et par moment un ténesme douloureux. Il ne tousse pas et n'est pas sujet à s'enrhumer. Les poumons paraissent sains. Il existe une cicatrice considérable commençant à un pouce et demi du côté gauche de l'anus, et deux trajets fistuleux y aboutissent. Il y a une autre fistule du côté droit. En examinant l'intérieur du rectum, on rencontre un rétrécissement serré que le doigt ne peut franchir. Une ulcération occupe tout le pourtour de l'intestin ; les fistules remontent à une certaine distance et s'ouvrent dans l'intestin ; quand il a beaucoup de ténesme, les matières liquides y passent. Ce malade demeura en traitement plus d'un mois sans autre résultat qu'un soulagement momentané, et à la fin, pour faire disparaître les vives douleurs qu'il éprouvait, je lui pratiquai la colotomie en novembre 1868. Pendant six ou sept mois il se trouva beaucoup mieux. A cette époque, il eut une hémoptysie grave à la suite d'une bronchite, et mourut de phthisie neuf mois après l'opération.

Il n'est pas rare de voir des cas d'ulcération tuberculeuse avec rétrécissement du rectum, et généralement ils s'accompagnent d'une fistule. J'étais très-peu disposé à opérer ce malade, n'espérant pas un résultat aussi favorable que celui que j'obtins, mais les souffrances continuelles et l'état où il se trouvait et que rien ne pouvait rendre pire, m'engagèrent à intervenir dans le but de lui procurer au moins un soulagement momentané. Pendant six mois, il se trouva très-notablement soulagé : il pouvait se promener et jouissait de la vie mieux qu'il ne l'avait fait avant. Dans ces conditions, je crois que je serais porté à opérer plus tôt.

Il est malheureux qu'on ne puisse souvent persuader les malades de se soumettre à la colotomie avant qu'ils soient tout à fait à l'article de la mort ; ils ont une répugnance naturelle à accepter l'idée d'avoir, pour le reste de leur existence, une ouverture dans la région des reins et ils repoussent l'opération jusqu'à ce qu'il soit trop tard. Mon opinion personnelle est que cette opération peut être considérée non pas seulement comme palliative, mais comme curative ; avec le temps, j'en suis convaincu d'après les cas que j'ai suivis, le rectum revient presque entièrement à son état normal. Pendant que les matières ne le traversent pas, l'ulcération se cicatrise et le rétrécissement peut être dilaté ; les fistules se ferment aussi spontanément dans quelques cas. Si vous pouviez assurer les malades que, le rectum redevenu libre et l'ulcération guérie, vous arriverez à fermer l'orifice lombaire, beaucoup sans doute accepteraient volontiers l'opération, mais c'est justement ce que l'on ne peut garantir. J'ai l'année dernière essayé d'oblitérer cet orifice lombaire chez une malade de l'hôpital, et l'opération n'a pas réussi. Dans ce cas, le rectum de la malade était redevenu complétement libre, il n'y avait ni ulcération ni rétrécissement, et quelque temps avant, j'avais incisé un trajet fistuleux qui s'était complétement cicatrisé. La malade avait souvent rendu quelques matières par l'anus, mais d'ordinaire elles passaient toutes par les lombes. Très-satisfait que l'intestin fût absolument dégagé au-dessous de l'orifice lombaire, je procédai à l'opération de la manière suivante : je détachai avec soin le côlon de ses adhérences avec la peau et les tissus avoisinants ; je trouvai cette tâche plus facile que je ne l'avais cru ; quand l'intestin fut ainsi rendu libre, il s'enfonça aussitôt à une profondeur considérable ; je le saisis avec quelque difficulté, avivai obliquement les bords de l'orifice et je crois que j'arrivai à affronter les surfaces vives dans toute l'étendue de sa circonférence. Je fis une suture continue avec le *cat-gut* phéniqué. Je ne réunis pas l'ouverture extérieure. (En cela, je le vois maintenant, je commis une faute.) Je maintins la constipation pendant dix jours, et alors je sollicitai doucement l'intestin à agir à l'aide d'une petite dose (une drachme ou 4 grammes) d'huile de castor donnée trois fois par jour. A la quatrième dose, je fus enchanté de trouver qu'il y avait eu une selle abondante par l'anus et que rien ne paraissait être sorti par les lombes. Trois jours après, je rafraîchis les bords de la plaie cutanée et la fermai complétement avec une suture profonde. Cette plaie ne cicatrisa pas dans toute son étendue, et il resta près de la ligne des apophyses épineuses une ouverture pouvant admettre une sonde du n° 10. Nous eûmes à ce moment quelques difficultés avec l'intestin; j'administrai des lavements avec beaucoup de prudence, mais sans résultat, et, ne désirant pas avoir de matières trop volumineuses ou dures, je donnai des doses plus fortes d'huile de castor ; l'intestin se vida alors largement, et, à mon grand désappointement, des matières liquides s'échappèrent par les lombes. Cet état de choses a continué : la malade rend des matières par l'anus, mais aussi par l'orifice lombaire. Voici ce que je crois être arrivé : la plaie de l'intestin ne s'est pas entièrement cicatrisée et les matières sont passées dans une cavité formée entre le côlon et les muscles des lombes.

Je sais qu'il existe une cavité parce que je puis introduire une sonde dans l'orifice lombaire et la promener tout autour dans une étendue de trois ou quatre pouces. J'ai l'intention de désunir la première plaie que j'ai faite à la région lombaire, *d'essayer* de saisir l'intestin et de trouver l'orifice qui donne ; je l'aviverai de nouveau et réunirai complétement les bords. Cette opération m'a encouragé à certains points de vue, mais à d'autres elle m'a désappointé. La malade est un peu dégoûtée, pour le moment, de toute intervention opératoire, et elle est allée en province refaire sa santé. Je compte qu'à son retour elle me laissera encore essayer de fermer l'orifice qui persiste (1).

Comme je parlais un jour de cette malade à mon ami M. Bryant, il me dit qu'il avait obtenu le même résultat que moi, dans un cas où il avait essayé de fermer un orifice fistuleux situé dans l'aine droite, sans avoir pu encore réussir. Je n'ai pas beaucoup d'espoir à ce sujet, car j'ai eu dans mon service des cas d'abcès pelviens ouverts d'une part dans le cœcum ou près de lui dans le côlon, et d'autre part dans l'aine droite; j'ai très-largement ouvert la cavité abdominale, mais je n'ai pu réussir à amener l'oblitération de l'orifice intestinal. Une jeune fille, présentant cet ensemble de lésions, était dernièrement dans mon service à Saint-Marc, mais je ne pus améliorer son état. Mon collègue M. Alfred Cooper soigna il y a quelques années un malade portant dans l'aine gauche une fistule stercorale, qui se compliquait de rétrécissement et d'ulcération syphilitiques du rectum, et il fut assez heureux pour obtenir un succès en ouvrant largement la cavité qui s'était formée entre l'intestin et l'aine; le bourgeonnement amena l'oblitération de l'orifice que présentait le côlon. Ce fut le souvenir de ce cas qui m'encouragea, mais je crains qu'on ne puisse toujours espérer un résultat aussi favorable.

(1) Je n'ai pu réussir à persuader à cette malade de me laisser essayer de fermer l'orifice lombaire. Elle rend la plupart de ses matières par l'anus; mais, il s'en échappe encore une petite quantité par la région lombaire, surtout après un laxatif. Elle se trouve si à l'aise qu'elle préfère rester dans son état actuel plutôt que de courir de nouveaux risques. (*Note de l'auteur.*)

CHAPITRE XI

Rétrécissements du rectum.

Leurs causes. — Rétrécissement spasmodique. — Traitement. — Hémorrhagie après la dilatation forcée. — Emploi des bougies. — Tendance aux récidives. — Désordres produits par la bougie. — Rétrécissement d'origine syphilitique. — Traitement après la dilatation.

Le rétrécissement du rectum sans ulcération est une affection quelque peu rare. Il n'est pas difficile de comprendre comment un rétrécissement se produit après une ulcération ou en même temps qu'elle. L'épaississement des tissus et les rétractions inévitables qui résultent des essais du processus réparateur doivent diminuer le calibre du conduit, mais il n'est pas aussi aisé de voir comment ou pourquoi un rétrécissement s'établit *per se*. Le rectum est un canal suffisamment large (il n'est pas comme l'urèthre où un obstacle très-petit suffit pour amener une oblitération presque complète) et un gonflement considérable peut se produire sans causer d'obstruction marquée.

Nous pouvons peut-être supposer que l'inflammation du tissu sous-muqueux provoque la formation d'un dépôt plastique, et qu'en dehors de l'inflammation, ou comme conséquence, il y a un spasme. Je suis sûr que c'est souvent le cas ; j'ai vu des rétrécissements du rectum tellement serrés que je ne pouvais introduire le bout de mon petit doigt, mais quand les malades étaient complétement sous l'influence du chloroforme, je réussissais à passer facilement un ou deux doigts.

Comment l'inflammation et le gonflement ont-ils débuté dans le tissu cellulaire? Il est difficile de le dire. La constipation chronique peut en être une des causes. Les efforts destinés à évacuer le contenu de l'intestin poussent la partie supérieure du rectum dans la partie inférieure, en produisant une intusussception, et le rectum se trouve alors saisi par les sphincters musculaires, ce qui peut être le point de départ de l'irritation.

J'ai pensé, dans quelques cas, que la pression prolongée de la tête de l'enfant pendant le travail avait été la cause déterminante, par suite de la contusion subie par l'intestin (1).

Il est également possible que l'inflammation soit provoquée par le passage de matières sèches, durcies, bien que sans doute cet état puisse persister pendant des années — comme cela arrive souvent chez les vieilles gens — sans produire de rétrécissement.

J'ai vu un cas dans lequel l'usage fréquent et peut-être un peu violent d'une canule de seringue produisit un rétrécissement. Le sujet était une vieille dame qui, pendant des années, avait pris un lavement chaque jour. Elle ne souffrait pas au début de constipation, mais on lui avait recommandé les lavements et à la fin elle ne pouvait aller à la selle sans leur secours. Je pensai, dans ce cas, qu'il n'était pas improbable que le passage de ce tube en os eût été la cause déterminante du gonflement inflammatoire de l'intestin.

Peut-être dira-t-on que c'est par pure hypothèse que j'ai regardé l'inflammation comme la cause des exsudats se montrant dans la paroi de l'intestin. Je dois avouer que cela est vrai, car je n'ai jamais réussi à constater que des symptômes déclarés d'inflammation eussent précédé le rétrécissement. J'ai constamment demandé aux malades s'ils avaient, à un moment, eu de la douleur, une sensation de brûlure, de la diarrhée, de la dysentérie, ou un écoulement purulent par l'intestin, et la réponse, le plus ordinairement, a été négative. D'un autre côté, j'ai vu des cas de proctitis ayant duré longtemps, surtout chez les gens âgés, et qui n'étaient point suivis de rétrécissement. Les signes habituels du rétrécissement sont les efforts nécessités par la défécation et les difficultés de cet acte. Vous voyez noter dans certains ouvrages que les matières sont minces, allongées, comme une petite corde. D'après ce que j'ai observé, il n'en est pas ainsi dans le rétrécissement vrai ; le spasme du sphincter, l'hypertrophie de la prostate et les tumeurs du bassin

(1) J'ai vu également un cas où les fatigues d'un accouchement laborieux pouvaient seules être invoquées pour expliquer la production du rétrécissement. J'aurai plus loin à revenir sur l'histoire de cette malade que j'opérai par la rectotomie externe.

donnent plus fréquemment lieu à ces selles formées de matières aplaties et comme laminées. Le signe le plus caractéristique, suivant moi, est l'évacuation de matières agglomérées en boules petites et nombreuses ; avec elles alternent des matières qui ne sont pas moulées et qui souvent sont presque liquides. Les pertes, dans le rétrécissement simple, ressemblent à du blanc d'œuf ou au frai de poisson ; elles accompagnent la première selle. Il n'y a pas de ces pertes analogues au marc de café qui se voient si fréquemment dans l'ulcération, il n'y a pas non plus la diarrhée du matin qui se rencontre dans cette maladie. Il y a rarement une sensation de douleur dans l'intestin lui-même, les symptômes sont rapportés généralement à des points plus ou moins éloignés, notamment à la verge, au périnée, au dos, aux cuisses, au-dessous des fesses, et quelquefois à l'estomac. Heureusement les rétrécissements du dernier segment de l'intestin sont généralement situés en un point qui permet de les toucher ou de les voir, mais quelquefois ils se rencontrent dans l'S iliaque ou plus loin encore de l'anus. Dans ces cas, il est de la plus haute importance de reconnaître d'une manière sûre le siége de l'obstruction, mais c'est une question que je n'envisagerai pas ici.

Pour ce qui est des rétrécissements du rectum qui seraient produits exclusivement par un spasme musculaire, je n'ai jamais vu un cas dans lequel j'aie trouvé qu'il y eût *seulement* du spasme. Je ne nie pas qu'il puisse s'en rencontrer, mais ce me paraît être peu probable, et je suis persuadé que, dans beaucoup de ces rétrécissements qualifiés de spasmodiques, il n'y avait en réalité pas de rétrécissement du tout. L'opérateur a été induit en erreur, parce que la bougie dont il se servait s'était logée dans un repli de l'intestin ou appuyait contre le promontoire du sacrum. Si vous avez quelques doutes sur l'existence d'un rétrécissement, vous devez employer une canule à lavement longue et très-flexible, et, après l'avoir introduite, injecter une certaine quantité de liquide, de manière à distendre l'intestin et à faire cesser toute intussusception de la partie supérieure du rectum. Celle-ci, à mon sens, a souvent été confondue avec un rétrécissement, car, à moins que la bougie ne s'engage *directement* dans l'*orifice* de la portion d'intestin qui est descendue, elle butte dans le sillon qui existe tout autour, en forme de cul-de-sac, et ne peut arriver à passer. Je me suis moi-même convaincu en plusieurs occasions que l'erreur de diagnostic n'avait pas d'autre cause.

Il existe sans doute bien des cas de rétrécissement dans lesquels le dépôt plastique est peu marqué et où le spasme joue le rôle principal; et il y en a, d'autre part, où l'obstruction est très-considérable, et le spasme très-faible. Un malade de mon service, à Saint-Marc, avait un rétrécissement tellement étroit que je ne pouvais y faire entrer le bout de mon petit doigt; en mettant ce malade sous l'influence du chloroforme, je pouvais introduire deux doigts sans difficulté.

Je rapporterai maintenant un fait qui met en lumière quelques points importants de cette affection.

M. R., âgé de 35 ans, homme frêle, brun, d'un tempérament bilieux, est né dans l'Inde, a été élevé en Angleterre et est retourné dans l'Inde vers l'âge de dix-sept ans; il y est resté jusqu'à ces dernières années. Il a eu plusieurs fois la dysentérie, mais pas très-grave, et il a fréquemment été atteint des diarrhées du pays. Il s'est plaint depuis des années d'une douleur dans la verge, vive par moments, augmentant pendant la miction qui se fait quelquefois goutte à goutte; à différentes reprises, il a eu une rétention de courte durée. Il attribue ces accidents à une gonorrhée mal traitée qu'il prit là-bas; elle fut suivie d'une fissure du rectum dont il fut guéri par un médecin indigène; le traitement consista en l'application d'une poudre caustique qui produisit une eschare, après la chute de laquelle la plaie se cicatrisa, et il n'éprouva plus de douleur. Il vint en Angleterre pour consulter; les symptômes qu'il présentait étaient de la constipation, un écoulement de sang par l'intestin, de la douleur pendant la défécation; la marche un peu prolongée déterminait une douleur vive à la verge et au périnée. Les rapports sexuels n'étaient pas douloureux, mais il éprouvait ensuite dans l'anus une sensation pénible et sourde. Il était, depuis trois ans, entre les mains de médecins et de chirurgiens de Londres. Il avait été fréquemment sondé parce qu'on craignait une pierre; un chirurgien éminent l'avait opéré d'hémorrhoïdes et un autre également éminent de sa fissure, qui s'était reproduite après l'ablation des hémorrhoïdes. Sa vie, disait-il, n'était qu'une suite de tourments; et tout ce qu'on faisait pour le soulager réussissait seulement à le rendre plus malade. Je n'ai pas besoin de dire que, la première fois qu'il vint me trouver en quittant le chirurgien qui l'avait traité, j'apportai le plus grand soin à mon examen. Il n'avait ni rétrécissement ni pierre ; sa prostate était sensible, mais non hypertrophiée ; il n'avait pas de pertes séminales nocturnes ; son urine était normale, sauf quelques filaments qui y flottaient ; il n'avait pas de mauvaises habitudes, — ne fumait et ne buvait pas. Il souffrait ordinairement de constipation, mais il avait par moment des crises de diarrhée. Les matières étaient peu abondantes et formaient comme des boules. Il faisait toujours beaucoup d'efforts en allant au cabinet et ne se sentait jamais entièrement soulagé ; par moments, il constatait sur les matières la présence de pus. En examinant le rectum avec le doigt, je ne pus découvrir que quelques petites excroissances au voisinage de l'anus ; c'étaient sans doute les traces des hémorrhoïdes. Après lui avoir fait prendre un lavement, je le plaçai sur le ventre, avec le bassin bien élevé ; j'introduisis un long spéculum en verre. J'aperçus alors nettement, environ à cinq pouces de l'anus, un rétrécissement annulaire ; la partie rétrécie tranchait sur le reste de l'intestin par sa couleur qui était plus pâle. Retirant le spéculum, j'introduisis le doigt, et, invitant le malade à pousser violemment, je reconnus le rétrécissement et pus à peine engager dedans le bout du doigt. J'essayai alors de passer une bougie d'un calibre que je jugeais en rapport avec le rétrécissement, mais je ne pus y arriver, car la portion rétrécie semblait remonter au-devant de l'instrument. Je laissai le malade tranquille pendant quelques jours, et alors, employant une bougie plus petite, j'arrivai à l'introduire ; quand elle pénétra dans le rétrécissement, il y eut un spasme tel que l'instrument fut serré aussi étroitement que l'est souvent la sonde dans les rétrécissements spasmodiques de l'urèthre ; je ne laissai la bougie qu'une minute. En peu de temps, je parvins à passer une bougie plus volumineuse, mais le spasme était très-rebelle et reparaissait à la moindre excitation ; aussi, lorsque je ne pouvais introduire l'instrument du premier coup, il était inutile de continuer ; en effet, le malade se trouvait plus mal si j'insistais. Le traitement dura trois grands mois ; à la fin de cette période, le rétrécissement était largement dilaté ; le malade n'avait pas de douleur à la verge ; il urinait largement ; son intestin fonctionnait régulièrement et sans difficultés ; le malade prenait de la force et de l'embonpoint, et reconnaissait tout le premier qu'il n'avait jamais été aussi bien depuis des années. Il apprit ensuite à se passer lui-même les bougies et retourna dans l'Inde. S'il prend les précautions nécessaires, je ne vois pas pourquoi il y aurait récidive.

Ce fut de tous les cas que j'aie jamais vus, un de ceux qui s'approchèrent le plus du rétrécissement spasmodique vrai, mais il y avait une petite part à faire à l'hypertrophie de l'intestin. L'histoire de ce malade apprenait qu'il avait autrefois été atteint de diarrhée et de dysentérie, ce qui, suivant toute probabilité, avait modifié les conditions normales du rectum. Ce cas montre aussi les symptômes spéciaux que l'on rencontre quelquefois dans le rétrécissement du rectum ; ils ne sont pas difficiles à expliquer quand on se rappelle le mode d'innervation de la région. Les nerfs honteux, sacrés antérieur et postérieur, venant du plexus lombaire, se rendent à la partie inférieure du rectum, au fond de la vessie, aux environs de la prostate et de la verge ; aussi la douleur dans la verge, des difficultés de la miction, et même la rétention d'urine peuvent-elles exister sans aucune lésion de ces organes. La rapidité avec laquelle le malade vit disparaître ces accidents prouve d'une manière concluante sous quelle dépendance ils se trouvaient. Je puis mentionner que le seul traitement employé en dehors des bougies consista en un laxatif léger, de temps en temps, et l'usage des toniques.

Traiter cette affection par la dilatation modérée, c'est, suivant moi, adopter la méthode la meilleure. Je dis *modérée* à dessein, car je suis sûr que plus cette idée sera gravée dans l'esprit du chirurgien, mieux ira le malade. Je n'admets pas la dilatation forcée, excepté dans quelques cas très-spéciaux. J'ai vu des hémorrhagies graves suivre l'emploi du dilatateur de Todd. C'est un instrument qui demande à être employé avec de grandes précautions, et il doit être recouvert d'une gaîne en caoutchouc destinée à l'empêcher de déchirer la muqueuse quand on le retire ; sans cette précaution, le chirurgien peut éprouver beaucoup de difficultés pour l'enlever, et léser gravement le rectum. Je pense que ce dilatateur convient seulement pour les rétrécissements voisins de l'anus ; quand l'obstruction siége un peu haut dans l'intestin, il est fort dangereux (1).

(1) Une péritonite mortelle a pu, dans quelques cas, suivre l'emploi des dilatateurs spéciaux, mais il ne faut pas oublier que semblable accident a été produit

Il y a quelques années, une jeune femme se trouvait à l'hôpital Saint-Marc pour un rétrécissement, sans ulcération, situé à trois pouces environ de l'anus. Ce rétrécissement avait été produit par des applications d'acide nitrique concentré dans un cas de procidence. Le dilatateur de Todd fut employé, mais non pas brutalement et sans précautions ; il n'y eut pas d'écoulement de sang quand l'instrument fut retiré ; peu de temps après l'opération, la malade se sentit défaillir et une grande quantité de sang s'écoula au moment où elle allait à la selle. Les symptômes suivants firent alors leur apparition : il n'y eut pas encore d'hémorrhagie extérieure pendant un court espace de temps ; la malade avait alors la sensation de quelque chose qui coulait dans l'intestin ; puis apparurent des douleurs de ventre, s'accompagnant de borborygmes ; aussitôt après, elle éprouva un besoin irrésistible d'aller à la selle, et elle rendit une quantité de caillots, et de sang liquide, tant artériel que veineux ; elle s'évanouit alors et l'hémorrhagie s'arrêta, mais pour recommencer dès que la malade reprit ses sens. Je n'ai pas le moindre doute qu'elle serait morte si elle était demeurée sans soins. Quand l'interne m'envoya chercher, on avait injecté de l'eau glacée et administré de l'eau-de-vie en abondance, sans aucun résultat. La malade était dans un collapsus complet et sans pouls. Je tamponnai immédiatement le rectum avec un gros morceau d'éponge que je fis pénétrer de force dans le rétrécissement de manière à ce qu'une portion le dépassât et que l'autre demeurât dans la portion rétrécie ; au-dessous j'entassai du coton ; l'hémorrhagie s'arrêta aussitôt. L'éponge fut laissée en place pendant trois jours ; je l'enlevai alors, car elle paraissait déterminer beaucoup de douleur et de gêne. Il n'y eut pas d'hémorrhagie consécutive, et la malade se rétablit, mais lentement, car elle était très-faible et presque exsangue par suite des pertes qu'elle avait faites.

J'ai vu un cas très-analogue d'hémorrhagie à la suite de l'introduction d'une bougie volumineuse dans un rétrécissement.

Je pense qu'il est souvent nuisible de maintenir longtemps une bougie dans un rétrécissement. Je crois qu'il y a rarement beaucoup de profit à la laisser plus de vingt-quatre heures ; elle provoque

par la dilatation modérée avec le doigt. Le professeur Verneuil a rapporté un cas de cette espèce à la Société de chirurgie (*Gazette des hôpitaux*, 16 octobre 1872).

de la suppuration, et une ulcération peut très-bien s'ensuivre ; vous n'obtenez pas ici les mêmes résultats heureux que dans les rétrécissements de l'urèthre. Je vais indiquer une précaution à prendre : si vous avez l'intention de laisser la bougie à demeure pendant la nuit, ayez soin de la fixer avec un cordon. J'ai vu une bougie courte s'enfoncer dans l'intestin au delà du rétrécissement et hors de portée, et donner de très-grandes difficultés pour l'enlever. J'ai l'habitude d'employer une bougie de forme conique. Je l'introduis avec la plus grande douceur et ne la laisse dans le rétrécissement qu'une demi-minute ou une minute. S'il y a de la douleur, je l'enlève aussitôt. Je suis persuadé que, si l'introduction de la bougie s'accompagne ou est suivie de douleur, de besoin d'aller à la selle, d'écoulement de mucosités ou de sang, vous aggravez la situation de votre malade ; vous déterminez de l'inflammation et de l'irritation et provoquez un spasme. Le rétrécissement se dilatera avec beaucoup moins de peine, si vous employez des bougies de petit calibre et que vous ne les laissiez pas à demeure. Il n'est pas utile d'introduire la bougie plus de trois fois par semaine, et en général je crois que deux fois suffisent si l'irritabilité est grande. Quelquefois vous pouvez tomber sur un rétrécissement du rectum qui paraît ne pas céder aux moyens ordinaires, et par suite vous pouvez être amenés à essayer la dilatation prolongée ; dans ces cas j'emploie une des poches en caoutchouc du docteur Barnes, de celles qu'il a recommandées pour dilater le col de l'utérus. J'en ai fait faire pour moi de très-petites, et je trouve qu'elles réussissent mieux et causent beaucoup moins d'irritation qu'un instrument rigide. Elles doivent être bien enduites d'un corps gras, portées sur un stylet et introduites avec le spéculum ; de cette manière le corps gras n'est pas enlevé avant que l'instrument n'arrive au rétrécissement. Quand la poche a été introduite, gonflez-la doucement, en vous arrêtant avant de provoquer de la douleur ; l'instrument peut être laissé toute la nuit et le malade l'enlève facilement le matin en lâchant l'air.

Quand le rétrécissement est bien dilaté, le malade éprouve en général un immense soulagement, mais il y a toujours une grande tendance aux récidives ; celles-ci sont même plus à craindre que dans les rétrécissements de l'urèthre.

Quelques rétrécissements sont si élastiques qu'ils reviennent à leur condition première dès que vous cessez de les dilater. Ce sont en général des rétrécissements en brides ou linéaires, et ils sont souvent très-améliorés par de *petites* incisions faites sur divers points de leur pourtour et suivies d'une dilatation modérée. Je garde cette opération pour la dernière ressource ; vous devez l'éviter, si c'est possible, car une ulcération peut s'ensuivre, comme je crois que cela arrive fréquemment, et dans ce cas l'état de votre malade aura été aggravé.

Je dis toujours aux personnes atteintes de rétrécissement du rectum qu'alors même qu'elles se trouvent bien, elles doivent pendant des années passer une bougie une fois par mois. J'ai vu récemment un gentlemann qui vint, il y a cinq ans, demander mes soins pour un rétrécissement, qui n'était pas très-grave. Son état s'améliora, mais je lui conseillai vivement d'introduire lui-même la bougie; il le fit pendant deux ou trois ans peut-être, puis il négligea complétement cette précaution ; je trouve aujourd'hui que l'affection s'est reproduite et dans des conditions pires que celles où je le vis pour la première fois. Il est bon d'apprendre aux malades la manière d'introduire eux-mêmes l'instrument et vous devez insister spécialement sur la nécessité de la douceur ; recommandez-leur de se servir de bougies élastiques et de les enduire d'un corps gras qui les fasse glisser. J'ai vu à Saint-Marc un cas qui m'impressionna vivement en me démontrant l'importance de ces précautions. Je le rapporterai en entier. Une femme avait l'habitude de se servir d'une bougie ordinaire flexible. Un jour elle la passa debout et sans la préparer ; à ce moment elle éprouva une résistance inaccoutumée, et, pour employer ses propres paroles, « elle força un peu l'instrument. » Elle sentit quelque chose céder et éprouva une vive douleur. Elle retira immédiatement la bougie et un peu de sang sortit ; elle se trouva mal et fut prise d'une sueur froide. Peu après, la douleur continuant avec la même intensité, elle vint à l'hôpital et fut examinée par M. Grubb, qui était alors interne. Il trouva qu'elle souffrait d'une douleur abdominale très-aiguë. (La bougie avait été passée à midi.)

Je vis la malade avec M. Grubb à quatre heures et demie le même jour. Elle était très-déprimée et éprouvait une violente douleur dans l'abdomen ; il y avait une grande sensibilité à la pression, les cuisses étaient relevées, et elle avait des vomissements fréquents. Elle mourut pendant la nuit. La nécropsie fut faite le lendemain. L'enveloppe péritonéale de l'intestin était très-congestionnée et présentait çà et là des taches d'un rouge vif. Il y avait des adhérences récentes, minces et molles, entre les circonvolutions de l'intestin. Le bassin contenait une certaine quantité de liquide grumeleux, couleur de café. Une perforation se voyait au commencement de l'S iliaque ; les bords en étaient noirs. En fendant l'intestin, on voyait un rétrécissement bien marqué, mais dilaté, commençant à trois pouces environ de l'anus ; au-dessus du rétrécissement existait une ulcération irrégulière avec des bords déchiquetés, et c'était dans le fond de cette ulcération que la bougie avait fait sa voie, après avoir franchi le rétrécissement.

J'ai vu, une fois, un cas dans lequel une infirmière, en donnant un lavement avec une canule *flexible*, avait perforé l'intestin et injecté le liquide dans la cavité péritonéale.

Je crois en avoir dit assez pour démontrer que le rétrécissement du rectum est une lésion grave : il demande beaucoup de douceur et de modération de la part du chirurgien, de la docilité et de la persévérance de la part du malade, pour obtenir un succès durable. L'introduction brutale d'une bougie deux ou trois fois par semaine est plus propre à faire du mal qu'à provoquer la résorption des produits épanchés.

Je crois qu'il est bon que le malade le soir, avant de passer la bougie, se donne un lavement avec une solution de belladone et d'opium.

Dans un rétrécissement très-serré, avant de passer la bougie, j'injecte souvent un peu d'huile au moyen d'une poire en caoutchouc ; cela, je crois, facilite l'opération, car, si complétement que vous graissiez la bougie, elle sera presque entièrement essuyée en franchissant le sphincter. Je pense que quelques rétrécissements sont d'origine syphilitique (1), et dans ces cas les malades guérissent

(1) L'existence des rétrécissements d'origine syphilitique n'est plus contestée en France, mais on n'est point d'accord sur leur pathogénie. Pendant que certains chirurgiens les regardent comme l'effet d'une rectite par propagation (Gosselin) ou de la cicatrisation d'un ulcère phagédénique (Desprès), d'autres soutiennent qu'il peuvent aussi être dus, dans certains cas, à une hyperplasie sous-muqueuse de la paroi rectale, entièrement comparable aux indurations syphilitiques tertiaires, et que par suite ils doivent être considérés comme un accident constitutionnel (Guérin, Verneuil, Trélat, Panas). M. Fournier est venu, dans ces derniers

généralement. Voici probablement un cas de cette espèce. Un capitaine de navire, âgé de 42 ans, me fut envoyé par le docteur Clapton ; il présentait les symptômes suivants : Grands efforts et difficultés pour vider l'intestin ; il ne se sentait jamais à l'aise s'il ne prenait quelques pilules actives et alors, au bout de peu de jours, il se trouvait aussi mal qu'avant ; en général il rendait des matières en forme de boules, et presque jamais ses selles n'étaient moulées. Il n'avait pas remarqué qu'il eût un écoulement de sang ou de pus, mais il ne s'observait pas et le cabinet de son bord était très-sombre.

Il avait quelques taches d'apparence syphilitique, des plaques dans la gorge ; il éprouvait aussi, la nuit, des douleurs caractéristiques dans les os des jambes et des bras. Il avait eu un chancre, deux ans avant, et avait pris du mercure ; il n'eut qu'une ulcération qui était indurée ; il n'eut pas de bubon ni de douleur dans les aines. En examinant l'intestin, je trouvai un rétrécissement annulaire, résistant, sans ulcération, situé à deux pouces de l'anus. Je lui ordonnai de l'iodure de potassium et du bichlorure de mercure, et dilatai le rétrécissement ; sous l'influence de ce traitement, il reprit vite sa liberté de ventre et j'eus beaucoup de peine à lui persuader de continuer à employer la bougie ; cependant, quand il alla en mer, il en prit avec lui et me promit d'en introduire une fois par semaine. A son retour d'Australie, il vint me voir, après une absence d'environ onze mois ; il avait passé la bougie très-régulièrement à l'aller, mais il n'avait rien fait au retour. En l'examinant, je trouvai le rectum absolument sain ; même je ne pus découvrir le point où avait existé le rétrécissement. Il me dit qu'il se sentait complétement bien : son intestin fonctionnait librement et sans aucun effort.

temps, apporter à cette dernière opinion l'appui de son incontestable autorité ; il professe que, dans la majorité des cas, le rétrécissement résulte de l'évolution d'un produit syphilitique, le *syphilôme ano-rectal* se développant dans le tissu sous-muqueux, sans aucune altération de la muqueuse. Voici comment M. Fournier explique la transformation du syphilôme en rétrécissement. « Au début, parois rectales devenant le siége d'une infiltration hyperplasique, se transformant en tuniques épaisses et rigides, mais restant intactes de surface, ne présentant aucune ulcération ; — plus tard encore, calibre de la cavité rectale de plus en plus rétréci, proportionnellement aux progrès de l'infiltration des parois ; — et finalement rétrécissement bien constitué avec tout le cortége des lésions consécutives aux coarctations rectales de toute nature. » (*France médicale*, 1874, n°s 80, 83, 87, 90.)

Il arrive quelquefois, même après que le rétrécissement est bien dilaté, que les symptômes dont se plaint le malade ne sont pas notablement amendés ; cela provient de l'inertie de l'intestin *au-dessus* du rétrécissement, où probablement il aura été très-distendu. Cet état est analogue à celui de la vessie après une rétention d'urine de longue durée. Il disparaîtra avec le temps. Dans ces cas, je recommande de bien masser l'abdomen le matin avant d'aller à la selle, et aussi l'emploi des pilules toniques et laxatives que voici: sulfate de fer désséché 1/3 grain (0gr,02) ; sulfate de quinine 1/2 gr. (0gr,03) ; extrait de noix vomique 1/4 gr. (0gr,02) ; extrait aqueux d'aloès 1/4 gr. (0gr,02) ; à prendre une pilule trois fois par jour. Elles réussissent généralement. J'ai aussi trouvé fort utile l'électrisation galvanique pour rétablir la contractilité du côlon et du rectum. Le pôle négatif doit être introduit dans le rectum et le pôle positif appliqué sur divers points de la paroi de l'abdomen.

De quelque manière que vous traitiez les rétrécissements du rectum, vous devez vous attendre à de nombreuses déceptions ; ils sont plus redoutables que les rétrécissements de l'urèthre, demandent plus de temps pour guérir, et sont très-sujets aux récidives (1).

(1) M. Allingham laisse absolument de côté le traitement des rétrécissements du rectum par la rectotomie, c'est à peine en effet s'il parle des débridements multiples de la partie rétrécie, destinés à faciliter et à activer la dilatation ; la rectotomie par ligature extemporanée est à peine mentionnée à propos du procédé de Luke. Aujourd'hui cependant, grâce aux travaux de Verneuil, de Panas, de Chassaignac, la rectotomie a acquis droit de cité en chirurgie, et, dans les cas graves où la dilatation ne réussit pas ou exige un temps trop long, elle est appelée à rendre les plus grands services.

La rectotomie peut être *interne* ou *externe :* la rectotomie interne, dans laquelle l'incision porte exclusivement sur le rétrécissement et laisse le sphincter non divisé, expose à des accidents graves, tels qu'infiltrations stercorales, hémorrhagie ; elle est en outre habituellement impuissante : aussi les chirurgiens sont-ils unanimes à en condamner l'usage.

Il n'en est pas de même de la rectotomie externe qui permet de diviser les trajets fistuleux déjà existants et, laissant une plaie largement ouverte en bas, assure un libre cours aux matières stercorales. La rectotomie externe peut être pratiquée avec l'écraseur (*rectotomie linéaire*, Verneuil, Chassaignac) ou avec le bistouri. Dans le premier procédé, la chaîne est passée en arrière du rectum par la voie naturelle d'un trajet fistuleux ou un trajet artificiel ; cette partie de l'opération peut être entourée des difficultés les plus grandes. Au contraire, la rectotomie externe avec le bistouri, telle que la préconise M. Panas, est de la plus grande simplicité comme exécution : l'index de la main gauche est introduit dans le rectum jusqu'au rétrécissement et sert de guide à un bistouri boutonné qui incise en arrière et sur la ligne médiane toutes les parties molles (s'il existait un trajet

CHAPITRE XII

Procidence du rectum.

Chez les enfants. — Chez l'adulte. — Traitement. — Hernie compliquant la procidence. — Sphacèle dans les cas de procidence.

Il se fait quelquefois dans les esprits une confusion produite par l'emploi des mots procidence et prolapsus.

Les hémorrhoïdes internes, lorsqu'elles sortent par l'anus, sont dites en prolapsus, et le cas en est fréquemment appelé prolapsus de l'anus; mais il y a une distinction pathologique très-marquée à établir entre les hémorrhoïdes internes en prolapsus et le prolapsus du rectum.

Le prolapsus est la chute de la partie la plus inférieure du rectum, dont la membrane muqueuse et le tissu sous-muqueux, quelquefois épaissis tous deux, se renversent en dehors de l'anus. Il diffère des hémorrhoïdes en prolapsus sous les rapports suivants : les hémorrhoïdes se présentent comme des tumeurs séparées et

fistuleux, il suffirait d'inciser ce trajet) ; le point rétréci est ainsi rendu visible et attiré en bas ; puis le bistouri est porté sur le rétrécissement lui-même, qu'on incise de la quantité exactement voulue pour obtenir une dilatation suffisante. J'ai pratiqué, il y a deux ans, cette opération sur une dame d'âge moyen : il ne s'ensuivit aucun accident, bien que le rétrécissement fût assez élevé, et la perméabilité du canal, très-rétréci au moment de l'opération — il admettait à peine un manche de porte-plume — s'est maintenue parfaite jusqu'à ce jour.

Les résultats obtenus à l'aide de la rectotomie externe sont de nature à fixer l'attention. Le professeur Verneuil a vu guérir tous les malades qu'il a opérés pour des rétrécissements non cancéreux, et M. Panas a sauvé un malade sur deux. Le sujet qui succomba était entièrement épuisé au moment de l'opération.

Il est une objection faite par M. Allingham à l'emploi du bistouri, qui me paraît digne de fixer l'attention : c'est la tendance des plaies chirurgicales du rectum à prendre le caractère d'ulcération; chez mon opérée, j'eus toutes les peines du monde à obtenir la cicatrisation partielle de l'incision que j'avais faite ; elle persistait au bout de deux ans; elle s'amenda sous l'influence de différents moyens, mais la malade se fatigua et refusa d'accepter le traitement par la diète lactée que je lui proposai sur les conseils de M. Allingham. C'est là, dans l'histoire de la rectotomie, un point obscur que les travaux publiés jusqu'ici ne permettent point d'élucider.

distinctes, arrondies, pendant que le prolapsus suit le pourtour de l'anus sans former de tumeurs distinctes et séparées; les plis naturels de l'intestin s'observent seuls; en général, il y a un pli nettement dessiné au niveau du périnée, et le reste de la masse affecte une disposition en fer à cheval sur les côtés et la partie postérieure de l'anus. L'aspect et le toucher permettent de distinguer des hémorrhoïdes le prolapsus, qui est mou et velouté à sa surface, et non pas lisse, dur et luisant.

Si vous le jugiez à propos, vous pourriez opérer ces cas de la même manière que vous opéreriez des hémorrhoïdes internes, avec cette exception que le segment du rectum, à cause de son volume, a besoin d'être divisé dans le sens vertical en deux ou trois portions, afin que plusieurs ligatures puissent être appliquées et l'enserrer complétement.

La véritable procidence est constituée par l'issue de la partie supérieure du rectum, dans toute son épaisseur ou avec toutes ses tuniques, à travers l'anus.

Il y a une variété de procidence qu'on peut appeler intussusception, la partie supérieure du rectum descendant dans la partie inférieure; elle se distingue de la procidence ordinaire par l'existence d'un sillon plus ou moins profond autour du segment interne de l'intestin, si bien qu'il y a, pour ainsi dire, deux cylindres de rectum l'un dans l'autre. Cet état accompagne souvent et reconnaît pour cause le développement d'un polype; il donne lieu à un cortége de symptômes très-fâcheux, qui peuvent persister longtemps après l'ablation du polype qui a été le point de départ de la maladie. J'ai maintenant en traitement une dame, envoyée par le docteur Gervis, et qui s'est fait enlever, il y a quelque temps, un polype du rectum, mais elle souffre encore beaucoup et éprouve une sensation sourde de brûlure ayant pour siége l'intestin et s'accompagnant de ténesme et de gêne de la défécation. Elle a une intussusception de la partie supérieure du rectum dans la partie moyenne et inférieure; l'intestin ne sort généralement pas par l'anus, mais il s'en approche beaucoup, quand elle fait des efforts. J'ai vu un grand nombre de cas analogues.

Quelquefois la procidence se lie à des hémorrhoïdes internes; dans ce cas, après que l'intestin procident a été réduit avec précaution, il reste encore, en dehors de l'anus, une rangée d'hémorrhoïdes ou la muqueuse décollée et épaissie; je dois remarquer que ces cas sont très-faciles à guérir, car la ligature des hémorrhoïdes fait disparaître presque certainement la procidence. C'est ce qu'a démontré clairement feu M. Hey, de Leeds.

La procidence du rectum se voit plus souvent chez les enfants que chez les adultes, bien qu'elle ne soit pas rare chez les femmes — particulièrement celles qui ont eu beaucoup d'enfants — et chez les hommes d'un âge avancé. La procidence chez les enfants est grandement favorisée par la conformation du bassin; chez eux le sacrum est presque droit. En outre, tous les enfants font de violents efforts pendant la défécation, même lorsque leurs selles sont absolument molles. Il semble qu'il y ait là une loi physiologique que je ne prétends expliquer ni comprendre; mais ces faits ne suffisent pas à rendre compte de la prédisposition qu'ont les enfants à cette maladie; il y a toujours, en même temps, une faiblesse inhérente à l'organe (1) ou quelque cause extérieure d'irritation d'où résultent ces efforts excessifs. Nous pouvons noter la diarrhée — qui est souvent due à l'inflammation scrofuleuse de l'intestin, les vers, la pierre dans la vessie, le phymosis, le polype du rectum, etc. Il y a cependant bien des cas auxquels on ne peut assigner de cause spéciale : l'enfant n'est pas absolument maladif et on ne peut découvrir le point de départ de l'irritation.

Je suis sûr que la détestable coutume de faire asseoir les enfants sur la chaise percée et de les y laisser un temps illimité, comme le font bien des mères et des nourrices, est une cause fréquente de procidence.

Chez les enfants, le traitement est généralement suivi de succès; il doit avoir pour premier objet de faire disparaître la cause de l'irritation; cela fait, la guérison s'obtient rapidement. Quand le point de départ de l'irritation ne peut être trouvé, il faut s'occuper de la santé générale. L'enfant ne doit pas s'asseoir ou faire effort pour aller à la selle; il satisfera ce besoin, étendu sur le côté au bord du lit ou debout, les fesses ramenées l'une vers l'autre de manière à rétrécir l'orifice anal pendant le passage des matières; j'ai trouvé cette pré-

(1) Giraldès signale, comme cause organique inhérente à l'enfance, la laxité du tissu cellulaire unissant la muqueuse rectale aux couches musculaires de l'intestin; cette laxité serait extrêmement marquée à cet âge de la vie (*Leçons cliniques sur les mal. chir. des enfants*, Paris, 1869, p. 789).

caution fort utile; elle est recommandée dans la chirurgie de Druitt, je ne sais sur quelle autorité.

Quand l'intestin a fonctionné, la partie procidente doit être bien lavée à l'eau froide, et ensuite touchée avec une éponge trempée dans une solution d'alun et d'écorce de chêne, une infusion de matico, de krameria, ou de l'acide phénique faible; l'intestin doit alors être repoussé en dedans à l'aide de douces pressions et l'enfant demeurer étendu quelque temps, le visage contre le matelas, avant de se remettre à courir (1). S'il y a un peu d'irritation intestinale, j'ordonne généralement de petites doses de mercure éteint dans de la craie, avec de la rhubarbe, au moment de se coucher, et du vin ferrugineux deux ou trois fois par jour. Quand l'enfant se nourrit mal, l'huile de foie de morue fait grand bien; le régime doit être réconfortant et de digestion facile. Si ces moyens doux ne réussissent pas, je considère l'application d'acide nitrique concentré comme le meilleur traitement. Il faut donner le chloroforme et bien essuyer la portion d'intestin qui fait procidence. L'acide doit être appliqué sur toute son étendue, en prenant soin de ne pas toucher le pourtour de l'anus ou la peau. La partie est ensuite huilée et remise en place, et le rectum tamponné complétement avec du coton; un gâteau de ouate doit après cela être appliqué sur l'anus et maintenu dans cette situation par des bandelettes agglutinatives, les fesses étant rapprochées par le même moyen; si vous ne prenez pas cette précaution, quand l'enfant revient du chloroforme, il se livre à des efforts violents, le tampon est chassé au dehors et l'intestin sort de nouveau. Quand le gâteau de ouate est appliqué convenablement, les efforts cessent vite, et l'enfant n'éprouve que peu ou pas de douleur; j'ordonne toujours une mixture aromatique avec une ou deux gouttes de teinture d'opium, pour resserrer l'intestin pendant quatre jours. J'enlève alors les bandelettes et donne une cuillerée à café d'huile de castor. Quand l'intestin agit, le tampon s'en va et il n'y a pas de chute du rectum.

(1) Foucher et M. Dolbeau ont préconisé, dans ces cas, les injections sous-cutanées de sulfate de strychnine faites à la marge de l'anus: la strychnine produirait un état tétanique et par suite combattrait le relâchement du sphincter. Ce traitement avait donné à ses auteurs de magnifiques résultats: 6 guérisons sur 6 cas, mais ces succès ne se sont point renouvelés et M. Giraldès, qui a également employé le sulfate de strychnine dans 20 cas, a toujours vu une récidive prompte suivre l'amélioration du début (*loc. cit.*, p. 795).

J'ai employé ce traitement dans un grand nombre de cas ; je ne l'ai jamais vu échouer quand il est convenablement suivi, et deux fois seulement j'ai dû appliquer l'acide plus d'une fois. En outre, le résultat que l'on obtient est un soulagement durable et non pas momentané.

La procidence chez l'adulte est une affection bien plus difficile à traiter, et dans beaucoup de circonstances elle est absolument incurable.

De nombreux procédés opératoires ont été recommandés pour guérir cette maladie à une période avancée, mais je ne puis dire que je sois satisfait d'aucun d'eux ; je les ai tous vus échouer. L'application d'acide nitrique fumant, ou, ce que je préfère, le nitrate acide de mercure, fait souvent du bien, quoique malheureusement le soulagement ne soit d'ordinaire que momentané ; j'ai eu des malades qui ont subi des applications fréquentes et étendues d'un de ces acides, sans obtenir de guérison. L'usage de l'acide dans ces cas n'est pas du tout douloureux si la peau n'est pas touchée ; il provoque seulement une sensation de brûlure, qui passe vite, comme chez les enfants ; l'intestin doit être huilé avant qu'on le réduise, et la constipation sera maintenue quelques jours.

Chez les individus âgés ou d'une constitution délabrée, les applications très-larges d'acide sont à éviter, car une eschare profonde peut se former, des vaisseaux s'ouvrir au moment où elle se détache et une hémorrhagie grave se produire ; cet accident m'est arrivé à Saint-Marc, chez une vieille femme très-affaiblie ; elle perdit beaucoup de sang et l'hémorrhagie ne fut arrêtée que par le tamponnement du rectum. La même remarque s'applique à l'emploi de l'acide pour les hémorrhoïdes veineuses chez les vieilles gens. J'ai vu une hémorrhagie très-abondante se produire chez un vieillard, qui avait été un grand buveur, et présentait une dilatation notable des veines de la partie inférieure du rectum, probablement sous la dépendance d'un état pathologique du foie. On ne crut pas utile d'employer la ligature, et on appliqua l'acide nitrique ; il se forma une eschare considérable et l'hémorrhagie recommença au quatrième jour ; déjà en effet l'eschare s'était détachée ; ce malade faillit perdre la vie.

Un rétrécissement du rectum peut résulter de l'emploi de l'acide nitrique fumant ; c'est ce que j'ai vu arriver plusieurs fois et notamment à Saint-Marc, chez une fille à laquelle furent faites trois applications d'acide; un rétrécissement se forma à trois pouces et demi de l'anus; il nous donna beaucoup d'ennui, car, bien que l'intestin ne sortît plus, les symptômes étaient tout aussi fâcheux.

J'ai employé dans ces cas l'acide phénique concentré; il ne saurait produire d'eschare et vous pouvez l'appliquer fréquemment — même chaque jour, si vous le désirez; il en résulte un soulagement momentané ; mais l'effet produit n'est pas, dans mon opinion, aussi durable que celui réalisé par le nitrate acide de mercure.

Dans la procidence très-avancée, on peut se trouver bien d'enlever par la dissection des lambeaux triangulaires ou elliptiques de la muqueuse et de réunir les bords de la plaie par une suture en crin de cheval ou avec le *cat-gut* phéniqué (je préfère le crin). Il faut prendre garde, en faisant cette opération, de n'enlever que la muqueuse, car, si votre bistouri arrive dans le tissu sous-muqueux, vous avez une hémorrhagie considérable. Si vous croyez pouvoir saisir avec le clamp quelques points de l'intestin, excisez-les et employez le cautère actuel; vous pouvez encore appliquer une ligature. J'ai essayé toutes ces méthodes, mais je puis seulement dire que j'ai obtenu des succès de courte durée; le malade peut quitter l'hôpital très-bien et vous pouvez vous féliciter de l'avoir guéri ; mais au bout de quelques mois l'intestin sortira encore et, suivant toute probabilité, sur une aussi grande étendue qu'antérieurement.

Le docteur Van Buren, de New-York, a recommandé, dans ces cas difficiles, l'application du cautère actuel, sous forme de cautérisation ponctuée ou linéaire sur l'intestin, et aussi sur le pourtour de l'anus, au niveau du sphincter externe, de manière à produire une rétraction des tissus et à soutenir ainsi l'intestin. Cela me paraît une très-bonne idée, et je la mettrai certainement en pratique dans un cas où les autres moyens auront échoué (1).

(1) La cautérisation linéaire, pratiquée sur chacune des faces latérales de la tumeur du prolapsus, a également été employée avec succès par M. Gaujot, du Val-de-Grâce. M. Boutié, qui en rapporte deux succès dans sa thèse inaugurale (Paris, 1873), recommande que la cautérisation soit assez profonde pour détruire le tissu sous-muqueux dans toute son épaisseur et amener une eschare dont la cicatrice doive se faire aux dépens du tissu sous-muqueux ; la largeur de l'eschare ne doit pas dépasser l'épaisseur du doigt. Il faut, ajoute M. Boutié, ne jamais cautériser la tumeur sur sa face antérieure pour ne pas provoquer d'inflammation du côté du bulbe ou du col de la vessie.

La procidence chez l'adulte est quelquefois très-étendue ; je l'ai vue, chez une femme, dépasser, comme circonférence, les dimensions d'un tête de fœtus et mesurer sept ou huit pouces en longueur.

J'ai eu, dans ma pratique, sept cas de procidence compliquée de la présence d'un sac herniaire, et toujours la hernie était périnéale, comme le veut l'anatomie de la région ; vous réduisez l'intestin qui rentre avec un bruit de gargouillement; dans quatre de ces cas, le sujet était du sexe masculin ; trois fois il s'agissait d'une femme. Dès que le rectum est sorti, vous pouvez affirmer la présence d'un sac herniaire d'après la direction de l'orifice de l'intestin qui regarde vers le sacrum ; quand la hernie est réduite, l'orifice revient aussitôt à sa situation normale, dans l'axe de l'intestin. J'ai vu des cas analogues dans la pratique de mes collègues de Saint-Marc : cet état n'est donc pas très-rare, mais je ne l'ai jamais observé chez des enfants.

Dans le cas de procidence très-ancienne et très-étendue, il y a toujours plus ou moins d'incontinence des matières fécales. Il peut y avoir à cela deux raisons : 1° la paralysie des sphincters ; la chute fréquente de l'intestin distend ces muscles au point de leur faire perdre une grande partie de leur contractilité ; 2° la membrane muqueuse est tellement altérée dans sa structure qu'elle perd, à un haut degré, sa sensibilité naturelle ; aussi, quand les matières fécales arrivent dans la partie inférieure du rectum, le sphincter n'est pas excité à agir et le malade n'est pas averti de leur présence. C'est dans ces cas, alors peut-être que tous les procédés opératoires ont échoué, qu'un coussin d'air en caoutchouc, espèce de support anal, avec un bandage en T, est de la plus grande utilité pour le malade, car sans cet appareil l'intestin est toujours dehors ; il s'ulcère par les frottements auxquels il est exposé, et la marche est rendue impossible ou ne s'effectue qu'au prix des plus vives douleurs.

Quelquefois, quand une portion étendue de l'intestin est procidente, on éprouve beaucoup de difficulté à la faire rentrer. J'ai trouvé dans quelques cas que l'introduction dans le rectum d'une grosse bougie flexible qui repousse devant elle la portion supérieure de l'intestin descendu, rend de grands services : un taxis modéré doit être fait en même temps, et de cette manière la masse procidente peut généralement être réduite. Quand l'intestin sort et que le malade ne peut le faire rentrer, s'il ne réclame pas de secours, la portion qui fait procidence est serrée étroitement par le sphincter, il se produit un gonflement notable et l'escharification peut s'ensuivre. J'ai vu plusieurs cas de cette espèce, mais, d'après ce que j'ai observé, l'eschare est partielle, et il n'y a que la membrane muqueuse qui se détache. Après un repos de quelques jours, avec les fesses bien élevées pour favoriser le retour du sang, la partie peut être remise en place et une amélioration considérable en résulter. Le seul cas où j'aie vu une eschare inquiétante et profonde se produire s'est présenté dans une consultation avec un médecin qui avait, très-assidûment et avec persévérance, appliqué une vessie de glace sur la portion d'intestin qui était sortie; ce traitement avait tellement favorisé le développement du sphincter que toute la masse tomba et il y eut une hémorrhagie secondaire abondante. Dans ce cas, l'eschare était si considérable qu'il en résulta un rétrécissement incurable. Ce fait démontre la nécessité de veiller à l'application de la glace ; si on la continue trop longtemps ou que le malade soit âgé ou d'un tempérament faible, elle peut avoir des dangers sérieux.

Je ne connais pas de remède interne qui soit de quelque utilité dans les cas de procidence ; mais des doses petites et fréquemment répétées d'opium, avec une préparation de poivre noir, ont soulagé quelques-uns de mes malades.

Une diarrhée désagréable et fatigante existe très-fréquemment, et il y a aussi un écoulement muqueux, qui tient le linge constamment humide et ne contribue pas pour une faible part au malaise général. J'ai employé fréquemment avec avantage les glands réduits en poudre. Les glands doivent être grillés, râpés en poudre, et la dose est d'une cuiller à café dans un demi-verre de lait tous les matins. J'ai trouvé que ce moyen réussit mieux que l'acide gallique ou tannique.

L'usage fréquent et large de l'eau froide doit être recommandé très-vivement dans ces cas. Les lotions astringentes ordinaires réussissent également bien.

CHAPITRE XIII

Prurit de l'anus.

Aspect des parties. — Traitement. — La diathèse goutteuse peut être la cause du prurit. — Démangeaisons nocturnes.

Le prurit de l'anus, ou, comme on peut encore dire, la démangeaison douloureuse de l'anus, est une affection très-pénible. J'ai souvent entendu dire aux malades que leur existence en était rendue presque insupportable. En effet, une personne très-nerveuse m'avouait que, si elle n'avait pas obtenu de soulagement, elle croyait qu'elle aurait perdu la raison. Cette affection est très-difficile à traiter, mais je suis persuadé qu'elle est toujours guérissable si le malade suit strictement, patiemment, avec persévérance les conseils de son médecin.

Le prurit est souvent déterminé, ou en tous cas entretenu par les excès habituels de chère et de boisson, et son traitement, pour réussir, exige une remarquable abnégation de la part du malade; il arrive souvent que celui-ci, à peine guéri, oublie ses résolutions prudentes et retombe dans son ancien genre de vie ; il est alors presque assuré de voir reparaître son ennemi dans toute sa force. Il accuse ensuite son médecin, s'accuse très-rarement lui-même, et désespère de guérir ou bien demande de nouveaux conseils, si bien que la maladie en arrive à être considérée non-seulement comme très-fâcheuse, mais comme presque incurable. Je puis avancer hardiment que j'ai échoué très-rarement, si même cela m'est jamais arrivé, chez un malade qui ait observé rigoureusement mes prescriptions ; et quand un individu atteint de prurit de l'anus vient me trouver, je lui dis toujours : « Si vous n'avez pas l'intention de vous conformer religieusement à ce que je vous conseillerai, aussi longtemps que je le croirai nécessaire, je ne puis vous guérir, et j'aime beaucoup mieux que vous consultiez quelque autre chirurgien. » Bien qu'une vie trop plantureuse provoque souvent ce prurit, j'en ai rencontré bien des cas chez des personnes fort sobres; j'ai vu un ecclésiastique d'habitudes ascétiques en être incommodé horriblement, et j'ai traité une dame qui s'était toute sa vie complétement abstenue d'alcool et n'était qu'une très-petite mangeuse ; elle souffrait cependant le martyre.

L'irritation, dans la majorité des cas, est plus vive le soir, surtout quand le malade commence à se réchauffer au lit, si bien que la plus grande partie de la nuit se passe sans sommeil et dans une angoisse inexprimable; vers le matin, agacé et fatigué, il tombe dans un assoupissement plein d'agitation, dont il se tire souvent lui-même en se grattant; les parties sont ainsi mises plus ou moins à vif et la gêne en est notablement augmentée pour la journée. J'ai à peine besoin de dire que plus le malade se gratte, plus il se nuit, bien qu'il soit très-difficile de l'empêcher de rechercher le soulagement momentané qu'il se procure ainsi. Bien des personnes m'ont dit qu'elles préféreraient infiniment une douleur véritable à la démangeaison ennuyeuse et constante qu'elles éprouvent et qui en réalité, au bout d'un certain temps, devient une douleur d'un caractère atroce. Les gens nerveux sont souvent tourmentés le jour, aussi bien que la nuit, la démangeaison se faisant sentir après tout exercice ou quand le malade quitte un endroit frais pour entrer dans une chambre chaude.

Sans doute il y a bien des cas de prurit auxquels nous sommes incapables d'assigner aucune cause, et il peut alors être considéré comme une névrose pure ; mais ordinairement il est possible de trouver le point de départ de cette irritation dans le trouble fonctionnel d'autres organes. On peut noter comme causes : les affections du foie, les hémorrhoïdes internes, la constipation, tout ce qui entraîne la compression des veines hémorrhoïdales et gêne le retour du sang du rectum, les troubles de l'estomac produits par des écarts de régime, la diathèse goutteuse, les affections utérines, sans oublier les parasites, comme productions végétales, poux analogues à ceux que l'on rencontre au pubis, et ascarides.

On croit généralement qu'il y a très-peu de changement dans l'aspect de la partie affectée et que rien ne se voit en dehors de l'épaississement, de la dureté plus grande, de l'état rugueux de la peau tout autour de l'anus. Ce n'est pas, suivant moi, le cas ordinaire; quelquefois il y a une éruption eczémateuse, les parties étant maintenues constamment humides par le suintement; d'autres fois il y a de la sécheresse et un état rugueux, avec une rougeur vive résultant de ce que le malade se gratte; quelquefois il y a une quantité de petits plis irrégulièrement disposés; mais ce que je considère comme le caractère fondamental — qui peut toujours être noté quand la maladie est grave et a duré quelque temps — c'est la disparition du pigment naturel de la région. Elle est portée à un tel point que tout autour de l'anus, aussi bien vers le sacrum que vers le périnée, vous rencontrez des plaques d'un blanc mat; la peau ressemble plutôt à un parchemin très-blanc qu'au tégument normal, et, si vous la soulevez, vous trouvez qu'elle a perdu son élasticité habituelle. J'ai vu un état analogue suivre le prurit vulvaire.

Quand on étudie un cas au point de vue du traitement, il est toujours important de découvrir la cause de l'irritation; certaines particularités de régime, nourriture ou boisson, influencent quelques personnes d'une façon remarquable. J'ai vu un malade qui avait invariablement une crise de prurit quand il mangeait du homard ou des crabes; il était extrêmement friand de ces crustacés, mais il osait rarement satisfaire ce goût. J'ai vu le saumon produire le même résultat. Un autre de mes malades était sûr de souffrir s'il buvait une certaine quantité de champagne ou d'ale, et l'irritation, une fois déclarée, s'arrêtait très-difficilement. Il n'y a pas à douter que les excès de table, combinés avec le défaut d'exercice, sont non-seulement une cause prédisposante, mais une cause déterminante. Une autre cause est l'abus du tabac; j'ai vu plusieurs malades, ayant une tendance au prurit, ressentir une crise aussitôt après s'être laissés aller à fumer avec excès.

Ne vous fatiguez pas d'interroger minutieusement les habitudes de votre malade. Les individus forts et pléthoriques doivent être mis à un régime frugal; ils doivent éviter les mets nourissants et de haut goût, manger peu de viande, et prendre du poisson, des potages, des légumes et des fruits murs. Défendez-leur la bière et les spiritueux, et permettez-leur pour toute boisson le xérès léger ou le bordeaux avec l'eau de Vichy ou de Seltz. Le café doit être abandonné; le thé faible ou le chocolat composeront le déjeuner. Recommandez une promenade de trois ou quatre milles chaque jour, et, s'il est possible, à un pas qui provoque une légère transpiration ; faites faire au malade des ablutions à l'éponge chaque matin ; qu'il prenne une fois par semaine un bain tiède ou turc, et chaque soir, quand il se met au lit, qu'il se lave l'anus et les parties environnantes avec de l'eau tiède et du savon jaune. S'il y a de la constipation, la prescription suivante rendra des services : sulfate de magnésie, 1 scrupule (1 gr. 20) ; carbonate de magnésie en poudre, 5 grains (30 cent.), vin de colchique, 5 gouttes ; sirop de séné, 1 drachme (4 gr.), teinture de cardame composée, 1/2 drachme (2 gr.) ; infusion de chirata, 1 once (30 gr.) deux ou trois fois par jour ; j'ordonne aussi souvent : masse pilulaire de Plummer, 2 grains (15 cent.); masse pilulaire de Rhée, 3 grains (20 cent.) à prendre tous les deux soirs pendant une semaine. Après les ablutions du soir, le malade fera des onctions abondantes avec cette pommade : protochlorure d'hydrargyre, 12 grains (60 cent.) ; pommade de sureau, 1 drachme (4 gr.) ; ou il emploiera cette lotion, qui est très-efficace pour calmer l'irritation : biborate de soude, 2 drachmes (8 gr.) ; chlorhydrate de morphine, 16 grains (1 gr.) ; acide cyanhydrique dilué, 1/2 once (16 gr.); glycérine 2 onces (60 gr.) ; eau, 8 onces (250 gr.). M. Lotionnez fréquemment la partie. Une pommade au chloroforme est souvent utile : chloroforme, 2 drachmes (8 gr.) ; glycérine, 1/2 once (16 gr.); pommade de sureau, 1 once 1/2 (50 gr.). Mêlez.

Tous ces traitements peuvent demeurer quelque temps sans résultat, et dans les cas où l'affection est ancienne, vous devez être prêt à changer vos remèdes jusqu'à ce que vous trouviez celui qui réussit le mieux à votre malade. Chez les gens âgés et affaiblis, l'association du sulfate de fer et de la magnésie avec l'acide sulfurique dilué et l'infusion de quassia réussit souvent. J'ai guéri dernièrement un vieux gentleman dont les derniers jours étaient tourmentés par un prurit de l'anus déjà ancien. Quand il vint me trouver, l'anus et les parties voisines étaient entièrement à vif et fournissaient un écoulement ichoreux et irritant. La mixture tonique et laxative, que j'ai donnée plus haut, et les lotions au borax, avec la précaution de laver la partie à l'eau tiède et au savon ordinaire, firent merveille chez lui, et aujourd'hui il peut jouir de la vie comme il ne l'avait pas fait depuis des années.

Quand vous pensez que l'affection est d'origine nerveuse, comme je crois que cela arrive souvent, particulièrement chez les gens maigres, délicats, excitables, vous donnerez de l'arsenic et de la quinine à hautes doses, en demeurant tout prêt à les pousser jusqu'à l'effet physiologique. Ils peuvent être pris séparément ou ensemble. J'ai rarement échoué dans les cas de cette espèce en employant ces moyens, à la condition de les continuer; en même temps, j'ai naturellement recours à des moyens locaux pour calmer l'irritation. Dans les cas rebelles, anciens, je commence d'ordinaire le traitement par badigeonner les parties avec une solution de nitrate d'argent, 2 scrupules pour une once; elle ramollit la peau, la ramène à un état plus sain et rétablit la sécrétion normale. Quelquefois j'ai trouvé utile, pour le même objet, la liqueur de Condy, non diluée; on doit l'employer deux fois ou plus souvent par semaine.

L'affection n'est pas de beaucoup aussi commune chez la femme que chez l'homme; elle ne se rencontre pas plus fréquemment chez les jeunes sujets; mais un des cas les plus rebelles que j'aie jamais eus se présenta chez un jeune homme de dix-sept ans, d'un tempérament délicat. On ne pouvait expliquer l'irritation par aucune cause rationnelle, et il fut enfin guéri par la liqueur d'arséniate de potasse à hautes doses et l'huile de foie de morue J'ai eu un cas très-rebelle chez un homme âgé de quatre-vingts ans environ, qui habitait la maison de secours des relieurs à Kingsland; l'affection résista à tous les moyens pendant quelque temps, mais enfin elle céda à l'arsenic pris à l'intérieur et à des applications fréquentes d'une solution caustique concentrée. Chez la femme, les fonctions utérines doivent être surveillées, et j'ai fréquemment trouvé très-avantageux le citrate de fer, la quinine et la strychnine.

J'ai par devers moi un grand nombre de faits établissant que la diathèse goutteuse peut être la cause du prurit anal.

J'ai soigné, il y a quelque temps, un gentleman qui avait souvent souffert du prurit et l'avait vu toujours disparaître lorsque la goutte le prenait; il en était ensuite débarrassé pour quelque temps. Ici le régime est un élément très-important du traitement. Je crois que l'irritation est le mieux soulagée par des applications fréquentes d'une solution de bicarbonate ou de bisulfite de soude. J'approuve l'usage de l'eau de lithine ou de la limonade gazeuse au citrate de lithine. Dans quelques cas, où l'irritation est très-vive, le colchique et les alcalins réussissent très-bien; mais si le malade peut se rendre aux eaux de Baden-Baden, Ems ou Carlsbad, il en retirera grand profit.

J'ai un malade très-nerveux, très-excitable, qui est fréquemment pris d'une crise de prurit lorsqu'il éprouve des préoccupations ou des fatigues intellectuelles, et dans ce cas, comme dans les cas analogues, j'ai trouvé très-utile le bromure de potassium, auquel j'ai associé dix ou quinze grains d'hydrate de choral à prendre le soir; cette médication procure en général une bonne nuit. Une expérience approfondie des cas de cette nature m'a conduit à priser très-haut le bromure de potassium et le chloral associés. Alternant avec le choral, le suc de ciguë à hautes doses (une à deux drachmes — 4 à 8 gr. — trois fois jour) m'a donné de beaux résultats; vous pouvez y joindre de l'huile de foie de morue après le repas; vous refaites ainsi, d'après moi, les organes de l'innervation et assurez une distribution plus régulière de la force nerveuse. Je suis absolument convaincu que plus vous traiterez le prurit de l'anus comme une affection générale, mieux vous réussirez; la difficulté de la guérison vient en grande partie de ce qu'on l'a considéré comme une affection purement locale et qu'on n'a employé contre lui que des moyens locaux.

Dans le traitement du prurit anal, il faut bien éviter l'administration de l'opium à l'intérieur, sous quelque forme que ce soit; grâce à lui, vous pouvez vous procurer une nuit de sommeil, mais ensuite vous payez ce repos par une aggravation des accidents. Quand l'irritation est tellement grande que le malade soit entièrement épuisé par le manque de repos, j'ai depuis quelques années recommandé l'introduction dans l'anus, au moment où le malade se couche, d'un embout d'os, façonné comme la tétine d'un biberon d'enfant, avec une plaque circulaire pour l'empêcher de s'échapper dans l'intestin; la tige doit avoir environ un pouce et demi de longueur et la grosseur du bout de l'index. Ce moyen réussit à prévenir la démangeaison nocturne; une bonne nuit de repos suit toujours son emploi, mais je conseille d'y avoir seulement recours toutes les deux nuits. Je présume qu'il soulage par la pression qu'exerce l'embout sur les plexus veineux et les branches nerveuses avoisinant l'anus. L'idée de cet embout m'a été donnée par plusieurs malades qui me disaient que le seul moyen d'obtenir du soulagement et de dormir, quand la démangeaison était trop vive, était de s'introduire le bout de l'index dans l'anus et d'exercer une pression : l'irritation cessait aussitôt.

Quand le prurit s'accompagne d'hémorrhoïdes internes, l'ablation de ces dernières guérit presque toujours la démangeaison; c'est ce qu'a démontré jusqu'à l'évidence un très-mauvais cas que j'opérai dans la clientèle de M. Gervis de Haverstock-Hill. L'irritation existait depuis fort longtemps et elle avait résisté à toutes sortes de traitements, mais elle disparut quand les hémorrhoïdes eurent été enlevées.

Le prurit entretenu par des parasites végétaux est vite guéri par l'application d'une pommade soufrée, ou, ce qui est plus simple et tout aussi efficace, par des lotions à l'acide sulfurique dans la proportion d'une partie pour six d'eau.

J'eus, il y a quelque temps, chez un adulte, un cas très-rebelle d'irritation de l'anus, provoquée par des ascarides. Je ne soupçonnais vraiment pas la nature du mal, mais j'eus l'occasion de voir un ver qui sortait par l'orifice anal ; une bonne purgation et quelques injections d'une solution de fer délivrèrent le malade de ses parasites et de son prurit. Il est bon de se rappeler toujours quelle influence peuvent avoir ces causes.

CHAPITRE XIV

Entassement des fèces.

Symptômes et diagnostic. — Traitement. — Concrétions de l'intestin. — Traitement.

Un amas de fèces argileuses peut se former dans le cœcum ou en quelque endroit du côlon, mais on dit en général qu'il y a entassement quand l'accumulation se fait dans l'ampoule rectale située immédiatement au-dessus du muscle sphincter interne. C'est là le siége le plus fréquent de ces amas de matières et on en rencontre souvent, dans ce point, une collection très-considérable, de forme plus ou moins globuleuse. Cet état est plus commun chez la femme que chez l'homme : les vieilles femmes et celles qui relèvent de couches y sont spécialement exposées. Chez les gens âgés, le premier indice de l'affaiblissement des centres nerveux est fourni par la paralysie ou la diminution du pouvoir contractile du côlon et l'inertie consécutive de l'intestin qui conduit à l'entassement des fèces.

J'ai vu quelques cas de cet entassement chez des jeunes filles hystériques et chez des femmes d'âge moyen. Je l'ai aussi rencontré chez un vieillard, mais je ne me souviens pas d'avoir jamais eu un exemple de cette affection chez un jeune homme; je l'ai cependant observée plus d'une fois chez les enfants; je voyais récemment un jeune enfant âgé seulement de trois ans, qui présentait un véritable entassement des fèces, dont il souffrait beaucoup, mais, quand les matières eurent été enlevées, l'intestin reprit vite sa tonicité, et recommença à fonctionner régulièrement.

La cause de l'entassement des fèces est, suivant moi, presque toujours, au début, la paralysie de la tunique musculaire du rectum. Cette paralysie peut être due à la pression de la tête de l'enfant pendant un travail prolongé, ou à la distension excessive de l'intestin par suite de l'habitude prise de ne pas faire attention aux besoins naturels, auquel cas l'amas de matières peut résulter d'une constipation de plusieurs mois, et l'intestin ressemble beaucoup dans ces conditions à une vessie paralysée par suite de rétention d'urine.

Le spasme du sphincter a été considéré comme une cause de l'entassement des fèces, mais je n'ai jamais pu me convaincre que ce ne fût pas le contraire et que l'entassement ne produisît pas le spasme. Dans l'entassement des fèces, le spasme existe toujours, dans quelques cas à un si haut degré que, au moment où le malade se forçait, j'ai vu l'anus faire une saillie mamelonnée, et une injection revenir sous forme d'un jet très-petit, analogue à celui d'une seringue. J'ai certainement rencontré des cas de spasme essentiel du sphincter chez des filles âgées, nerveuses; mais chez aucune d'elles, il n'y avait d'entassement des fèces, bien qu'il y eût de la constipation.

Les symptômes de l'entassement des fèces sont assez fréquemment obscurs et l'affection peut être confondue avec quelque autre. J'ai été une fois appelé à voir une dame qui souffrait de cet entassement des fèces et je trouvai qu'un médecin éminent l'avait récemment déclarée atteinte de névralgie de l'intestin et lui avait ordonné de la quinine et du fer ; et j'ai entendu parler d'un autre cas qui était traité comme goutte du rectum. J'ai rencontré plusieurs malades que l'on supposait affectés d'une maladie organique du cœcum ou de l'S iliaque d'après l'existence d'une tumeur en ce point et d'après leur aspect, qui est fréquemment de nature à faire croire à un cancer. J'ai eu un cas bien net d'entassement des fèces chez un garçon de treize ans, chez lequel on croyait à un engorgement des glanglions mésentériques et que l'on traitait par le fer et l'huile de foie de morue. J'ai soigné un gentleman qui était regardé par son médecin comme ayant un début de maladie cérébrale, tant la plénitude de son côlon et les embarras de son rectum le rendaient nerveux et hypochondriaque. J'ai vu une jeune dame qui avait été déclarée phthisique par plus d'un médecin, à cause d'une toux constante, avec fièvre le soir et amaigrissement considérable. Enfin, il est une erreur très-commune, mais fort grave ; ces malades sont traités pour une diarrhée avec ténesme, car l'existence d'un flux abondant de l'intestin n'est nullement incompatible avec la rétention des matières solides.

Dans les commémoratifs de ces cas, il n'est pas rare de trouver que des douleurs vives se sont montrées dans la région lombaire et dans l'aine droite ; cela indique que le cœcum a été le siége d'une obstruction et d'une dilatation, et que, le cœcum dégagé, les fèces sont venues se loger dans l'ampoule rectale. On pouvait s'attendre à ce que les symptômes de l'entassement des fèces fussent généralement ceux de l'obstruction et rappelassent sous beaucoup de rapports ceux du rétrécissement du rectum, et quelquefois il en est ainsi, mais l'absence de pertes analogues au frai de poisson ou au marc de café est un point important à noter pour le diagnostic. En réalité, le malade se plaint fréquemment d'une tendance à la diarrhée : il a souvent des selles liquides, surtout après un laxatif, mais sans en éprouver aucun soulagement, et, quand il se met debout, des efforts pénibles, continus, qu'il ne peut maîtriser, se produisent. S'il se couche, ces efforts se calment ordinairement peu à peu.

De la dyspepsie, une irritabilité de caractère, des accidents nerveux et un grand découragement (le malade se croit atteint d'une maladie incurable), une coloration jaune, terreuse de la peau qui fait croire à une affection organique, des vomissements le matin, le dégoût de toute nourriture dont le malade prend à peine quelques cuillerées, une soif excessive et très-pénible, tels sont les symptômes habituels de cet état. Une toux spéciale, éclatante comme un aboiement, surtout chez les femmes, et des sueurs la nuit, sont assez fréquentes. Chez l'homme comme chez la femme, l'entassement des fèces peut entraîner une rétention d'urine très-rebelle. Tous ces symptômes persistent avec plus ou moins de gravité pendant des mois, et les laxatifs et les lavements peuvent être mis en usage sans rien produire qu'un soulagement momentané.

En examinant un de ces malades, si vous palpez avec soin l'abdomen, vous pouvez sentir des tumeurs dans le côlon transverse ou l'S iliaque ; à certains moments, dans la majorité des cas, si vous regardez l'anus, vous le voyez faire une saillie mamelonnée, et si vous promenez le doigt tout autour, vous trouvez le sphincter contracté violemment et aussi dur qu'un anneau de bois. Ce n'est qu'avec difficulté que vous introduisez l'index dans l'intestin, et, l'ayant fait, vous trouvez une masse de matières argileuses, durcies, presque aussi volumineuse qu'une tête de fœtus et très-mobile, au point de laisser passer les matières liquides ou molles tout autour d'elle, ce qui fait croire que le malade a de la diarrhée plutôt que de la constipation. La sensation que cette masse donne au doigt est si trompeuse que j'ai plus d'une fois cru toucher une tumeur; et j'ai été souvent appelé en consultation par des médecins qui avaient reconnu l'entassement des fèces, mais qui ne pouvaient croire que ce qu'ils sentaient fût un amas de matières.

Vous devez commencer le traitement en morcelant la masse fécale. Le meilleur moyen d'y arriver est d'abord de dilater de force mais lentement les sphincters en introduisant vos deux index bien huilés et en les écartant l'un de l'autre vers les tubérosités de l'ischion; la douleur de cette opération, si elle est faite très-lentement et avec précaution, n'est pas aussi vive que dans la fissure, et vous n'avez pas besoin de déchirer la muqueuse, mais vous distendez les muscles au point de les paralyser pour un temps; cela fait, vous pénétrez dans l'intérieur du rectum sans aucune difficulté, et morcelez la masse fécale avec votre doigt ou une curette à lithotomie, ou le manche d'une cuillère en argent d'ancien modèle. Le spasme du sphincter ainsi vaincu, vous ne causez à votre malade que peu de douleur dans vos manœuvres ultérieures, et vous pouvez faire beaucoup en une seule séance.

Après avoir entièrement morcelé la masse des fèces entassées, vous pouvez administrer des lavements de savon, d'eau et d'huile, et de cette manière vous donnerez souvent issue à une énorme quantité de matières. Quand la masse occupant l'ampoule rectale a été entraînée, d'autres masses descendent ordinairement, et j'ai vu remplir en une seule opération deux ou trois vases de nuit. J'ai trouvé, dans quelques cas, le rectum tellement dilaté que la partie supérieure de l'intestin s'y ouvrait comme un uretère dans la vessie.

Il faut souvent au rectum un temps considérable pour reprendre sa tonicité après cette grande distension, et par suite vous devez veiller à ce qu'il ne se produise pas une nouvelle accumulation de fèces. Les injections d'eau froide, le massage de l'abdomen, l'emploi de la décoction composée d'aloès et de la noix vomique, rendront des services. Dès que l'intestin est complétement dégagé, j'ai l'habitude de prescrire les pilules suivantes, qui sont très-efficaces pour rendre leur tonicité au côlon et au rectum et assurer ainsi le fonctionnement régulier de l'intestin : sulfate de fer desséché, 1/4 grain (0^{gr},01); sulfate de quinine, 1 grain (0^{gr},06) ; extrait de noix vomique, 1/4 grain (0^{gr},01) ; extrait aqueux d'aloès, 1/3 grain (0^{gr},02); extrait de dent-de-lion q. s. pour consistance pilulaire ; à prendre une pilule trois fois par jour après le repas.

Les personnes d'habitudes sédentaires sont très-sujettes à ces récidives; aussi faut-il recommander l'exercice pris au grand air et chaque jour.

Le régime ne doit pas être trop plantureux. Une vieille dame a reçu mes soins à trois reprises pour un entassement des fèces et un engorgement du cœcum, et je suis sûr que cela dépendait de ce qu'elle était grande mangeuse et ne faisait jamais d'exercice. Je ne pus lui persuader de marcher plus ni de manger moins.

L'entassement des fèces a, comme je l'ai dit, été souvent confondu avec des tumeurs malignes de l'abdomen, mais ordinairement le diagnostic n'est pas difficile si on observe avec soin. Il y a deux caractères différentiels à noter : 1° l'examen pratiqué de temps en temps fait voir que la tumeur change de volume et de forme : le malade sera souvent le premier à le remarquer ; 2° une palpation soigneuse de la tumeur permettra de reconnaître qu'elle a une consistance inégale et qu'elle donne une sensation marquée de mollesse. Quand la tumeur est dans l'S iliaque ou dans le rectum, l'introduction du doigt lèverait tous les doutes, s'il y en avait.

Les concrétions de l'intestin sont plus rares que l'entassement des fèces et elles en diffèrent en ce qu'elles se forment souvent autour d'un corps étranger et affectent d'ordinaire une forme cylindrique. Les concrétions consistent en filaments, d'origine animale ou végétale, entrelacés autour d'un noyau qui peut varier suivant les circonstances. Dans un cas, c'était un amas de cheveux qui formait la partie centrale de la concrétion ; la malade avait été dans un asile d'aliénées et dans un accès de manie avait avalé de ses cheveux. Elle avait souffert plusieurs mois, et à différentes reprises, d'obstruction intestinale, et elle disait toujours qu'elle avait dans l'intestin quelque chose qui ne pouvait passer par l'anus. Elle me fut amenée à l'hôpital Saint-Marc. Je dilatai de force son sphincter et avec une curette à lithotomie et le doigt j'arrivai, non sans peine, à enlever une masse de forme conique, mesurant plus de six pouces de long sur deux pouces et quart de diamètre ; elle était couverte de pus et répandait une odeur fétide. En la divisant, je trouvai, comme je l'ai dit, que le noyau était constitué par des cheveux.

Un autre de mes malades, un vieux gentleman, avait une obstruction du rectum que je croyais tenir au simple entassement des fèces, mais la masse qui faisait obstacle n'était pas de forme globuleuse, et quand j'essayai de la morceler, je ne pus y parvenir parce qu'elle fuyait et que sa consistance était trop grande. Je fus obligé, après avoir dilaté les sphincters, de la saisir avec des tenettes et de l'amener peu à peu au dehors. Le noyau était un calcul biliaire volumineux, entouré de filaments d'origine végétale et animale et de matières durcies ; le tout recouvert d'une couche épaisse de mucus et de pus. Dix-huit mois avant, le malade avait eu une crise de colique hépatique, et sans doute ce calcul s'était logé dans l'intestin, probablement dans un des replis du côlon.

Je rapporterai encore un cas, car il est singulier; c'était un souverain qui formait le noyau. Le sujet, une femme, vint à l'hôpital Saint-Marc pour un rétrécissement du rectum; quand je dilatai le rétrécissement, je trouvai au-dessus un corps volumineux. Les purgatifs et les lavements ne pouvant en amener l'expulsion, je réussis enfin à l'amener au dehors avec une curette et le doigt; il était de forme cylindrique. En le divisant, pour examiner sa structure, je trouvai au centre la pièce de monnaie. Quinze mois avant, cette femme avait avalé un souverain, elle l'avait cherché dans ses selles, mais sans l'y trouver ; elle ne s'imaginait nullement ne pas l'avoir rendu. Je crois très-probable qu'elle avait à ce moment un commencement de rétrécissement et que par suite la pièce de monnaie ne put franchir l'intestin.

Je ne consacrerai pas plus d'espace à cette question ; les cas sont relativement rares et le traitement assez simple. Quand la concrétion arrive près de l'anus, on doit l'extraire en masse; elle est trop consistante pour que vous puissiez la morceler comme un amas de fèces entassées. A moins de dilater les sphincters, vous éprouverez de grandes difficultés pour l'extraire ; en réalité, c'est même presque impossible.

Il est très-curieux de voir comment de petits objets ne peuvent franchir sans accidents le canal alimentaire, alors que d'autres fois des corps très-volumineux passent sans déterminer aucun symptôme pénible ou grave. Il y a des faits rapportés par James Paget, M. Henri Smith et d'autres, où une portion étendue d'un dentier monté en or a été avalée et ne s'est arrêtée nulle part dans l'intestin (1).

Il y a une chose que nous devons nous rappeler quand un cas semblable se présente, c'est de ne jamais donner de purgatif. Vous pourrez dire à votre malade de manger abondamment des mets solides, comme du pudding, du pain, etc., pour avoir des selles biens liées et volumineuses.

Ces résultats ne doivent pas nous amener à croire qu'il est indifférent d'avaler un corps étranger; il existe dans la science bien des cas où un simple noyau de cerise a entraîné la mort, en provoquant l'ulcération et la perforation de l'intestin.

(1) Le fait suivant, rapporté par J. Bœckel, montre quelle distension énorme peut subir dans certains cas l'ampoule rectale. Il s'agit d'un fendeur de bois, âgé de 44 ans, entré à l'hôpital de Strasbourg pour une constipation datant de six jours ; il n'avait pas de fièvre, mais du ballonnement du ventre avec issue de gaz extrêmement fétides, et se plaignait de douleurs abdominales atroces. Pressé de questions, il finit par avouer avoir avalé tout crus, coquilles comprises, une soixantaine d'escargots qu'il croyait sentir au voisinage de l'anus. Le toucher rectal permit en effet de reconnaître dans l'ampoule dilatée une série de corps étrangers durs, lisses; et tant par l'extraction directe qu'à la suite de l'administration de lavements purgatifs, on retira 70 escargots entiers. Le malade sortit guéri au bout de quatre jours (*Gaz. méd. de Strasbourg*, 1875, n° 9).

CHAPITRE XV

Cancer du rectum.

Variétés et diagnostic. — Observations. — Traitement. — Colotomie. — Traitement consécutif.

C'est un sujet qu'on aborde avec bien des regrets et de la répugnance, car, malheureusement, nous ne connaissons aucun moyen de guérir cette maladie, et pour ce qui est d'arrêter ses progrès ou même de calmer les souffrances qu'elle cause, notre pouvoir est relativement bien limité. Parmi les affections auxquelles est exposée l'humaine faiblesse, il n'en est pas de plus douloureuse que le cancer du rectum ; quelquefois on rencontre un malade qui ne paraît pas souffrir extrêmement, mais c'est une exception à la règle. Dans les périodes avancées de la maladie, la douleur est constante, et un soulagement momentané ne peut être obtenu qu'avec le secours de sédatifs et de narcotiques puissants.

Le cancer se rencontre plus communément dans l'âge moyen, mais j'ai vu un encéphaloïde, très-rapidement mortel, chez un garçon de dix-sept ans, et il y avait dernièrement à l'hopital Saint-Marc, dans le service de M. Gowland, un enfant d'à peine treize ans atteint d'un cancer confirmé du rectum. J'ai rencontré le squirrhe et l'épithélioma chez des gens très-âgés. On dit habituellement que le cancer affecte les femmes plus fréquemment que les hommes ; c'est le contraire que j'ai observé pour celui du rectum. Je ne puis dire que j'aie quelque idée de ce qui provoque le cancer de l'intestin ; et je n'ai pu que rarement établir une influence héréditaire.

On décrit généralement plusieurs variétés de cancer du rectum, le squirrhe, l'encéphaloïde, le colloïde et l'épithélioma. Je serais porté à dire, d'après mes propres observations, que la différence du squirrhe et de l'encéphaloïde est rarement bien marquée ;

quelquefois vous avez un cas de squirrhe vrai, et de temps en temps vous pouvez voir un exemple d'encéphaloïde confirmé; mais, en général, le cancer se présente comme un dépôt circonscrit dans le tissu cellulaire sous-muqueux, formant tumeur. Celle-ci est plus ou moins dure, généralement plus dure dans certaines parties que dans d'autres, et habituellement ulcérée à son sommet sur une étendue plus ou moins grande. Le cancer du rectum donne au toucher une sensation particulière, qui le distingue de l'ulcération simple, bien que dans cette dernière vous puissiez avoir de l'induration et des nodosités, par suite de l'infiltration glandulaire. Cette sensation particulière est vite reconnue par la pratique, mais il est très-difficile ou même impossible de la décrire.

La tumeur est ordinairement située à trois pouces au-dessus de l'anus; elle siége soit sur la paroi dorsale, soit au niveau de la prostate; j'ai trouvé que ce dernier point était un siége d'élection. La tumeur est arrondie et élevée d'un demi-pouce au-dessus de la surface de l'intestin. Les bords de l'ulcération du sommet sont durs et irréguliers, mais la membrane muqueuse avoisinant la tumeur est d'ordinaire absolument saine. En regardant l'ulcération au spéculum, vous verrez qu'elle diffère beaucoup de l'ulcération simple, et qu'au lieu d'être rouge, luisante, de niveau avec les parties voisines, elle est inégale, colorée en brun, avec son fond irrégulièrement ulcéré ou déprimé; en outre, on doit faire mention de l'odeur qui est caractéristique et suffit souvent à établir le diagnostic différentiel; comme la sensation fournie par le toucher, elle ne saurait être décrite. Quand la maladie est plus avancée, l'ulcération et l'infiltration peuvent s'étendre tout autour de l'intestin; fréquemment il existe, juste en dedans de l'anus, un anneau induré. L'ulcération s'étend en haut et en bas, mais rarement elle gagne en dehors de l'intestin; les glandes du rectum se prennent et des tumeurs indurées peuvent aussi apparaître dans les aines; en même temps se déclare une infection manifeste du sang, des dépôts secondaires se forment dans le foie, le mésentère, les ovaires, les poumons et autres organes. Des perforations de la vessie chez l'homme, du vagin chez la femme, et du péritoine peuvent aussi résulter de la marche envahissante de l'ulcération.

Quand le cancer est encéphaloïde, on trouve souvent une tumeur volumineuse, demi-molle, qui remplit l'intestin; elle peut, comme cela arrive fréquemment, évoluer avec une grande rapidité, et le malade succomber promptement à l'empoisonnement de l'économie par le cancer et aux troubles fonctionnels déterminés par les tumeurs secondaires. J'ai vu un malade mourir dans les six mois qui suivirent l'apparition de la douleur et du malaise dans le rectum. Au contraire, dans le squirrhe, vous pouvez voir se former (le plus communément, je crois, au niveau de la prostate) une tumeur qui se développe si lentement et affecte à un si faible degré l'organisme, que le malade peut vivre des années. Je vais rappeler un cas de cette nature.

Un homme, qui n'avait aucune des apparences d'une mauvaise santé, entra dans mon service, à Saint-Marc, en 1865. Il éprouvait, depuis cinq ou six mois, des symptômes plus ou moins marqués d'obstruction intestinale. L'examen par l'anus montra une tumeur dure, solide, qui paraissait s'implanter au voisinage de la prostate ; elle remplissait tout le rectum ; sa surface était un peu irrégulière, mais non ulcérée. Je pensai que ce pouvait bien être une tumeur hydatique, bien que je ne découvrisse pas de fluctuation ; mais un long trocart explorateur que j'y enfonçai ne laissa pas sortir de liquide. Le malade souffrait d'une constipation absolue depuis vingt jours et les symptômes étaient si pressants que je pratiquai aussitôt la colotomie. Il retourna chez lui au bout de six semaines dans un très-bon état de santé et il vécut quatre ans et demi : sa mort fut due aux progrès de la maladie et à l'épuisement qui en résulta. La tumeur ne s'ulcéra pas jusqu'à la fin de la quatrième année qui suivit la colotomie.

Les symptômes du cancer au début sont quelquefois obscurs et diffèrent suivant le siége de la tumeur, et suivant qu'elle est ou non ulcérée.

Le premier signe peut être, ou même est souvent de la diarrhée avec difficulté de retenir les matières. Les pertes, avant que la tumeur s'ulcère, s'écoulent quand l'intestin fonctionne, et peuvent n'être que visqueuses et légèrement teintes de sang ; dans les périodes plus avancées de la maladie, elles sont très-abondantes et ressemblent à du marc de café mêlé de pus ; l'odeur en est très-fétide, et, comme je l'ai dit, toute spéciale.

Il n'arrive pas souvent qu'un chirurgien observe le cancer à sa période initiale. D'ordinaire, jusqu'à ce qu'il se produise une ulcération, surtout quand la tumeur est près de l'anus, il n'y a que peu de douleur et de gêne, et en général le malade est robuste ; il paraît bien portant et ne sait pas, ne pense pas avoir rien de grave.

Il y a quelques mois, un gentleman vint dans mon cabinet se faire examiner pour une assurance sur la vie. Sous tous les rapports vous auriez dit que c'était un type de force chez un homme d'âge moyen. Il était musclé, solide, bien pris dans sa taille ; ses yeux étaient brillants, son visage vermeil et ouvert, sa langue nette ; il avait un pouls bien égal et ses poumons étaient irréprochables.

Suivant toute apparence, c'était un de ces individus qu'on accepterait volontiers pour une assurance viagère, mais, dans le cours de l'examen, il lui arriva de dire, peut-être par hasard, qu'il était sujet de temps en temps à la diarrhée, après quoi il se trouvait toujours mieux ; cela me conduisit à lui faire quelques questions sur l'état de l'intestin, et je fus amené à conclure qu'il avait probablement une ulcération du rectum. Je lui demandai alors la permission de l'examiner ; il y consentit et je découvris un cancer que je n'eus pas de peine à diagnostiquer. Naturellement, je n'informai pas ce gentleman du caractère grave de ma découverte, mais j'écrivis à son médecin habituel. Quelque temps après je le vis en consultation, et je trouvai que la maladie marchait vite, son état commençait à faiblir et je ne doutai pas que la maladie ne fît des progrès rapides.

J'ai souvent éprouvé une émotion bien vive en examinant un malade qui se croyait simplement atteint de quelque affection banale du rectum et en trouvant qu'il avait un cancer. J'ai vu, une fois, un membre éminent de notre profession qui mourut de cette maladie, et qui avait pris ses dispositions afin de garder le lit et de subir une opération pour ce qu'il croyait être une petite fissure anale ou une hémorrhoïde ulcérée.

Si l'on ne se livre pas à un examen minutieux du rectum, le cancer peut être méconnu et des erreurs de diagnostic être commises. Je pourrais rapporter un grand nombre de faits dans lesquels des fistules et des hémorrhoïdes ont été opérées, alors qu'il existait en même temps une lésion organique. Je n'ai pas besoin de dire que cette méprise avait pour résultat d'aggraver les souffrances du malade. Voici un cas à l'appui :

R. F., âgé de 50 ans, entre à l'hôpital Saint-Marc en octobre 1866. Il commença à se sentir malade à la fin de mai. Il paraît maigri et affaibli, mais il dit avoir perdu récemment ses forces et son embonpoint. Il y a trois mois, il eut une fistule et en fut opéré; elle ne guérit pas et une seconde opération fut pratiquée au bout de quelques semaines; cette fois encore il n'alla pas mieux, et le médecin qui l'avait opéré lui dit qu'il y avait encore un autre trajet à ouvrir et que, s'il se laissait faire, il guérirait vite. Le malade cependant n'avait plus les moyens de se soigner et aima mieux venir à l'hôpital Saint-Marc. Quand je le vis, il se plaignait d'une diarrhée continue, il avait de l'incontinence des matières fécales et ne pouvait uriner qu'en allant à la selle ; il souffrait presque toujours et avait un écoulement très-abondant de sang et de pus par le rectum. En l'examinant, j'apercus, sur le côté gauche de l'anus, une plaie profonde qui gagnait vers le périnée, et sur le côté droit il y avait une plaie plus petite et l'orifice d'un trajet fistuleux ; tout autour de l'anus se voyaient des excroissances de peau mamelonnées, luisantes, enflammées. Un coup d'œil me suffit pour reconnaître que ce malade avait plus qu'une fistule, et, en introduisant mon doigt dans le rectum, je trouvai assez haut la masse d'une tumeur maligne ulcérée. Il mourut très-vite ; il ne vécut pas plus d'un an après l'apparition des premiers symptômes du mal.

Il n'y a pas longtemps, je vis, avec mon collègue M. Alfred Cooper, un malade qu'un éminent chirurgien d'hôpital voulait opérer d'hémorrhoïdes. Le cas fut ensuite adressé à M. Cooper pour qu'il donnât son avis sur l'opportunité de l'opération, et, en l'examinant, il trouva un cancer étendu du rectum en même temps que des hémorrhoïdes. Le chirurgien n'avait pas pensé qu'il fût nécessaire d'examiner l'intérieur de l'intestin, et de là son erreur.

Mon ami M. Blackmann m'envoya un cas très-intéressant, sur le diagnostic duquel il avait quelques doutes. C'était une dame qui, depuis quelques mois, éprouvait une sensation de brûlure vive et une douleur agaçante au niveau du sacrum, ce qui l'empêchait de reposer la nuit. Elle n'éprouvait jamais la sensation d'avoir complétement vidé son intestin, bien qu'elle eût six selles ou plus par jour. Les matières étaient réunies en petites masses et expulsées avec beaucoup de force et des vents. Elle ne pouvait se retenir quand elle sentait le besoin d'aller à la selle, et il lui fallait courir aussitôt au cabinet. Elle avait par moments des pertes visqueuses.

En l'examinant, on ne voyait rien à l'extérieur; l'anus paraissait absolument sain, mais, en introduisant le doigt, on trouvait l'orifice béant et les sphincters sans tonicité; on ne découvrait rien jusqu'à ce que le doigt fût porté assez haut, pendant que la malade était invitée à pousser; alors on rencontrait une tumeur dure, ulcérée, remplissant l'intestin. Le spéculum permettait de voir une tumeur irrégulière, profondément ulcérée. Il y avait l'odeur caractéristique, et on ne pouvait conserver de doute sur le caractère malin de l'affection. Plus tard, quand le mal eut progressé, la colotomie fut proposée pour faire disparaître les souffrances, mais elle fut refusée, et la malade mourut moins de deux ans après le début des accidents.

Je n'ai rencontré que peu de cas bien nets de cancer colloïde, et je l'ai vu conduire très-rapidement à une terminaison fatale: les dépôts secondaires apparaissent vite dans ce cas.

L'épithélioma est, d'après ce que j'ai vu, une forme rare du cancer rectal (1). Quand il siége à la marge de l'anus — où il ressemble d'une manière étonnante à l'ulcération épithéliale de la lèvre, — il peut être enlevé avec de très-grandes chances de succès. Il y a plus de trois ans et demi, j'enlevai une petite tumeur de cette nature à l'entrée du rectum, chez un homme de 50 ans, et j'appliquai ensuite une solution très-concentrée de chlorure de zinc. Je vis le malade un an après; il n'y avait pas de récidive, la cicatrice était saine et sans induration. Ce n'est pas le seul cas heureux de cette nature que j'aie eu.

Le traitement de cette terrible maladie se réduit, pour la plus grande part, à essayer de diminuer les souffrances du malade. La douleur est généralement calmée par le repos dans le décubitus,

(1) L'observation de M. Allingham sur la rareté de l'épithélioma du rectum n'est pas conforme à celle de la majorité des chirurgiens: on s'accorde en effet à admettre que la plupart des productions malignes de la dernière portion de l'intestin sont du type épithélial; elles affectent la forme pavimenteuse à l'anus et cylindrique dans le rectum même. Il est probable que bon nombre de tumeurs de cette dernière catégorie ont été confondues par M. Allingham avec l'encéphaloïde. D'après un relevé de V. Hecker (*Schmidt's Jahrbücher*, 1870) comprenant onze années, de 1857 à 1868, sur 34 cas de cancer du rectum observés à l'Institut pathologique de Berlin, il y avait 24 cancroïdes, 9 cancers ordinaires, 4 cancers colloïdes.

et une nourriture saine, réconfortante, de digestion facile. Les sédatifs de tout genre, les opiacés peuvent être administrés à l'intérieur, en remplaçant celui qui a perdu son effet par un autre nouveau ; mais, somme toute, rien ne vaut l'opium sous ses formes diverses. Les injections hypodermiques de morphine m'ont paru réussir très-bien et pouvoir être employées très-longtemps ; les pommades, les injections, les suppositoires calmants, portés dans l'intestin, sont utiles, mais quelquefois ils ne peuvent y être maintenus, et quelquefois aussi ils paraissent ne pas produire le moindre effet.

Quand le cancer apparaît dans le rectum au voisinage de l'anus, l'affection se trouvant dans la sphère d'action du sphincter, la douleur est très-vive, et alors la section de ce muscle peut apporter un soulagement marqué ; ce traitement est plus particulièrement applicable aux cas où l'ulcération ou la tumeur se limite à un côté de l'intestin ; l'incision doit alors être faite sur les tissus sains et on peut compter en retirer de grands profits.

Je ne crois pas que l'extirpation puisse être recommandée pour aucune forme du cancer rectal, sauf pour l'épithélioma : tout à fait au début, vous ne pouvez être assuré que la maladie est cancéreuse et, quand l'ulcération s'est produite (1), vous n'arriveriez

(1) L'ostracisme dont M. Allingham frappe l'extirpation du cancer du rectum avait déjà été prononcé par Curling et par Smith. Pour Curling « une opération qui expose consécutivement le malade à l'effet déplorable de l'incontinence des matières et d'un rétrécissement considérable produit par le retrait excessif du tissu cicatriciel, qui est forcément suivie de récidives quand le mal est suffisamment développé pour qu'on ne puisse révoquer en doute l'existence du cancer, doit être condamnée. » (Curling, *Diseases of the rectum*. London, 1855, p. 105.) Smith n'hésite pas à qualifier « de procédé barbare et antiscientifique » l'opération entreprise dans le but d'extirper les cancers de l'extrémité inférieure du rectum. Cependant les résultats obtenus en Allemagne et en France sont loin de justifier un jugement aussi sévère : comme le fait remarquer M. Marchand (thèse inaug., Paris, 1873, p. 48), aucun chirurgien n'hésiterait à pratiquer l'amputation de la cuisse pour une tumeur maligne du genou, et cependant la gravité de cette opération est bien supérieure à celle de l'extirpation du rectum, puisque dans cette dernière la mort n'arrive guère qu'une fois sur quatre. Les suites éloignées de l'opération ne sont pas davantage susceptibles de la faire rejeter : l'incontinence des matières, constante au début, ne persiste que dans un certain nombre de cas : le plus souvent les malades peuvent conserver leurs matières solides, tandis que les liquides passent involontairement. Même quelquefois il est mentionné que les sujets retiennent également bien les matières solides, les liquides, voire même les gaz : la défécation s'accomplit chez eux volontairement et régulièrement. Le rétrécissement du rectum, au niveau de la cicatrice, est un accident plus fâcheux, mais il est rarement poussé au point de déterminer des symptômes graves, nécessitant une intervention spéciale. Reste la question des récidives : elles sont fréquentes comme

pas, suivant toute probabilité, à enlever la totalité des tissus morbides.

J'ai essayé très-souvent les injections d'acide acétique, mais je ne puis dire qu'elles fassent du bien; au contraire, elles exagèrent la douleur.

Je n'ai vu résulter aucun avantage de l'application des caustiques à l'intérieur de l'intestin; mais, quand la masse cancéreuse fait saillie au dehors, j'ai calmé la douleur et enlevé une bonne partie de la tumeur en employant une pâte à l'arséniate de cuivre. Ce caustique détruit rapidement les tissus sans augmenter la douleur, et il n'a aucun danger. Je puis le recommander fortement, pour en avoir fait usage dans bien des circonstances.

Pendant des mois, j'ai employé chez huit malades le chlorure de calcium, obtenu par le grattage de coquilles d'huîtres, suivant les indications du docteur Peter Hood, mais il n'en est résulté ni bien ni mal. Il n'y a pas de remède dont j'aie lu la mention ni entendu parler, sans en faire l'essai, mais je dirai franchement que je n'ai jamais vu obtenir le moindre effet curatif par le secours d'aucune préparation ou d'aucun traitement.

Quand l'intestin est complétement oblitéré par la tumeur, ou qu'il s'est fait une perforation de la vessie, ou quand la douleur

après toutes les opérations faites pour des tumeurs malignes, mais, dans les 49 observations recueillies par Marchand, le mal ne s'est jamais reproduit avant le sixième mois et durant ce laps de temps le sujet jouit d'une santé relativement bonne; même après la réapparition du cancer les douleurs furent beaucoup moins vives qu'avant. En outre la récidive n'est pas fatale : M. le professeur Verneuil compte deux cas de guérison définitive; Velpeau en comptait deux également. Dieffenbach a vu des malades rester guéris pendant des années. Chassaignac, Richet ont obtenu des guérisons qui se sont maintenues quatre et six ans. La seule contre-indication de l'extirpation du rectum se tire de l'étendue des tissus envahis par le mal : Lisfranc avait déjà conseillé de ne jamais opérer que dans les cas où le doigt pouvait circonscrire le mal et le dépasser facilement par en haut; le rectum devait être mobile, libre d'adhérences, de façon à pouvoir être abaissé acilement; comme dans tout autre cas de cancer, l'infection ganglionnaire doit arrêter le chirurgien. Les adhérences à la prostate et à la vessie, considérées comme des contre-indications formelles de l'opération par M. le professeur Verneuil, n'ont point arrêté Nussbaum, Simon de Rostock et Demarquay, qui ont obtenu alors des résultats assez satisfaisants. Chez la femme, tous les chirurgiens sont d'accord pour opérer, alors même que la cloison recto-vaginale est intéressée.

Il est cependant des cas où le mal ne saurait être enlevé en totalité : M. Verneuil conseille pour eux la rectotomie linéaire et Esmarch (*Handbuch der allg. und spec. Chirurgie*, von Pitha et Billroth, IIIe vol., 2e partie, 5e fasc.) l'enlèvement de la tumeur avec une cuiller à bords tranchants. C'est alors que nous paraît surtout convenir la colotomie préconisée par les chirurgiens anglais.

provoquée par le passage des matières à la surface de la tumeur est très-aiguë, la colotomie lombaire peut être pratiquée avec avantage (1). Je ne dirai pas que la vie puisse toujours être notablement prolongée par l'opération, mais je suis sûr que les souffrances du malade sont beaucoup calmées. Je ne préconise pas la colotomie dans les tumeurs malignes aussi vivement que je le fais pour l'ulcération et le rétrécissement, mais je l'ai aujourd'hui pratiquée seize fois dans des cas de cancer, et je ne saurais dire que j'aie jamais regretté d'avoir opéré (2).

La méthode opératoire, acceptée aujourd'hui d'une manière générale pour ouvrir le côlon, est connue sous le nom de méthode d'Amussat, et elle a été défendue par ce chirurgien dans son mémoire publié en 1839 « sur la possibilité d'établir un anus artificiel dans la région lombaire. » Il n'est pas certain, toutefois, qu'il ait jamais pratiqué cette opération (3). Chez l'adulte je crois qu'il ne peut être douteux que le procédé d'Amussat ne soit le meilleur.

En observant certaines règles, la colotomie lombaire ne paraîtra pas difficile, mais la fréquence des accidents me fait penser que beaucoup de chirurgiens ne sont pas encore suffisamment convaincus de la nécessité d'une précision extrême dans cette opération, plus particulièrement quand l'intestin n'est pas distendu.

Il y a un petit nombre d'années, l'opération n'était jamais pratiquée s'il n'existait depuis longtemps une obstruction complète; l'intestin avait alors presque sûrement subi une distension extrême, auquel cas on ne pouvait manquer de le trouver facilement. Mais aujourd'hui on sait qu'une intervention hâtive est indiquée pour bien des raisons, et l'opération est par suite pratiquée fré-

(1) Curling, qui le premier a appliqué la colotomie aux cas de cancer sans obstruction, avait pour but de faire disparaître les douleurs et de rendre la vie plus supportable. Telle est aussi, pour Allingham, l'indication de l'opération. Il ne faut pas oublier cependant qu'après la colotomie, le passage des matières, continuant à se faire en partie par le rectum, les douleurs peuvent persister avec la même intensité. Laffan a proposé, pour mettre à l'abri d'un semblable insuccès, de suturer, après la colotomie, les deux parois du bout inférieur de l'intestin dont on aura préalablement avivé la muqueuse (*The Dublin journal of med. sc.*, oct. 1872).

(2) M. Allingham a aujourd'hui pratiqué la colotomie lombaire plus de trente fois; les résultats ont été absolument favorables.

(3) Amussat avait pratiqué *neuf* fois l'opération qui porte son nom : quatre fois il s'agissait d'enfants imperforés; cinq fois d'individus adultes; ces derniers survécurent tous. Dans un cas, la mort arriva au dixième jour, mais un autre opéré demeurait guéri au bout de deux ans.

quemment à un moment où il est probable que le côlon sera vide et affaissé, et alors les difficultés peuvent être de nature à embarrasser l'opérateur le plus distingué, s'il ne sait exactement où chercher l'intestin.

Les données fournies habituellement par les traités de chirurgie manquent de cet élément essentiel de précision, que je crois indispensable. L'erreur ordinaire consiste à chercher le côlon trop loin de la colonne vertébrale; il en résulte que le péritoine est ouvert par mégarde ; une anse de l'intestin grêle fait hernie aussitôt dans la plaie, ce qui trompe le chirurgien et rend la découverte du côlon plus difficile en même temps que l'opération, étant plus étendue, expose davantage à un résultat fatal.

Le point anatomique qui sert de repaire pour déterminer la situation du côlon ascendant ou descendant est le bord libre du muscle carré des lombes, mais on ne peut toujours le trouver aisément, et par suite il vaut mieux lui substituer un guide plus certain et moins facile à confondre : on y arrive, comme je l'ai établi dans mon article sur la colotomie, inséré dans les Bulletins de l'hôpital Saint-Thomas pour 1870, en marquant un point sur la crête de l'os des iles, à un bon demi-pouce en arrière de son milieu, pris entre les deux épines supérieures.

D'après plus de cinquante dissections et l'expérience d'au moins trente opérations, je puis affirmer que le côlon est toujours, normalement, situé au niveau de ce point.

Avant d'opérer, je marque ce point sur la crête de l'os des iles avec de l'encre ou de la teinture d'iode et il m'a toujours fourni, quand les tissus superficiels avaient été divisés, une indication, un point de repère très-utile pour déterminer la position exacte de l'intestin. Cette précaution a surtout de la valeur quand vous ne pouvez reconnaître les tissus profonds que vous incisez, ce qui arrive aisément si le malade est musclé et gras.

Je préfère de beaucoup l'incision oblique recommandée par M. Bryant, et descendant de la dernière côte vers l'épine antérieure et supérieure : le milieu de la plaie, qui aura une longueur de quatre pouces, doit répondre à la marque que vous avez faite sur la crête de l'ilium.

Au moment d'opérer, le malade doit être placé sur un lit dur, et couché sur le ventre, avec une légère inclinaison sur le côté droit, et un coussin résistant doit être disposé sous le côté gauche, de manière à tendre et à faire saillir la région lombaire.

J'ai vu fréquemment l'opérateur se placer derrière le malade. Je préfère me placer devant : dans cette position je crois que vous êtes moins exposé à faire vos incisions profondes trop en avant et à ouvrir ainsi par mégarde le péritoine.

Les tissus doivent être soigneusement divisés sur une sonde cannelée, et ce temps de l'opération sera pratiqué avec lenteur et prudence, en attendant que l'hémorrhagie s'arrête de manière que les rapports anatomiques des parties soient exactement reconnus dans le cours de l'opération. Je crois très-utile, sinon absolument nécessaire, que le fascia des lombes soit complétement mis à nu, et, s'il est possible, le bord du muscle carré entièrement découvert. Quand on l'aperçoit, un bistouri boutonné doit être passé au-dessous de lui et le muscle largement divisé; cela fait, le côlon se montre ; il est généralement recouvert par de la graisse qui peut être prise pour l'intestin, mais l'erreur sera vite reconnue et très-facilement réparée. Il est de la plus haute importance que les incisions profondes aient la même longueur que la plaie de la peau. Si vous n'observez pas cette règle, lorsque vous arrivez sur le fascia lombaire, vous faites vos recherches au fond d'un trou triangulaire, dont le sommet est très-éloigné de vous; et il est presque impossible de trouver l'intestin, même si vous vous êtes guidé sur le véritable point de repère. D'après mon expérience personnelle, d'après les opérations que j'ai vu pratiquer par d'autres chirurgiens, je suis absolument convaincu que c'est là le secret de surmonter les difficultés de l'opération. Le côlon mis à nu comme je l'ai indiqué, il n'est d'ordinaire pas difficile de le reconnaître, même lorsqu'il est absolument affaissé, et de le saisir au fond de la plaie. Dans beaucoup de mes faits, on distinguait nettement une des bandes longitudinales, et dans d'autres des fragments de matières durcies se sentaient avant que l'intestin fût ouvert.

L'intestin doit ensuite être amené hors de la plaie et ouvert en long dans une étendue d'un peu plus d'un pouce; les lèvres de l'incision sont réunies par des points de suture aux lèvres de la plaie cutanée. Ces sutures doivent être faites avant que le côlon soit ouvert, afin d'éviter toute chance de voir son contenu se répandre dans la plaie. J'ai trouvé que de fortes sutures en soie conviennent mieux que celles en métal, car elles ne coupent pas aussi aisément les tissus, et je les laisse en place jusqu'à ce que je remarque qu'elles ont commencé à ulcérer la peau; mais il vaut mieux qu'elles ne demeurent pas trop longtemps; quarante-huit heures suffisent d'ordinaire.

La mortalité immédiate de l'opération dépend presque exclusivement de ce que la cavité péritonéale a été ouverte; il faut donc se bien rappeler qu'il est préférable d'aborder et d'ouvrir le côlon sur sa face dorsale ou même spinale plutôt qu'en tout autre point.

Quand l'intestin est affaissé, j'avais recommandé d'y injecter une certaine quantité de liquide, mais je dois aujourd'hui revenir sur ce conseil et dire qu'il vaut mieux essayer de distendre l'intestin avec de l'air si vous ne pouvez le trouver sans cela, car, si vous employez un liquide et que vous soyez assez malheureux pour ouvrir le péritoine, il s'en écoulera une partie dans cette cavité, et certainement une péritonite se déclarera; deux fois, depuis que j'ai écrit la première édition de cet ouvrage, j'ai vu cet accident se produire.

J'ai, dans deux occasions, été obligé d'opérer sur le côlon ascendant, l'obstruction siégeant au-dessus de l'S iliaque. Je n'éprouvai pas plus de difficultés qu'à l'ordinaire pour trouver l'intestin, mais naturellement l'opération sur le côlon descendant doit être préférée, d'abord parce qu'il est moins complétement enveloppé par le péritoine, et ensuite pour une autre raison : mes deux malades maigrirent très-vite dès que les matières commencèrent à passer par la région lombaire, et je crois que le côlon, comme organe d'absorption, a une importance physiologique plus grande que nous ne le croyons en général, et que ces malades étaient soumis à une grande déperdition de nourriture. J'ai observé la même chose dans le cas de fistule stercorale s'ouvrant du cœcum dans l'aine : les sujets perdent si rapidement leur embonpoint que l'hypothèse précédente peut seule rendre compte du fait.

Si les choses marchent bien, le traitement consécutif est généralement très-simple. J'emploie d'ordinaire une solution faible d'acide phénique pour maintenir la partie humide et masquer l'odeur qui est quelquefois très-désagréable.

Quand la constipation a duré longtemps avant l'opération, vous avez quelquefois de grandes difficultés pour provoquer l'action intestinale, et vous pouvez être obligés d'enlever avec une curette les masses fécales indurées ; cela fait, des lavements peuvent être employés pour exciter le côlon ; il s'ensuivra un soulagement marqué.

Le malade est presque toujours en état de sortir dans la quatrième semaine après l'opération.

Il doit alors porter une plaque de caoutchouc bien adaptée à la partie et destinée à prévenir l'issue des gaz ou des matières. Je fais maintenant faire cette plaque un peu creuse et j'en remplis la concavité avec de la ouate, qui absorbe la moindre humidité et maintient la partie dans un état de sécheresse. Quelques-uns de mes malades préféraient un simple tampon de ouate, maintenu par un bandage de corps, à tous les appareils. Il est important, pour les opérés, de prendre l'habitude d'aller à la selle, la première chose, le matin ; de cette manière, ils évitent l'incontinence et s'épargnent bien des ennuis dans la journée.

Je recommande toujours d'employer largement l'eau froide, soir et matin, par l'orifice lombaire ; par ce moyen, la membrane muqueuse peut être maintenue saine et il y a moins de chance qu'une procidence de l'intestin se produise. Celle-ci cependant, pour peu que le malade survive plusieurs mois à l'opération, s'établit sûrement à un degré plus ou moins marqué ; en général, on peut réduire la partie procidente avec une faible pression ; mais quelquefois, pour y arriver, il faut introduire dans l'intestin une bougie molle ou une grosse chandelle de suif destinée à le repousser en haut.

Depuis que j'ai employé l'incision oblique, dans mes huit derniers cas, je n'ai pas trouvé qu'il y ait eu la même tendance au prolapsus de l'intestin.

Parmi les symptômes les plus pénibles qui accompagnent le cancer du rectum, il faut compter en première ligne les efforts violents auxquels se livre le malade. J'avais pensé que la colotomie ferait disparaître cette cause de souffrances, mais ce n'est nullement le cas. La tumeur cancéreuse, plus spécialement quand elle est située près de l'anus, provoque des contractions réflexes et il en résulte un irrésistible besoin de pousser ; c'est aussi ce qui arrive quand les matières fécales s'accumulent au-dessous de la plaie lombaire, mais alors il est facile de venir à bout de cet accident en dégageant le rectum à l'aide d'injections d'eau faites à la fois par la plaie et par l'anus.

Qu'il me soit permis de rapporter ici cinq de mes faits de colotomie, déjà publiés dans le Bulletin de l'hôpital Saint-Thomas.

Emma P., mariée, âgée de 41 ans, avec cinq enfants, entra à l'hôpital Saint-Marc en décembre 1865. Elle était malade depuis longtemps, douze ou treize mois; le début du mal remontait à son dernier accouchement qui, d'après elle, fut très-laborieux et exigea l'emploi des fers; en réalité, elle attribue sa maladie à cette circonstance. Peu de temps après sa délivrance, elle commença à perdre du sang dans ses selles, elle eut aussi plusieurs atteintes graves de diarrhée, s'accompagnant de douleurs abdominales vives; après ces crises, elle se trouvait généralement mieux pendant quelque temps. Trois ou quatre mois avant son entrée, comme elle avait de la constipation, elle s'aperçut que les gaz passaient par le vagin, et bientôt après se trouvant prise de diarrhée, elle vit les matières suivre la même voie. La douleur que causait le passage des matières par le vagin était très-pénible et se caractérisait par une sensation de brûlure. Avant la naissance de son dernier enfant, c'était une femme très-bien portante. Elle n'avait jamais fait de fausses couches. Il n'y avait pas d'antécédents de cancer dans sa famille. Elle paraît épuisée et frêle, sans être amaigrie. Son teint est brun, mais il n'y a aucun signe de cachexie cancéreuse. L'examen du rectum fit voir une masse cancéreuse ayant envahi la paroi antérieure du rectum et s'étendant plus haut que le doigt ne peut atteindre. Dans le vagin, il y a un champignon dur, déchiqueté, ulcéré, près du col de l'utérus. L'utérus même est volumineux, mais ne paraît pas participer à la maladie. La malade accuse maintenant de la constipation et un ténesme très-marqué. Quand le ventre est un peu relâché, elle n'a plus d'action sur ses selles, et les matières liquides coulent constamment.

La colotomie lui fut proposée, mais non imposée. Je lui fis entrevoir la probabilité d'être débarrassée d'une douleur vive, sans toutefois exagérer le soulagement qui pouvait être apporté. Je lui avais déjà dit qu'une guérison était impossible. Après quelques jours de réflexion et de délibération avec ses amis, elle me laissa libre de faire ce que je jugerais le mieux pour la soulager ; j'ouvris donc le côlon par le procédé habituel. L'opération ne présenta aucune difficulté spéciale, bien que l'intestin ne fût pas très-distendu. Le rein put être aperçu très-nettement. Il ne s'écoula que peu de matières au moment où l'intestin fut ouvert, mais, quelques heures après, il se produisit des évacuations abondantes. La malade éprouva un grand soulagement au point de vue de la douleur, mais la plaie de la région lombaire ne cicatrisa pas ; en effet, bien que la malade survécut trois mois et deux semaines, il y eut toujours là une ulcération, mais qui ne la faisait pas beaucoup souffrir. Bien que les selles passassent librement par les lombes, elle était de temps en temps sujette à avoir du ténesme. La maladie marcha rapidement, et Emma P. mourut d'épuisement.

L'autopsie ne fut pas permise.

Catherine M., âgée de 43 ans, entre à l'hôpital Saint-Marc, en mars 1866. Elle est mère de dix enfants et a joui d'une bonne santé jusqu'à son dernier accouchement, qui s'est fait trois ans avant. Peu de temps près, elle a eu à trois reprises des hémorrhagies graves par l'intestin, et a commencé à éprouver une douleur continue, déchirante dans les reins ; peu à peu, elle devint de plus en plus constipée ; de fortes doses d'un médicament laxatif ne lui procurèrent que peu de soulagement, et les évacuations s'accompagnaient de douleurs vives et de ténesme. Le développement de ces symptômes était si peu sensible qu'elle ne peut leur assigner de date précise ; mais elle se rappelle qu'il y a environ huit mois, elle s'aperçut pour la première fois que quelques matières passaient par le vagin, et bientôt il y en eut plus à suivre cette voie que la voie ordinaire. Un des symptômes les plus pénibles est un ténesme fréquent ; il persiste quelquefois toute la nuit, avec quelques rares intervalles de repos, ou revient à chaque instant dans la journée. La malade ne peut résister à ce besoin de pousser, et les efforts qu'elle fait par moment sont assez violents pour provoquer des hémorrhagies nasales. Elle dit qu'elle est étonnée de ne pas « se rompre de vaisseau. » Elle a des nausées constantes et du dégoût pour les aliments, mais elle vomit rarement. Elle est menstruée fort irrégulièrement. Après chaque selle, elle éprouve, pendant plusieurs heures, des douleurs très-pénibles. Elle obtient quelquefois un soulagement momentané en faisant dans l'intestin des injections amidonnées avec une cuillerée à bouche de laudanum, qu'elle retient au moyen d'une éponge placée dans le vagin. A l'examen, on trouva dans le rectum et le vagin une tumeur volumineuse et dure, ulcérée surtout du côté du vagin. Une injection d'eau poussée dans le rectum passait largement par le vagin, et en haut de ce dernier, près de l'utérus, se trouvait un pertuis déchiqueté. Le rectum avait perdu toute son élasticité et était intimement uni par des dépôts plastiques aux tissus environnants. Quand il y avait un relâchement du ventre, la malade était prise d'une incontinence absolue.

L'aspect général de C. M. n'était pas aussi mauvais qu'on aurait pu s'y attendre : elle n'était pas amaigrie, bien qu'elle dît avoir perdu ses forces rapidement, car elle était autrefois très-robuste. Quand, au moyen du laudanum, elle peut rendre la douleur supportable, elle se sent forte et bien portante. Comme on peut le supposer, elle était disposée à tout accepter pour améliorer son état, et je pensai, bien qu'il n'y eût pas arrêt complet des matières, qu'en détournant leur cours et en préservant de toute irritation les surfaces ulcérées, elle serait débarrassée en grande partie de ses douleurs et surtout de ce *ténesme* violent, qui était le symptôme le plus insupportable. Je pratiquai l'opération d'Amussat par le procédé habituel, le 26 mars 1866.

Je suis obligé d'avouer qu'elle ne fut pas aussi facile que lorsqu'il s'agit de découvrir un côlon rempli de matières. La malade était grasse, la plaie était très-profonde et l'intestin était absolument affaissé et situé à une distance considérable de la surface cutanée, si bien qu'après l'avoir trouvé, il y eut quelque difficulté à le saisir et à le ramener du fond de la plaie.

Vers l'S iliaque se trouvaient quelques fragments de matières dures; mais, l'intestin une fois ouvert, il ne s'échappa rien, et ce fut seulement au quatrième jour que se produisit une évacuation abondante. L'incision de la région lombaire ne marcha pas d'une manière satisfaisante; tous les points de suture s'ulcérèrent et la malade avait une toux malencontreuse, qui retarda beaucoup la cicatrisation. Le côlon étant vide, j'y fis une ouverture plus petite qu'il ne convenait, et je fus obligé ensuite d'y remédier par la dilatation, qui eut l'effet désiré.

La malade quitta l'hôpital le 28 avril sans que la plaie fût entièrement cicatrisée, mais sa santé générale était très-améliorée, elle n'éprouvait plus que des douleurs insignifiantes et le ténesme était grandement atténué; en somme, elle était très-satisfaite du résultat de l'opération.

J'ai pu observer cette malade jusqu'à sa mort. Je trouve sur elle une note du mois de juillet (quatre mois après l'opération) : — C. M. a gagné comme poids sept livres, n'a que peu de douleurs, excepté quand elle fait quelque effort. Elle est en état de s'acquitter de ses devoirs de mère de famille et supporte parfaitement la marche; elle a, par moments, un ténesme léger; son intestin se vide aisément chaque jour par la région lombaire; sinon, elle prend un laxatif doux, ou, ce qu'elle préfère, elle introduit une chandelle de suif qui maintient l'ouverture béante et provoque une selle. Elle porte un coussinet de caoutchouc, fait d'après nos indications par M. Lindsay, de Ludgate Hill. Elle ne perd ni ses matières ni ses gaz et n'est nullement gênée par son anus artificiel, si ce n'est lorsqu'elle a de la diarrhée.

Elle vécut dix-neuf mois. Dans les quatre derniers mois, elle devint hydropique et le ventre prit un développement énorme; le cancer gagnait en même temps, et elle eut à de fréquentes reprises de l'invagination intestinale par la plaie lombaire, par suite du retour du ténesme; quand la crise de ténesme cessait, l'intestin pouvait être réduit et maintenu en place par le coussinet. Elle mourut d'épuisement. Les pièces anatomiques relatives à l'opération sont au musée du Collége royal de chirurgie.

Examen nécroscopique. — Il y avait une quantité considérable de liquide dans l'abdomen, le péritoine était épaissi et les intestins étaient accolés les uns aux autres par des adhérences tant vieilles que récentes. Une masse volumineuse de productions cancéreuses occupait tout le bassin et les organes étaient si intimement confondus qu'il était impossible de les enlever. Il existait dans l'ovaire droit un kyste contenant un quart (un litre) de liquide. Le foie contenait des noyaux cancéreux; les autres organes parurent sains.

William N., jardinier, âgé de 54 ans, entre dans mon service en mai 1866. Il ne paraît pas avoir présenté de symptôme bien net du côté du rectum avant les six derniers mois, et, comme l'affection est maintenant très-avancée, la néoplasie doit être d'une malignité plus qu'ordinaire.

Les premiers symptômes se rattachaient plutôt à une affection de la vessie que de l'intestin ; aussi est-il probable que la région prostatique a été prise la première.

Quand il entra à l'hôpital, il rendait par l'urèthre des matières liquides et même par moments quelques parcelles solides.

La difficulté qu'il éprouvait pour uriner et la douleur qu'il éprouvait dans l'hypogastre et au périnée, étaient si intenses qu'il ne pouvait, disait-il, y résister. Il paraissait très-épuisé et amaigri, et ne reposait que fort peu la nuit ; il ne pouvait prendre de nourriture et était très-altéré ; les évacuations étaient constantes ; elles se composaient de sang, de mucus et de quelques matières fécales.

L'examen de la région faisait reconnaître deux orifices fistuleux, l'un au périnée et l'autre sur la fesse, à trois pouces de la marge de l'anus : ces fistules s'étendaient à une certaine profondeur et s'ouvraient dans l'intestin, comme le prouvait le passage des gaz et de matières liquides ; les parties environnantes étaient très-excoriées par cet écoulement permanent. En examinant le rectum, on trouvait que la prostate et la paroi antérieure du rectum étaient envahies par des bourgeons cancéreux ; les limites supérieures du mal ne pouvaient être déterminées, mais il ne semblait pas y avoir beaucoup de désordres. Il est presque impossible d'imaginer un état plus misérable que celui de ce malade. Il n'appelait que la mort pour le délivrer de ses tourments ; je n'avais que peu d'espoir de prolonger beaucoup sa vie, mais je lui proposai aussitôt la colotomie, comme un moyen d'éviter à sa vessie le contact des matières fécales, et par suite d'atténuer la douleur à un degré remarquable ; il consentit, et l'opération fut faite suivant le procédé habituel, avec l'aide du docteur Palfrey et de M. Chater, qui remplaçaient mes collègues d'hôpital absents. L'état de maigreur extrême du sujet simplifia beaucoup l'opération, bien que l'intestin ne fût point distendu ; quand j'ouvris l'intestin, il s'écoula en abondance des matières liquides.

La nuit qui suivit l'opération fut la meilleure que le malade eût passée depuis longtemps. Il alla bien jusqu'au quatrième jour, où je le trouvai souffrant beaucoup pour uriner ; l'urine contenait quelques fragments très-solides de matières : j'introduisis une sonde munie d'un œil large et je lavai la vessie avec de l'eau tiède ; puis j'injectai une solution faible d'opium ; le soulagement fut considérable. Le lendemain je lavai le bout inférieur de l'intestin, en injectant de l'eau en grande quantité par la plaie lombaire ; il n'y eut plus ensuite de pertes stercorales par l'urèthre et l'urine cessa d'avoir l'odeur de matières fécales. L'issue des matières par l'anus artificiel était facile et en somme presque constante. Le malade prenait des stimulants et de la nourriture en assez grande quantité ; il se déclarait à chaque instant fort reconnaissant de ce qu'on lui avait fait, car il éprouvait un bien-être relatif. La plaie marcha fort bien et j'enlevai les sutures le sixième jour. Il était très-désireux de quitter l'hôpital et il partit pour retourner chez lui au bout de quatre semaines ; la plaie cependant n'était pas entièrement guérie. Il survécut à l'opération dix semaines et mourut d'épuisement à la suite de pertes abondantes et de l'extension rapide du mal.

C'était un cas où on ne pouvait espérer autre chose que calmer momentanément des douleurs extrêmes, et c'est ce que j'obtins certainement. Je ne pense pas que la vie ait été allongée ; mais je ne pense pas davantage qu'elle ait été abrégée ; et le soulagement fut assez marqué pour que le malade me remerciât de ce que j'avais fait pour lui, toutes les fois que je m'approchais de son lit.

Je pus remarquer que l'odeur qui, dans ce cas, était plus désagréable que d'ordinaire, fut presque enlevée par l'usage de cataplasmes de charbon et de lotions avec de la teinture d'iode coupée d'eau, comme le recommande M. Curling.

L'examen nécroscopique montra une masse cancéreuse, volumineuse, occupant le rectum et ayant surtout envahi la paroi antérieure ; la vessie avait été envahie par la néoplasie et il existait à sa base une ulcération déchiquetée ; cette ulcération était en communication avec un abcès gangréneux à parois épaisses, formé entre la vessie et le rectum ; cet abcès s'ouvrait dans le rectum par un orifice assez large et la fistule du périnée communiquait aussi avec lui.

Anne T., âgée de 46 ans, femme brune et robuste, mère de plusieurs enfants, avait toujours joui d'une bonne santé jusqu'aux environs de Noël 1866, époque à laquelle elle commença à être atteinte de constipation et à perdre du sang et du mucus par le rectum. Elle avait beaucoup de ténesme et les matières étaient de très-petit volume et comme rubanées. Sa santé était suffisamment bonne, mais elle perdait son embonpoint.

Depuis le mois de mai dernier, elle a commencé à se sentir plus mal ; les laxatifs les plus énergiques ne la soulageaient que faiblement, et le ténesme se montrait plus fréquemment. Elle entra à l'hôpital, dans mon service, le 12 septembre 1867. A ce moment, elle n'avait pas eu de selles depuis seize jours. Elle ne paraissait pas très-malade.

Elle accusait à ce moment des douleurs constantes dans les reins et une sensation de pesanteur. Dès qu'elle essayait de manger, elle se sentait gonflée au point de ne pouvoir continuer ; elle avait beaucoup de flatulence et éprouvait des douleurs aiguës en rendant ses gaz.

Je trouvai le rectum rempli par une tumeur cancéreuse, qui comprenait la paroi vaginale et pouvait aisément être reconnue par le vagin. Je pouvais faire pénétrer mon doigt à une certaine distance, mais sans dépasser l'obstacle. L'abdomen n'était pas distendu et le trajet du côlon était très-mat à la percussion. Après plusieurs tentatives, je réussis à introduire une petite canule dans le rétrécissement et j'injectai de l'huile de castor et de l'eau de gruau. Il s'ensuivit une évacuation très-abondante. Aussi je ne me sentis pas autorisé à intervenir, bien que la malade fût venue à l'hôpital dans l'intention de subir la colotomie. Après ce premier succès, l'intestin demeura rebelle à toutes les excitations. Les laxatifs pris par la bouche et nos efforts pour introduire une petite canule échouèrent également, et la constipation persista trente-cinq jours. Même alors l'abdomen n'était pas très-distendu et il y avait seulement de la matité sur le trajet des côlons ascendant et transverse. Le côlon descendant, en avant et dans le flanc, était sonore ; cependant la malade souffrait beaucoup, elle ne vomissait pas, mais avait un hoquet continuel, et elle ne pouvait prendre de nourriture par suite de la plénitude qu'elle éprouvait. Elle suppliait qu'on fît quelque chose pour elle, et par suite j'ouvris le côlon. Dans ce cas j'adoptai l'incision oblique recommandée par M. Bryant, et dont la direction est en bas et en avant, suivant celle des côtes. Il y avait un amas considérable de graisse, mais le côlon fut très-aisément mis à nu et reconnu à ses bandes longitudinales. Je fus aidé, en l'absence de nos collègues, par MM. Hulme, Chater et Ellis. L'intestin fut ouvert largement et fixé aux lèvres de la plaie par des sutures de soie. Il y eut une débâcle de gaz, sans issue de matières, bien que je pusse en sentir des fragments durcis, dont j'enlevai quelques-uns avec une curette et des tenettes. Le lendemain de l'opération, la malade dormit mieux qu'à l'ordinaire ; la peau était fraîche, le pouls à 90, et la physionomie gaie ; la plaie paraissait en bon état ; il n'y avait pas de douleurs ; la plaie de la région lombaire ne donnait passage qu'à des gaz. Le troisième jour après l'opération (31 octobre), il n'y avait pas eu d'évacuation. La langue était saburrale, le pouls à 110, et la plaie offrait un aspect grisâtre, avec un peu de tuméfaction. J'ordonnai deux pilules de calomel et de coloquinte pour le soir et un purgatif pour le matin.

1er *novembre.* L'intestin ne s'est pas vidé, la malade éprouve de la douleur et du ténesme. J'enlevai avec la curette quelques fragments de matières, qui étaient dures et friables.

2 *nov.* Encore pas d'évacuation. J'enlève une certaine quantité de matières durcies. La malade sent que, si son intestin se vidait, elle irait tout à fait bien. Je répète les pilules ; 1 once 1/2 (40 gr.) d'huile de castor à prendre le matin.

3 *nov.* Les pilules et l'huile n'ont produit aucun résultat. Je détache et enlève des matières durcies, et fais une injection d'huile de castor et de gruau au moyen d'une sonde flexible.

4 *nov.* Il y a eu aujourd'hui une légère évacuation de matières dures et sèches ; elle s'est accompagnée de vives douleurs et de ténesme. L'injection est répétée. La plaie paraît en meilleure voie.

6 *nov.* L'intestin s'est un peu dégagé au prix de grands efforts, nouvelles injections par l'anus lombaire.

8 *nov.* Aujourd'hui évacuation plus abondante, après l'injection d'huile et d'eau de gruau. La malade est bien.

10 *nov.* Il y a eu une évacuation plus complète que les précédentes, et par suite la malade se sent mieux. La langue est nette, le pouls calme. Pour la première fois, depuis l'opération, la malade goûte du repos. A partir de ce moment, l'intestin continua à fonctionner normalement, et chaque jour. La malade reprit rapidement ses forces, et quitta l'hôpital au bout de six semaines ; le ventre était alors parfaitement souple et la plaie absolument guérie.

Cette malade alla bien pendant un temps, mais peu à peu elle s'affaiblit par suite des progrès du cancer. Vers les derniers temps de sa vie, elle eut des vomissements abondants. Elle mourut le 25 mars 1868 : elle avait survécu à la colotomie cinq mois et un jour.

Les symptômes que présentait cette femme n'étaient pas assez menaçants pour m'obliger à l'opérer dès son entrée à l'hôpital, mais je ne puis m'empêcher de croire qu'il aurait mieux valu pour elle que je le fisse alors. L'intestin resta sans se vider suffisamment treize jours après l'opération, et la malade souffrit beaucoup du ténesme, par suite de l'extrême sécheresse des matières et de la difficulté qu'elles avaient à passer. Je ferai remarquer que j'ouvris le côlon très-largement, aussi l'espace ne manqua-t-il pas et n'eus-je pas besoin de recourir à la dilatation. Je crois fermemement que, si vous vous décidez à faire la colotomie, il n'y a pas d'erreur plus grave que la temporisation ; le malade s'épuise chaque jour davantage et se trouve dans des conditions pires pour l'opération ; souvent même il ne peut s'en relever.

John S., âgé de 64 ans, entre le 6 février 1868. L'observation m'a été donnée par M. Grubb, notre chirurgien interne.

« Cet homme a reçu les soins de M. Allingham comme malade du service extérieur pendant quelques mois.

« Il est atteint, depuis deux ans environ, de constipation avec ténesme violent ; il éprouve une douleur contusive et profonde au bas des reins. Les selles sont de très-petit volume ; il y a fréquemment des pertes de sang, de mucosités, et d'un liquide analogue au marc de café. Au premier examen, l'aspect de l'anus était absolument normal ; il n'y avait pas de fistule, pas d'hémorrhoïdes externes, mais au bout de quelque temps il se forma dans la fosse ischio-rectale un abcès que l'on ouvrit. L'aspect du malade était très-satisfaisant et sa santé antérieure excellente ; il n'avait jamais été un jour malade. Une masse de fongosités cancéreuses remplissait le rectum. Il y avait de la matité au niveau de l'S iliaque et dans le flanc gauche ; partout ailleurs l'abdomen était sonore.

« 11 *février*. Dans ces derniers jours, il y a eu un relâchement du ventre. Les matières étaient noirâtres et mêlées de sang. Le flanc gauche est absolument sonore.

« On donne au malade le chlorométhyle et la colotomie est pratiquée sans difficulté. Le côlon était entièrement vide. Après l'opération, le malade se sentit à l'aise, il n'y eut pas de nausées, des bouteilles d'eau chaude furent mises aux pieds.

« 9 h. 30 du soir. M. Allingham voit le malade ; tout va bien. Il y a eu une abondante évacuation par l'anus artificiel. On prescrit 1 grain (6 cent.) de morphine, parce que le malade a été habitué à prendre un calmant le soir.

« 12 *fév*. Le malade va bien ; il a dormi ; il a uriné et sans douleur.

« 10 h. du soir. Le malade éprouve des nausées ; il dit qu'elles sont causées par le thé de bœuf qui le remplit de gaz. On prescrit de l'arrow-root, du lait et des puddings légers au lieu de thé de bœuf ; la langue est nette, la peau fraîche et humide, et il n'éprouve pas de douleurs, si ce n'est au niveau de la plaie une « douleur cuisante » quand il se remue ou qu'il tousse. Il a dans la journée deux ou trois évacuations abondantes par la plaie.

« 13, 14 et 15 *fév*. État bon.

« 16 *fév*. M. Allingham enlève toutes les sutures ; la plaie paraît entièrement cicatrisée. Le malade se plaint d'un vague dans la tête et n'a qu'un sommeil entrecoupé. La dose de la morphine est abaissée à un quart de grain ; on ne la lui donne que sur sa demande.

« 17 *fév*. Le malade se plaint de douleurs dans tout le corps, surtout dans les côtés et les reins. En l'examinant, on constate une rougeur érysipélateuse occupant les reins, très-marquée au niveau de la moitié gauche du sacrum et remontant le long du dos jusqu'à la hauteur du sein ; elle est absolument limitée au côté gauche ; il n'y a pas de rougeur en avant de la plaie ; il en existe un peu dans les environs. Respiration un peu gênée ; langue sèche sans être saburrale ; pouls à 110 et faible ; l'intestin a été largement ouvert et les évacuations sont normales. On badigeonne largement les points où siége la rougeur et les parties voisines avec une forte solution de nitrate d'argent ; à prendre 6 onces (160 gr.) d'eau-de-vie et trente gouttes de teinture de sesquichlorure de fer toutes les quatre heures.

« 11 h. du soir. Le malade a dormi plus ou moins profondément tout le jour ; il prend de la nourriture. Le pouls est plus fort ; la rougeur érysipélateuse a la même étendue.

« 18 *fév*. Nuit sans repos. M. Allingham fait une large incision au niveau d'un clapier voisin de la blessure, et donne issue à du pus mal lié. Les lombes sont couvertes de collodion ; à prendre 1 drachme (4 gr.) d'esprit de chloroforme dans chaque dose de la préparation ferrugineuse; 6 onces de brandy; bière forte et potage; œufs et tout ce que le malade désirera.

« 19 *fév.* Badigeonnage avec collodion; le malade a pris environ 12 onces (360 gr.) d'eau-de-vie dans les vingt-quatre heures; il délire parfois, mais raisonne sainement quand on fixe son attention. On supprime le fer et on prescrit: carbonate d'ammoniaque, 6 grains ($0^{gr},36$); esprit d'éther sulfurique, 1/2 drachme (2 gr.); teinture de quinquina, 1/2 drachme (2 gr.) toutes les quatre heures; autant de nourriture qu'il en peut prendre. L'intestin s'est vidé largement par l'anus lombaire; le malade se plaint de gaz; pouls à 100, un peu plus plein que la veille.

« 20 *fév.* Aspect meilleur ; langue plus nette; pouls à 100 ; on continue les applications de collodion; cataplasmes de farine de graine de lin et de charbon sur les plaies; elles fournissent un pus séreux. Le malade prend sa bière, son eau-de-vie, des potages et des œufs en quantité.

« 21 *fév.* État moins bon. Le malade demande constamment à changer de position; langue humide; pouls à 120, et plus faible; respiration plus difficile; la face est tirée et grippée, surtout autour des yeux et au niveau des tempes; l'alimentation est moins complète. Champagne à discrétion. L'érysipèle a toujours la même étendue.

« 22 *fév.* État encore pire; délire; le malade répond quand on le tire de son assoupissement; langue sèche; il prend la nourriture qu'on lui présente. L'érysipèle a pris une teinte plus foncée; pouls à 120, faible.

« 11 h. du soir. Le malade agonise.

« 23 *fév.* Le malade s'affaiblit et meurt à deux heures du matin.

« L'autopsie n'a pu être faite. »

Au moment où les faits précédents étaient livrés à la publication, je venais de faire une nouvelle opération de colotomie dont je ne pouvais donner alors les détails, vu sa date encore récente, et dont le résultat fut aussi favorable.

En réunissant les sept observations de colotomie pratiquée pour un cancer du rectum aux quatre faits dans lesquels cette opération a été nécessitée par un rétrécissement compliqué d'ulcération, nous arrivons à un total de onze faits, donnant le tableau suivant.

N^os.	SEXE.	AGE.	CAUSES DE L'OPÉRATION.	RÉSULTATS.
1	M.	46	Tumeur squirrheuse du rectum. Constipation absolue datant de 20 jours.	A vécu en bonne santé pendant 4 ans; mort, 4 ans $1/2$ après l'opération, d'épuisement consécutif à l'envahissement de la vessie par le mal.
2	F.	41	Cancer douloureux du rectum avec perforation de la paroi vaginale.	A survécu 3 mois et 2 semaines; très-peu de douleur; morte d'épuisement.
3	F.	43	Rétrécissement cancéreux du rectum; perforation du vagin.	A survécu 19 mois; état très-satisfaisant pendant 12 mois; morte d'épuisement à la suite des progrès du mal.
4	M.	54	Cancer du rectum; fistule intestino-vésicale; vives douleurs.	Vécut 8 semaines; notable apaisement des douleurs; mort d'épuisement.
5	M.	33	Rétrécissement et ulcération du rectum.	Opération faite en 1866; le malade vivait encore en 1870 et jouissait d'une très-bonne santé.
6	F.	54	Ulcération et rétrécissement de l'S iliaque.	A vécu 9 semaines; morte d'épuisement.
7	F.	46	Rétrécissement cancéreux du rectum. Constipation absolue datant de 35 jours.	A survécu 5 mois; morte d'épuisement.
8	F.	24	Ulcération et rétrécissement du rectum, probablement de nature syphilitique.	Opérée en 1866; vivait encore et en bonne santé en 1870.
9	M.	64	Rétrécissement cancéreux très-douloureux du rectum.	12 jours; mort d'érysipèle.
10	M.	26	Ulcération tuberculeuse avec fistules et rétrécissement du rectum.	Mort, 9 mois après l'opération, de phthisie pulmonaire.
11	F.	41	Cancer douloureux du rectum.	Résultat favorable.

CHAPITRE XVI

Ulcère rongeant ou lupoïde.

Ses caractères. — Observations.

Bien que plusieurs de nos critiques aient attaqué l'expression « rongeant », je ne puis, après y avoir réfléchi, en trouver une plus juste, si ce n'est celle de « lupoïde », mais je crois que le mot est de peu d'importance. Ce que je veux, c'est décrire et définir une espèce d'ulcère du rectum que l'on rencontre quelquefois et qui est absolument distinct de l'ulcération simple, et, dans mon opinion, se rapproche beaucoup du cancer épithélial, bien qu'il en diffère sur plusieurs points essentiels que je vais indiquer.

Au début, l'ulcère rongeant se distingue très-difficilement de l'ulcération syphilitique, et lorsqu'il est situé au niveau du sphincter, il peut facilement être pris pour l'ulcère douloureux ordinaire ou fissure. L'ulcère rongeant du rectum diffère de la maladie du même nom qu'on observe à la face, en ce qu'il est d'habitude atrocement douloureux et qu'il n'a pas un pourtour induré ; il en diffère aussi sur un autre point essentiel : il est beaucoup moins curable ; ce que je sais, c'est qu'il est aussi meurtrier que le cancer, sans avoir une marche aussi rapide. Je ne saurais dire que j'aie vu guérir un cas d'ulcère rongeant confirmé.

Il est heureux que cette affection soit très-rare ; dans ma pratique, je n'en ai trouvé que six cas bien nets et je ne me rappelle pas en avoir vu plus de neuf ou dix en tout.

L'ulcère rongeant ou lupoïde peut être distingué du cancer à l'aide des caractères suivants : il n'envahit pas les organes du voisinage par infiltration, il n'amène pas d'infection par les lymphatiques ; d'après moi, il n'entraîne jamais l'apparition de tumeurs secondaires et ne produit pas d'induration.

Il diffère de l'ulcération syphilitique secondaire ou tertiaire en ce qu'il ne détermine pas de rétrécissement du rectum ou d'hypertrophie du tissu sous-muqueux; ce qui s'explique parce que c'est une ulcération essentiellement destructive et qu'il ne se produit aucun processus réparateur qui puisse provoquer la formation de dépôts plastiques persistants.

L'aspect de l'ulcère est spécial, et il n'est pas besoin de beaucoup de réflexion pour le reconnaître quand il est complétement développé, mais, comme je l'ai dit, au début le clinicien le plus expérimenté peut y être pris.

Voici les caractères de l'ulcère : sa forme est habituellement irrégulière, je ne l'ai vue qu'une seule fois absolument circulaire et symétrique : ce fut dans un cas que je rapporterai tout à l'heure. Ses bords sont nets et coupés à pic; il ne décolle pas la membrane muqueuse ; il détruit entièrement tout ce qu'il envahit ; ses bords et son fond ne sont nullement indurés, et la muqueuse voisine est parfaitement, et je puis dire brusquement saine. Sa surface est rouge et surtout sèche ; c'est à peine si elle fournit un léger suintement. L'ulcère gagne quelquefois en profondeur, mais sa tendance est de s'étendre en surface et de détruire la muqueuse plutôt que la peau, bien que, dans les cas que j'ai observés, il eût envahi le point qui établit la transition entre la muqueuse et la peau; il peut même s'étendre à une distance considérable sur cette dernière. Souvent il demeure stationnaire pendant un temps, et j'ai vu le travail cicatriciel marcher très-rapidement, mais, au moment où vous croyez que la cicatrisation va s'achever, tous les bourgeons disparaissent comme fond la neige devant le soleil, et l'ulcère reparaît avec sa forme et ses caractères primitifs dans l'espace de quelques heures.

Les sujets affectés de cette maladie sont, je crois pouvoir le dire, presque toujours en puissance de diathèse scrofuleuse.

L'ulcère rongeant est atrocement douloureux (je n'ai vu qu'une seule exception); le malade décrit cette douleur comme une sensation constante de brûlure et de déchirement, comme si un fer rouge était appliqué sur la partie. Naturellement la douleur augmente pendant les selles. La mort arrive par épuisement; le malade paraît en réalité succomber à des douleurs incessantes. Dans deux de mes cas, il y eut vers la fin de la vie une diarrhée qui précipita le dénoûment fatal.

Je n'ai vraiment que peu de chose à dire sur le traitement; tous les calmants divers seront employés à leur tour, et au début je recommanderai l'extirpation, non que j'aie grand espoir que vous puissiez enlever complétement le mal, mais vous calmerez la douleur et pendant quelque temps le malade se trouvera relativement bien. Je conseillerai aussi d'attaquer l'ulcère avec la pâte au chlorure de zinc, l'arséniate de cuivre, l'acide nitrique fumant ou le cautère actuel; si vous pouvez cautériser entièrement l'ulcère, le malade sera exempt de souffrances pour quelque temps; un de mes malades était très-soulagé, pour trois mois, après l'emploi de l'acide nitrique. Je ne crois pas que la colotomie puisse être très-avantageuse pour ces malades; il n'y a pas d'obstruction de l'intestin et le passage des matières n'augmente que faiblement la douleur, qui est en général continue.

Je rapporterai quelques cas de cette maladie que j'ai eu à traiter.

Madame H..., âgée de 30 ans, femme d'apparence délicate, nerveuse, excitable, d'un tempérament strumeux. Elle a trois enfants dont le plus jeune est âgé de deux ans. Elle n'a jamais eu de fausses couches ni aucune incommodité sérieuse avant l'affection dont elle est atteinte actuellement, mais elle se trouve faible et souffre beaucoup de mal de gorge. Il y a six mois, on crut qu'elle avait une fissure du rectum, et une opération fut pratiquée sur elle par un chirurgien très-habile, mais elle n'obtint pas de guérison. Elle alla mieux pendant un temps, puis la douleur revint et elle souffre autant qu'avant d'être opérée.

En l'examinant, je trouvai à l'entrée de l'anus un ulcère enflammé; il était en partie extérieur : un tiers environ se trouvait en dehors de l'anus, et le reste en dedans. Il avait trois quarts de pouce de longueur sur un demi-pouce environ de largeur. Le sphincter de l'anus était le siége d'une contracture spasmodique; la malade éprouvait une douleur déchirante, plus aiguë après les selles, et la constipation était très-marquée. Il n'y avait pas de polype. Je résolus de diviser largement le sphincter. Mes amis le docteur Crosly et M. Shillitoë, qui m'assistaient dans cette opération, croyaient fermement que l'ulcère était syphilitique. J'ai dit que la malade souffrait de la gorge, mais elle n'avait pas d'éruption et il n'y avait pas d'antécédents de syphilis. L'utérus fut trouvé absolument sain. Le mari de cette dame avait été un viveur, et par suite il n'était nullement certain qu'elle n'eût pas été infectée; il fut donc convenu qu'elle prendrait du bichlorure de mercure avec des toniques et l'huile de foie de morue.

L'opération calma aussitôt la douleur et tout marcha à notre grande satisfaction. La plaie paraissait se cicatriser, elle bourgeonnait vivement, et je ne voyais aucun motif pour qu'elle ne guérît pas ; mais au bout de cinq semaines elle devint stationnaire et résista aux lotions stimulantes ; de plus, la malade commença à souffrir de son ancienne douleur, qu'elle comparait toujours à la sensation « d'un fer rouge appliqué sur la partie. » Je puis dire que la plaie était revenue presque aux dimensions qu'elle avait avant l'opération. J'avais alors mon opinion bien faite sur le caractère de l'ulcère, et, lorsqu'au bout de trois mois je trouvai qu'il n'allait pas mieux, mais qu'il augmentait d'étendue, je résolus d'en pratiquer l'excision complète. Aidé encore par les mêmes confrères, j'enlevai largement la portion ulcérée, dépassant les limites en largeur et arrivant en profondeur jusqu'au tissu cellulaire, intéressant par suite dans cette dissection toute une moitié du sphincter externe. Après cela je touchai fortement la plaie avec une solution de chlorure de zinc. Le docteur Crosly et M. Shillitoë convinrent qu'il était impossible qu'avec l'incision que j'avais faite je n'eusse pas enlevé toutes les parties malades. Pendant les trois mois qui suivirent cette opération, la malade alla bien et la plaie revenait à ses dimensions premières, quand la cicatrisation s'arrêta de nouveau et la douleur reparut aussi vive que jamais. Mon collègue, M. Gowland, vit alors la malade en consultation avec moi et fut très-disposé à porter un pronostic favorable ; mais, en prenant la direction du traitement, il s'aperçut qu'aucun remède ne réussissait. Cette dame consulta ensuite bien des chirurgiens éminents, mais sans en tirer aucun profit, et elle mourut trois ans après le début de la maladie.

Une fille, âgée de 17 ans, qui venait de la province, fut admise à l'hôpital Saint-Marc, dans mon service, pendant l'été de 1867. C'était une personne rouge, grosse, un peu sotte, d'apparence scrofuleuse, et nous eûmes beaucoup de peine à lui arracher quelques renseignements. Elle avait à la marge de l'anus, du côté du périnée, une ulcération qui avait formé un clapier s'ouvrant dans le vagin, près de la fourchette. Elle ne savait pas depuis combien de temps cette ulcération existait. Elle prétendait être très-innocente et niait énergiquement toute possibilité de contagion syphilitique, mais elle n'avait pas trace d'hymen et son vagin était large. Elle avait à la gorge des ulcérations superficielles et quelques plaques d'apparence suspecte à la tête et sur le corps. Elle n'avait pas de ganglions engorgés dans les aines; elle se plaignait que la plaie la fît beaucoup souffrir. Je n'eus aucun doute sur la nature syphilitique de ces accidents, et je prescrivis un traitement spécifique ; ne voyant pas se produire d'amélioration, je passai une sonde cannelée dans le clapier et l'ouvris. La plaie ne cicatrisa pas. M. James Lane, qui était alors un de mes collègues, vit la malade et pensa avec moi que c'était une ulcération syphilitique : je pus donc continuer le traitement quelque temps encore, mais la cicatrisation ne se faisait pas, et je commençai à soupçonner que j'avais porté un diagnostic inexact. Je traitai alors l'ulcère par de larges applications d'acide nitrique concentré, ce qui l'améliora pour un temps; la malade éprouvait à peine quelque douleur; puis tout d'un coup, sans cause apparente, la plaie s'étendit et gagna vers l'intestin, aussi bien que vers le vagin, détruisant les tissus à une certaine profondeur. La malade perdit rapidement son embonpoint, devint très-faible, eut des douleurs presque constantes, qui n'étaient légèrement calmées que par les injections hypodermiques de morphine. Je la gardai à l'hôpital pendant longtemps, mais à la fin, et sur sa demande, je la renvoyai chez elle; j'ai appris qu'elle ne vécut pas très-longtemps.

Un homme de 42 ans, d'apparence faible et délicate, venait me consulter à Saint-Marc. Il était malade depuis un an et avait été dans plusieurs hôpitaux. Il avait une ulcération du rectum superficielle, mais étendue; dans la région dorsale elle mesurait deux bons pouces et latéralement, de chaque côté, environ un pouce; la peau, à l'intérieur, était un peu prise; il n'y avait pas de rétrécissement de l'intestin ni de dépôts plastiques; la plaie était très-sèche et rouge, elle fournissait un liquide sanieux, mais pas de pus. Le malade souffrait atrocement; à peine avait-il un moment de calme et il prenait autant de morphine qu'il en pouvait supporter. Il ne voulait pas entrer à l'hôpital pour qu'on lui fît quelque chose; tout ce qu'il demandait, c'était qu'on calmât sa douleur. Je lui appris à se servir lui-même de la seringue à injections hypodermiques, et il obtint ainsi quelque soulagement. Quand il devint trop faible pour venir à l'hôpital, j'allai le voir chez lui, désirant beaucoup faire son autopsie, mais quand il mourut, ses amis ne voulurent pas y consentir. Il fut emporté par la diarrhée; rien n'indiquait qu'il se fût produit des tumeurs secondaires dans les différents organes.

Jean S., canonnier au régiment de Royal-Artillerie, âgé de 31 ans, me fut envoyé à Saint-Marc, en janvier 1872, de l'hôpital de Shoéburyness. Voici ses antécédents : il avait été dans l'Inde pendant six ans, et était revenu en Angleterre depuis un an. Dans l'Inde, il avait eu de la diarrhée, les fièvres, la petite vérole, mais jamais la dysentérie; il avait toujours joui d'une bonne santé; c'était un homme rangé, célibataire, très-bien noté dans l'armée. Il ne pouvait fixer la date du début de son affection rectale, mais il avait eu des hémorrhoïdes dans l'Inde et avait subi pour elles une opération ; à partir de ce moment, il n'avait éprouvé qu'un peu de gêne jusqu'aux derniers mois qui précédèrent son retour en Angleterre. Il était demeuré six mois à l'hôpital militaire, mais sans amélioration dans son état. Il n'avait jamais eu la syphilis, mais il avait eu une gonorrhée.

Le malade est un homme de taille moyenne, élancé, maigre, très-marqué de petite vérole, mais n'ayant pas un aspect maladif. L'examen de la poitrine fait reconnaître de la matité à la partie supérieure du poumon droit; il tousse un peu et a des phthisiques dans sa famille, mais il n'a jamais eu ni hémoptysie ni signes d'inflammation des poumons. En écartant les fesses, on aperçoit une plaie parfaitement symétrique, presque circulaire, faisant le tour de l'anus; elle est large comme une pièce de cinq schellings, très-superficielle, avec des bords bien nets; elle sécrète peu de pus, son fond est extrêmement détergé et rouge, couvert de bourgeons un peu volumineux. L'anus est plus béant qu'à l'état normal, et l'ulcération s'étend dans l'intestin sur une hauteur d'un pouce; au delà la muqueuse est absolument saine. Il n'y a pas la moindre induration autour de la plaie. Le sphincter est très-relâché et comme paralysé, et le malade déclare qu'il ne peut guère retenir ses selles, pour peu qu'elles soient liquides. Il n'y a pas de traces de syphilis; ni éruption, ni maux de gorge ni ganglions engorgés. Le malade n'éprouve pas de douleur vive, mais il y a dans la partie une sensation persistante de brûlure, qui devient plus pénible pendant la marche ou quand l'intestin agit. L'appétit est bon; le malade dort, mais ses nuits sont troublées non par une douleur réelle et aiguë, mais par une gêne, une raideur au niveau de la plaie. Il a perdu peu à peu ses forces et son embonpoint.

Plusieurs chirurgiens éminents auxquels je montrai ce malade déclarèrent que cette plaie était d'origine syphilitique; mais un examen ultérieur leur fit abandonner cette opinion et la plupart furent amenés à penser qu'il s'agissait d'un ulcère rongeant. J'inoculai le malade avec le liquide fourni par la plaie, mais cette opération, deux fois répétée, donna un résultat négatif.

Le traitement consista d'abord en iodure de potassium avec quinquina et huile de foie de morue, en même temps que des applications stimulantes et des lotions calmantes étaient employées sur la plaie. Après quelque temps, comme il n'y avait pas d'amélioration, l'iodure fut mis de côté et la liqueur de Donovan fut employée : elle ne réussit pas mieux.

Je détruisis une portion de l'ulcère avec l'acide nitrique fumant, mais aucun changement ne se produisit; aussi renonçai-je à faire des applications de caustiques sur toute l'étendue de la plaie.

Cet homme resta à l'hôpital près de quatre mois, et, malgré tout ce qu'on lui fit, son état s'aggrava peu à peu. La douleur était calmée par les sédatifs ordinaires, mais elle devint plus pénible et presque continue; il perdit entièrement son embonpoint et ses forces, et l'ulcère grandit au point qu'au départ du malade il avait trois pouces de diamètre et était plus profond qu'au début; il gagna aussi beaucoup vers le haut du rectum. Le malade entra à l'hôpital Herbert de Woolwich, et j'appris, quelques mois après, par un chirurgien aide-major, le docteur Hopkins, dans le service duquel il était placé, qu'il s'affaiblit rapidement.

CHAPITRE XVII

Tumeur villeuse. — Névralgie du rectum. — Ablation du coccyx. — Inflammation du rectum. — Gonorrhée rectale. — Menstruation suplémentaire par le rectum.

TUMEUR VILLEUSE.

C'est une affection très-rare, mais fort intéressante. M. Quain, dans son ouvrage, relate en détail l'observation d'un cas, le seul qu'il ait observé. J'ai vu trois exemples de cette production villeuse, deux dans ma pratique personnelle, et l'autre à Saint-Marc, dans le service de mon collègue le docteur Gowlland. Les symptômes qui servent à la reconnaître sont la sortie d'une tumeur, pendant les selles ou la marche, et l'écoulement très-abondant d'un mucus glaireux ressemblant à l'albumine d'un œuf cru. Dans un de mes cas, comme dans celui de M. Gowlland, ce dernier symptôme était le plus frappant : alors même que la tumeur n'était point au dehors, l'écoulement se faisait avec abondance; il dépend évidemment d'une très-grande exagération de la sécrétion normale de la muqueuse du rectum. Il peut y avoir des pertes sanguines, mais je n'en observai point d'un peu marquées dans mes cas, bien qu'une grosse artère pénétrât dans la tumeur : il n'y avait pas de douleur ; le malade éprouvait seulement de la gêne par suite de la sortie de la tumeur et de la persistance de l'écoulement.

La tumeur consiste en une masse lobulée, charnue, avec de longs prolongements villeux recouvrant sa surface ; elle ressemble exactement — bien que les villosités soient beaucoup plus grosses — à la production du même nom que l'on rencontre dans la vessie. Elle s'attache à l'intestin par un pédicule, aplati plutôt qu'arrondi, et me paraît plutôt due au décollement, à l'élongation du tissu muqueux et sous-muqueux qu'être une formation nouvelle. Le pédicule peut avoir deux ou trois pouces de long; chez mes malades il s'insérait sur la paroi périnéale de l'intestin. Quand cela arrive, il est un point de pratique que l'on doit avoir présent à l'esprit, c'est qu'il est possible qu'un repli du péritoine soit entraîné par la tumeur dans le pédicule : si on lie ce dernier près de son point d'origine sur l'intestin, la séreuse peut être comprise dans la ligature.

Comme ces tumeurs ne présentent aucune tendance à la récidive, il vaut mieux appliquer la ligature un peu près de la tumeur, en ayant soin seulement de l'enlever en entier. Quand le pédicule est large, il est préférable de le traverser, après avoir cherché si rien ne bat pour éviter de passer l'aiguille à travers un vaisseau volumineux, et de l'enserrer dans deux ou trois ligatures.

Deux de mes cas se présentèrent chez des femmes d'âge un peu avancé : l'une avait cinquante-neuf ans et l'autre soixante-deux. Elles se remirent très-bien et n'éprouvèrent ni grande douleur ni malaise quelconque après l'opération. Je suis entièrement d'accord avec M. Quain pour ne pas considérer ces tumeurs comme ayant la moindre relation avec le cancer.

NÉVRALGIE DU RECTUM.

Je ne puis trouver de motif pour qu'une névralgie ne siége pas dans le rectum comme dans toute autre partie du corps; sans doute bien d'autres affections ont été, à tort, dites névralgiques, et je suis obligé d'avouer que j'ai plus d'une fois considéré comme étant d'origine névralgique des douleurs dont plus tard je découvrais la cause dans une lésion organique.

De très-petites érosions ou même l'inflammation d'un point limité du rectum peuvent entraîner beaucoup de douleur; et en même temps il y a, pour les diagnostiquer, une difficulté telle que l'examen le plus minutieux et le mieux conduit demeure sans résultat.

J'ai l'habitude de qualifier de névralgique la douleur siégeant dans le rectum ou dans les sphincters, quand je ne puis trouver la moindre lésion, le moindre signe d'inflammation, aucune sorte d'écoulement, et quand la douleur n'augmente pas pendant les selles : ce que je considère toujours comme un point de diagnostic important.

Dans mes cas, la douleur a été vive par moments, absente à d'autres, et deux fois seulement elle était constante. Les malades étaient pour la plupart des gens délicats, irritables, nerveux, et avaient été sujets à des névralgies sur d'autres points. J'ai vu la crise suivre l'exposition de la partie au froid et à l'humidité : le malade s'était assis sur l'herbe humide. Une crise prédispose à une autre ; j'ai eu, dans ma clientèle, à traiter plusieurs fois la même personne.

Habituellement vous constaterez chez vos malades une faiblesse générale, et de plus des troubles de l'appareil digestif ; très-souvent le foie est pris ; aussi ne faudra-t-il pas commencer le traitement par les agents toniques et antinévralgiques ; tout d'abord dégagez les viscères abdominaux et mettez-les dans les conditions normales, et ensuite la quinine, le fer, la strychnine, les injections hypodermiques de morphine peuvent rapidement guérir la névralgie. Il est très-important de faire attention à ce point ; dans quelques cas, cependant, on est obligé d'avouer son impuissance ; tout ce qu'on peut obtenir est un soulagement momentané, rien ne semble guérir la maladie.

Quand la douleur paraît limitée au sphincter, il y a toujours une contraction spasmodique de ce muscle, et je crois que la dilatation forcée de l'anus est le meilleur traitement ; cela fait, une injection hypodermique de morphine guérira souvent cette affection, que je suis habitué à considérer comme une forme de névralgie très-difficile à traiter.

Il y a d'autres affections nerveuses du rectum décrites par les auteurs, mais elles sont très-rares ; une d'elles, qu'on appelle « rectum irritable, » est d'après moi la suite d'une inflammation chronique de la membrane muqueuse, car j'ai observé alors beaucoup de chaleur dans le rectum, du ténesme et aussi un écoulement muqueux.

EXTIRPATION DU COCCYX.

J'ai vu des femmes souffrir de ce qu'on croyait être une douleur névralgique du rectum, mais en réalité la douleur pouvait être rapportée très-nettement à l'articulation sacro-coccygienne. Ce sont là des cas très-difficiles à traiter, mais deux fois j'ai enlevé le coccyx dans l'espoir de guérir une affection qui affaiblissait le corps et l'esprit des malades.

Dans mon premier cas, il s'agissait d'une femme mariée, âgée de 54 ans, avec sept enfants. Depuis des années, elle se plaignait d'une douleur dans le rectum et la fin de la colonne vertébrale, qui l'empêchait absolument de vaquer à ses occupations de maîtresse de maison. Elle ne pouvait s'asseoir que sur un coussin d'air percé au milieu, et, quand elle sortait, elle emportait toujours sous ses vêtements une couple de coussins qui lui servaient à soulever ses fesses, de manière que la fin de la colonne vertébrale ne touchât nulle part.

Quand elle avait de la constipation, elle éprouvait de vives douleurs avant et pendant les selles, plutôt qu'après. Si elle se baissait et se relevait brusquement, il y avait une douleur « comme si on enfonçait un couteau dans le bas du dos. » Elle ne pouvait marcher longtemps, et monter les escaliers était pour elle un exercice très-pénible.

En examinant le rectum, on ne trouvait ni fissure, ni ulcération, mais quand le doigt pressait sur le coccyx pour le faire mouvoir — et il se déplaçait avec une grande facilité — la malade se plaignait très-vivement.

Comme rien de ce que je pouvais faire ne paraissait la soulager, et qu'elle avait été soignée sans résultats par plusieurs médecins ou chirurgiens éminents, je résolus d'extirper le coccyx. Faisant une incision verticale le long de l'os, et ayant bien soin de ne pas blesser le rectum, je dégageai l'os et le désarticulai sans difficulté. Il ne présentait aucune lésion appréciable. La plaie cicatrisa rapidement et je fus très-heureux de voir que la malade était guérie. Elle peut maintenant, neuf mois après l'opération, s'asseoir sans difficulté et marcher sans aucune douleur.

Encouragé par ce succès, j'opérai, quelques mois après, un cas analogue à Saint-Marc. La malade était une fille de 32 ans, qui, depuis des années, souffrait d'une douleur dans le rectum et au bas de l'épine dorsale. Les symptômes qu'elle présentait étaient absolument identiques à ceux que je viens de décrire, et il n'y avait pas de lésion de l'intestin : il existait seulement une intussusception peu étendue du rectum. Cette circonstance me fit douter un peu du succès, mais comme la douleur était certainement sacro-coccygienne, j'enlevai l'os et la plaie cicatrisa bien. Bien qu'elle ne soit pas absolument débarrassée de sa douleur, la malade peut s'asseoir sans difficulté, ce qu'elle ne faisait pas avant, et à bien d'autres égards son état s'est amélioré.

Je n'ai nullement l'intention de préconiser en général l'extirpation du coccyx pour guérir les douleurs siégeant au voisinage de cet os ; mais je crois que, dans quelques cas où tous les autres moyens ont été employés et où il est évident que la douleur est provoquée par chaque mouvement de cet os, son extirpation est indiquée et peut amener la guérison d'une maladie autrement incurable. Je ne vois aucun danger spécial à cette opération, et il est, je crois, démontré qu'on peut facilement vivre sans coccyx.

L'INFLAMMATION DU RECTUM peut se rencontrer également sous la forme chronique et sous la forme aiguë. La forme chronique s'observe chez les vieilles gens. Les symptômes sont une sensation de chaleur et de plénitude dans le rectum, des besoins fréquents d'aller à la selle, et un ténesme marqué ; il peut y avoir des pertes de sang et de mucus. D'après ces symptômes vous pourriez croire à un entassement de fèces, mais l'examen avec le doigt éclaircira ce point. Des injections d'opium et d'eau d'amidon réussissent bien, mais je crois que chez les vieillards les remèdes les plus efficaces sont la térébenthine, l'aloès, la préparation de poivre noir et le copahu. J'ordonne habituellement l'aloès des Barbades à doses fréquentes et petites ; il agit comme stimulant sur le rectum, régularise son action, et grâce à lui les accidents disparaissent très-vite.

L'inflammation aiguë du rectum rappelle la dysentérie par ses symptômes, mais elle s'en distingue par l'absence de douleurs et de sensibilité de l'abdomen, et de phénomènes généraux graves ; la douleur est en général limitée au sacrum et au périnée ; la vessie est souvent prise par sympathie, et il y a assez fréquemment de la difficulté pour la miction.

Je n'ai pas le dessein d'aborder la question des *affections syphilitiques* de l'anus ; elles sont très-communes, surtout dans la pratique hospitalière, car le défaut de propreté est une de leurs causes les plus actives, mais elles sont bien traitées dans la plupart des ouvrages de chirurgie, et par suite il n'est pas nécessaire que j'en parle.

Je dois dire que j'ai vu très-peu de cas d'accident syphilitique *primitif* du rectum.

J'ai eu dans mon service trois cas bien confirmés de GONORRHÉE DU RECTUM. Elle était caractérisée par une grande chaleur, une sensation de brûlure, avec un écoulement abondant de pus ; la membrane muqueuse, vue au spéculum, était le siége d'une inflammation intense ; ces cas se sont présentés chez des prostituées, qui avouèrent la manière dont elles avaient été infectées. La guérison ne fut pas difficile : l'eau blanche et l'opium furent employés dans deux cas et réussirent fort bien ; le troisième fut guéri par des injections d'eau tiède et au sulfate de zinc répétées trois fois par jour ; dans aucun cas il n'y eut d'ulcération de la muqueuse, et il n'en résulta ni hypertrophie de la paroi ni rétrécissement ; l'inflammation ne parut pas gagner le tissu sous-muqueux.

J'ai observé trois cas de MENSTRUATION SUPPLÉMENTAIRE par le rectum ; ils sont intéressants au point de vue physiologique. J'en rapporterai un ; aucun traitement spécial ne fut mis en usage ; il ne paraissait pas d'ailleurs qu'il y en eût d'indiqué.

Elisa W., âgée de 44 ans, mariée, avec quatre enfants ; santé toujours bonne ; un an avant, elle a cessé presque entièrement d'être réglée, et a seulement eu de temps en temps des pertes très-faibles ; depuis six ou sept mois elle a été sujette à de violents maux de tête. Le 4 avril de cette année (c'était en 1865), après une selle, elle eut un écoulement abondant de sang par le rectum ; il continua trois ou quatre jours et s'arrêta ; elle perdit une quantité considérable de sang et ses douleurs furent notablement soulagées. Quand je la vis, l'hémorrhagie s'était répétée plusieurs fois, revenant toutes les deux, trois ou quatre semaines ; elle n'avait pas lieu seulement au moment des selles, mais durait toute la journée, si bien que la malade était obligée de se garnir ; la seconde fois que je la vis, le sang coulait ; je lui fis prendre une injection et examinai ensuite soigneusement l'intestin ; je ne pus trouver d'hémorrhoïdes, d'ulcération ou de point plus particulièrement vasculaire. J'examinai l'utérus, à la fois avec le doigt et avec le spéculum ; il était sain et il n'y avait de pertes d'aucune sorte ; le sang qui sortait par l'anus était absolument vermeil et pur, sans mélange de mucus ou de pus. Je lui fis simplement une petite prescription et la tins en observation. Pendant treize mois, cet écoulement de sang revint environ toutes les trois semaines, presque aussi régulièrement que ses époques menstruelles le faisaient avant; il durait quatre jours; au bout de treize mois, il devint moins fréquent et finit par s'arrêter. La santé de la malade était toujours bonne. J'examinai plusieurs fois le rectum, mais je ne pus rien trouver d'anormal.

Mes deux autres cas étaient analogues à celui que je viens de relater, sans être aussi nets.

CHAPITRE XVIII (1)

De la ligature élastique dans les maladies du rectum.

Origine de la ligature élastique et de la ligature simple. — Avantages de la première. — Observations. — Manuel opératoire. — Instrument de l'auteur.

En février 1873, le professeur Dittel, de Vienne, fit à la Société impériale de médecine de cette ville une communication relative aux avantages que présente la ligature en caoutchouc sur les autres moyens usités dans le traitement opératoire de quelques affections chirurgicales. A ce moment le professeur Dittel pensait être l'inventeur de la méthode qu'il venait décrire et préconiser, mais plus tard il apprit que le docteur Grandesso Silvestri, de Vicence, avait proposé un procédé analogue, et l'avait mis en usage dans quelques opérations dès 1862, c'est-à-dire dix ans avant le professeur Dittel.

Il paraît aussi qu'un chirurgien estimé, M. Henri Lee, a lu, en 1870, à la Société médico-chirurgicale, un mémoire sur l'emploi de la ligature élastique pour l'ablation des nævi, et que, dans la même séance, M. Holthouse réclama pour lui-même la priorité : il avait, disait-il, employé la ligature élastique dans des cas de fistule à l'anus et pour sectionner des brides cutanées séparant des orifices fistuleux. En admettant, comme le professeur Dittel l'a fait avec une grande spontanéité dès que les faits ont été portés à sa connaissance, qu'il n'est pas l'inventeur de la méthode, il convient cependant de lui en rapporter tout l'honneur, comme à

(1) Ce chapitre n'existe pas dans les éditions anglaises; il a paru sous forme de mémoire présenté à la Société médicale de Londres en novembre 1874. J'ai cru devoir mettre ce chapitre à la fin de l'ouvrage, parce que la ligature élastique, bien que surtout applicable et appliquée par M. Allingham au traitement de la fistule à l'anus, trouve encore son indication dans la plupart des affections du rectum, qui réclament de la part du chirurgien une intervention active. (N. du T.)

celui qui, par une série d'expérimentations, a montré tout ce que la ligature pouvait réellement donner; en réalité il a fait ce à quoi n'avaient évidemment pas songé les chirurgiens qui l'avaient employée avant lui.

Après avoir lu le mémoire du professeur Dittel, j'arrivai à cette conclusion qu'en tenant ses assertions pour dignes de foi — et il y avait toute raison de penser qu'elles l'étaient — nous devions trouver dans la ligature en caoutchouc un moyen utile à ajouter à ceux que possédait déjà la médecine opératoire, moyen qui devait prendre une grande importance dans cette branche de la chirurgie à laquelle je me suis spécialement consacré. J'étais tout disposé à faire la part de l'enthousiasme de l'auteur d'un nouveau procédé, et je n'attendais pas des résultats merveilleux de la ligature : très-certainement je ne m'imaginais pas un instant qu'elle dût faire abandonner le bistouri dans la grande majorité des cas, tout en croyant qu'elle pouvait le remplacer avec avantage dans certaines conditions données. Je savais bien aussi qu'on reprochait à cette méthode de n'être pas scientifique, et aussi qu'elle manquait de ce brillant qui s'attache aux opérations par le bistouri; mais, regardant la chirurgie comme un art plutôt qu'une science, et considérant que le premier, le principal objet du chirurgien doit être de guérir, et ensuite qu'il doit essayer de guérir aussi vite, agréablement et prudemment que possible, je résolus d'essayer la ligature élastique dans les cas où je la croyais indiquée, attendant pour faire des essais plus sérieux que j'y eusse été encouragé par les faits. On sait que le hasard seul a fait découvrir au professeur Dittel avec quelle facilité un faible lien de caoutchouc coupe des tissus résistants, même les os, et que le pouvoir spécial de la ligature réside dans son élasticité.

Les ligatures en fil ont été employées depuis un grand nombre d'années, même nous pouvons dire depuis Ambroise Paré, pour sectionner différents tissus; l'ablation des hémorrhoïdes, des nævi, des tumeurs végétantes et pédiculées a toujours été pratiquée à l'aide de la ligature, et, si celle-ci ne s'exerce pas dans un champ plus étendu, la raison en est qu'une épaisseur relativement faible de tissus peut être sectionnée par une *seule* application de la ligature : quand la suppuration arrive, le fil se relâche, et alors il ne pénètre plus, à moins qu'on ne le serre de nouveau : aussi n'y a-t-il que les tumeurs petites et molles qui puissent être traitées avec raison et profit par la ligature *non élastique* en fil.

Différents moyens ont été imaginés pour remédier à cet inconvénient, et rendre permanente l'action de la ligature, en serrant le fil constamment ou fréquemment — tel est le but de l'instrument de Ricord pour le traitement du varicocèle ; du serre-nœud de Luke, que ce chirurgien a imaginé pour opérer des fistules rectales remontant si haut dans l'intestin que l'emploi du bistouri pût être jugé dangereux. Un grand nombre d'instruments, ayant pour base une vis de pression, ont été aussi employés, depuis les cisailles de bois rapprochées par une vis de pression jusqu'à l'ingénieux sarcotome du docteur Ainslie Hollis.

Tous ces instruments, qui ont chacun leur valeur, sont passibles d'objections très-sérieuses. Une expérience étendue m'a appris que le serre-nœud de Luke, qui a d'ailleurs fait ses preuves, cause une douleur très-vive ; la nécessité de serrer la ligature chaque jour ou fréquemment, fait endurer au malade des tortures souvent insupportables, et dans bien des cas le bistouri a dû achever ce que la ligature avait commencé, parce que le malade était incapable de supporter des souffrances prolongées. Une autre objection très-sérieuse qui peut être faite à cet emploi intermittent de la compression limitée, est la fréquence avec laquelle des abcès secondaires se montrent à la suite. J'ai observé assez fréquemment cet accident dans ma pratique et aussi dans celle d'autres chirurgiens.

Le sarcotome du docteur Hollis est très-supérieur aux autres instruments comme puissance, mais il demande encore à être serré ou replacé de temps en temps ; il agit seulement dans une direction et ne produit pas cette pression toujours *circulaire* que donne le caoutchouc. Un autre défaut grave est son volume et son poids, qui le rendent, dans bien des cas, inapplicable ; et enfin son prix est très-considérable, et vous auriez besoin d'un assortiment de sarcotomes, si vous deviez employer cet instrument fréquemment.

Il est bien évident, à la réflexion, que la pression de la bande ou de l'anse de caoutchouc n'est pas toujours la même durant tout le temps de son action ; en réalité, elle diminue peu à peu, à mesure que l'anse de la ligature revient à une circonférence moindre ; mais, au point de vue pratique, la pression, au moment où la ligature tombe, si elle a été bien appliquée, suffit pour ce qu'elle doit faire.

La plus grande pression, produite par une ligature en caoutchouc mesurant un dixième de pouce d'épaisseur et amenée à son maximum de tension, est égale à 2 livres un quart; par exemple, 6 pouces de caoutchouc, lorsqu'ils sont amenés à leur maximum de tension, c'est-à-dire à une longueur de 3 pieds, donnent une force de 2 livres et quart; quand ils sont amenés à une longueur de 2 pieds, la force produite n'est qu'un peu plus de 1 livre et un quart; quand ils sont amenés à une longueur de 1 pied, c'est-à-dire au double de leur longueur primitive, elle est d'une demi-livre; cette force même est suffisante, comme le démontre l'expérience, pour diviser les tissus de résistance moyenne, par suite de son action continue et partout égale. D'après ce que j'ai observé, je ne pense pas qu'il soit nécessaire, ou même utile, pour les tissus de résistance ordinaire (à moins que la partie à enlever ne soit très-volumineuse) de serrer la ligature autant que je le faisais au début. Je crois qu'une pression plus faible mais égale réussira fort bien et sera moins douloureuse. En réalité, la ligature élastique coupe moins qu'elle ne comprime; elle augmente la densité des parties qu'embrasse son anse, et c'est en quoi elle diffère de la ligature non élastique : l'ulcération se produisant des deux côtés de l'anse, lorsque la ligature tombe, on trouve souvent qu'elle embrasse encore une portion de tissu; celle-ci est indurée, dense, demi-transparente et ressemble à de la corne.

Dans mes premières opérations, j'employais un petit tube à drainage, fixé par un nœud marin, comme le recommande le professeur Dittel. Je crois que ce tube ne convient pas aussi bien que le lien plein en caoutchouc dont s'est servi Henri Thompson. Je ne fais plus de nœud, parce qu'au moment où on le serre, le caoutchouc se coupe souvent; mais j'emploie un moyen que je décrirai tout à l'heure. Dans mes premiers cas, lorsque j'employai le tube à drainage, j'ai dû deux fois serrer la ligature, parce que je ne croyais pas la pression suffisante; mais je sais maintenant que cette précaution est inutile si la ligature a été appliquée convenablement au début.

Je suis absolument convaincu qu'il y a de grands profits à retirer de l'usage de la ligature élastique dans beaucoup d'opérations de petite chirurgie, mais je dois ici borner mon étude à la démonstration de son utilité dans la chirurgie du rectum et particulièrement dans la fistule à l'anus. Cependant, je puis rappeler que j'ai expérimenté la ligature dans soixante opérations (1), parmi lesquelles je mentionnerai vingt-huit cas de fistule à l'anus à l'hôpital Saint-Marc et douze dans ma clientèle; cinq cas d'hémorrhoïdes; deux cas de fistule à l'aine, un de fistule au cou; deux amputations de sein cancéreux ; deux cas de tumeurs pédiculées (un dans ma clientèle, l'autre dans celle de M. Shillitoë, qui employa la ligature sur mes conseils, avec mon aide, et en obtint un résultat excellent); deux cas de varicocèle; deux de veines variqueuses; une section des sphincters musculaires de l'anus, chez des sujets prédisposés à l'hémorrhagie; deux cas de rectotomie linéaire; un nævus. Dans aucun de mes cas, il n'y a eu de contre-temps sérieux. Je n'ai vu qu'une fois un abcès secondaire se former après la ligature. Je n'ai jamais eu un cas d'érysipèle et les plaies résultant de l'opération ont guéri avec une remarquable uniformité. Un grand nombre des opérations que j'ai pratiquées à Saint-Marc l'ont été alors que l'hôpital n'était nullement dans de bonnes conditions hygiéniques; mais toutes les plaies résultant de la ligature ont guéri et en général beaucoup mieux que celles pratiquées avec le bistouri chez les malades occupant les lits voisins. J'ai souvent montré aux personnes qui suivaient ma visite que les sujets opérés par la ligature allaient fort bien, tandis que c'était le contraire pour ceux opérés par l'incision, bien que le traitement consécutif fût exactement le même et consistât dans les deux cas en applications d'huile phéniquée. Notre chirurgien résidant, qui naturellement a le soin de suivre les cas jour par jour pendant le traitement, a souvent noté que les cas traités par la ligature allaient beaucoup mieux que les autres. Je dois ici mentionner que j'ai employé la ligature aussi bien dans les cas défavorables que dans les favorables (trois de nos vingt-huit malades soignés à l'hôpital étaient évidemment phthisiques), et lorsque l'occasion s'en est offerte, j'ai choisi deux malades dont les cas étaient aussi analogues que possible, tous deux étant presque du même âge, bien portants et, autant

(1) Depuis la publication de ce mémoire, j'ai employé la ligature dans seize autres cas de fistule à l'anus avec des résultats absolument satisfaisants.

(*Note de l'auteur.*)

qu'on en pouvait juger, présentant des conditions identiques. Le résultat de cette expérience a presque toujours été favorable à la ligature.

Dans dix-neuf cas de ligature, le séjour à l'hôpital a été de vingt jours un quart, tandis que dans dix-neuf cas traités par l'incision et choisis, pour éliminer les cas mauvais, la durée du séjour a été de trente-cinq jours.

Voici les avantages qu'on peut, sans crainte, attribuer à la ligature sur le bistouri dans les cas de fistules ordinaires :

1° L'OPÉRATION EST ORDINAIREMENT EXEMPTE DE DOULEUR ET LES SOUFFRANCES QUE LE MALADE ÉPROUVE ENSUITE, SI MÊME IL EN ÉPROUVE, SONT HABITUELLEMENT TRÈS-LÉGÈRES.

2° LA GUÉRISON EST PLUS RAPIDE.

3° LE MALADE N'A PAS BESOIN DE GARDER LE LIT, NI MÊME LA CHAMBRE, MAIS IL PEUT SORTIR ET SE PROMENER AVEC PRÉCAUTION.

4° LA LIGATURE EST APPLICABLE AUX MALADES DÉLICATS OU AYANT UNE PRÉDISPOSITION A LA PHTHISIE.

5° ELLE NE DONNE LIEU A AUCUNE PERTE DE SANG.

6° IL Y A FORT PEU DE SUPPURATION.

7° LA LIGATURE EST SOUVENT TRÈS-AVANTAGEUSE POUR VENIR EN AIDE AU BISTOURI.

8° ELLE N'EXIGE PAS L'EMPLOI DE L'ANESTHÉSIE.

Je vais présenter quelques réflexions sur ces différents points, en apportant des faits à l'appui.

L'OPÉRATION, si on peut employer ce mot, EST VRAIMENT EXEMPTE DE DOULEUR, c'est-à-dire qu'il n'y a pas d'autres douleurs que celle causée par le passage d'une sonde dans le trajet fistuleux, et si cette manœuvre est exécutée avec précaution et douceur, elle ne doit pas être douloureuse, à moins que le trajet ne soit enflammé. La fistule est-elle incomplète, il peut y avoir un peu de douleur au moment où le chirurgien la complète. Quand on serre la ligature, les malades ne bronchent pas et ne se plaignent point (1).

(1) M. le professeur Verneuil dit avoir observé quelquefois des douleurs intolérables à la suite de l'opération d'une fistule anale par la ligature élastique ; mais il suffit de considérer les résultats obtenus par M. le professeur Courty (*Montpellier médical*, déc. 1874, p. 513), ceux de la pratique si étendue de M. Allingham pour se convaincre que la douleur est exceptionnelle. Une injection hypodermique de morphine, le chloral pris à l'intérieur suffiraient d'ailleurs pour pallier cet inconvénient. M. Courty recommande, avant l'introduction du fil de caoutchouc, d'injecter dans le trajet une certaine quantité de baume tranquille.

Je rapporterai, comme exemples, les observations suivantes.

Une vieille dame vint me trouver avec une fistule dorsale complète, simple, qui existait depuis environ six mois, à la suite d'un abcès chaud qui s'était ouvert spontanément après avoir causé beaucoup de douleur. Je jugeai que c'était un cas favorable pour la ligature, et bien que la malade fût extrêmement nerveuse et sensible, je réussis à passer une ligature élastique dans la fistule sans qu'elle s'aperçût de ce que je faisais ; elle crut seulement que je sondais le trajet et même, pensait-elle, avec douceur, car elle n'éprouvait aucune souffrance. Cela fut fait dans mon cabinet de consultation. Comme c'était une personne délicate et que je désirais lui épargner le plus possible de douleur, je laissai lâche la ligature et je la serrai le jour suivant à son domicile ; il y eut à la suite, pendant quelques minutes, de la douleur, mais celle-ci ne fut pas vive et ne dura pas longtemps. La malade se rétablit très-vite. Elle me dit ensuite que, si je lui avais proposé quelque opération, elle avait mis dans son esprit de ne pas l'accepter. Naturellement, si j'avais trouvé cette dame opposée à la ligature après que je l'eus placée, je l'aurais enlevée aussitôt sans causer aucune douleur.

En novembre 1874, un gentleman, âgé de 35 ans, avocat, d'un tempérament extrêmement nerveux et fort pusillanime, me consulta pour une fistule ayant un orifice interne très-large, mais sans orifice externe ; l'orifice interne était béant, si bien que les matières s'y engageaient facilement et provoquaient de grandes douleurs. Quelquefois, après qu'il était allé au cabinet, la douleur persistait presque tout le jour, et il se trouvait absolument incapable de rien faire ; d'autres fois, et plus ordinairement, elle durait seulement une heure ou deux. Il avait consulté un de nos collègues, qui lui avait avec grande raison conseillé de se faire opérer le plus tôt possible, mais il ne se sentit pas disposé à suivre cet avis, et, comme cela arrive souvent, il quitta son chirurgien pour différer toute intervention ; il était dans le même état depuis six mois lorsqu'il vint me trouver sur la recommandation d'un de mes anciens malades.

En l'examinant, j'aperçus très-facilement l'orifice interne, juste en dedans de l'anus et en avant, et, quand j'introduisis une sonde, elle s'enfonça sous la peau, vers le périnée, à un pouce et quart environ de profondeur. Une investigation très-soigneuse me fit penser qu'il n'y avait pas de trajets latéraux, ni d'autre plus profond que celui que je sondais. Je lui proposai donc la ligature élastique, et, pour prévenir tout désappointement, je l'avertis qu'un autre trajet pourrait être reconnu après la chute de la ligature et qu'il faudrait en appliquer une nouvelle. Après quelques jours de réflexion, il céda à mes conseils, trop heureux d'échapper à ce qu'il appelait « les horreurs du couteau. »

En conséquence, sans avoir recours à l'anesthésie, j'introduisis un conducteur très-fortement recourbé par l'anus et je lui fis suivre toute l'étendue du trajet, de manière à ce que son extrémité vînt faire saillie sous la peau. Je fis alors sur ce point des pulvérisations d'éther, et traversant les tissus anesthésiés avec l'instrument qui me sert à passer la ligature, je l'introduisis facilement le long du conducteur, et le lien élastique traversa le trajet très-aisément et vraiment sans douleur.

Les suites de cette observation ne furent marquées par aucun symptôme fâcheux. Le malade, avec l'aide d'une petite dose de « gouttes noires, » dormit bien toutes les nuits ; la ligature tomba le sixième jour. Je ne trouvai pas d'autre trajet, et la plaie était entièrement cicatrisée en dix-sept jours. J'ai eu, il y a quelques jours, des nouvelles de ce gentleman ; il est admirablement bien et peut marcher, monter à cheval et se livrer à toutes sortes d'exercices sans s'apercevoir jamais qu'il ait été malade.

La douleur qui suit l'opération est habituellement légère. Beaucoup de mes malades dirent qu'ils n'avaient, pour ainsi dire, pas souffert et ils dormirent parfaitement la première nuit. D'autres eurent quelques instants de fatigue dans la nuit qui suivit l'opération, mais ensuite ils furent exempts de douleur ; d'autres, gens délicats, excitables, se plaignirent deux ou trois jours ; mais les individus se comportent si différemment au point de vue de la douleur qu'il est très-difficile de rien préciser sur cette question. La meilleure preuve que la douleur est légère, est fournie par ce fait que plusieurs de mes malades ont vaqué à leurs occupations et ne sont pas restés couchés plus d'un jour ; par exemple un garde-magasin, âgé de 27 ans, d'une constitution délicate, fut opéré par la ligature le samedi. Il alla à son travail le lundi et fut sur pied ou marcha toute la journée ; il n'avait pris d'autre repos que celui du dimanche; il fut complétement guéri en dix-huit jours.

Les deux observations qui suivent sont importantes parce que les malades étaient parfaitement en état d'apprécier dans quelles limites l'exercice est possible après l'opération et quelle douleur en résulte.

Un médecin de la province vint à Saint-Marc pour me voir opérer avec la ligature élastique, et le lendemain il m'appela et m'apprit qu'il était lui-même porteur d'une fistule : d'après ce qu'il avait vu dans mon service, si je trouvais que son cas fût favorable, il désirait que je l'opérasse. Je l'examinai et trouvai une fistule sur le côté droit. Je ne pus découvrir de complication et je lui dis sans hésiter que je pensais que la ligature élastique remplissait toutes les indications. Il me demanda alors de lui passer aussitôt le caoutchouc, me disant qu'il ne retournait chez lui que dans l'après-midi. Comme je songeais que ce voyage durerait quatre heures, j'essayai de lui persuader de passer la nuit à Londres, mais il me dit qu'il devait s'en retourner et qu'il ne savait pas quand il pourrait revenir. Dans ces conditions, je plaçai la ligature et je lui conseillai de se procurer un coussin à air pour l'emporter avec lui et s'en servir dans le cas où il ne pourrait s'étendre; et, lorsqu'il serait arrivé chez lui, si la partie était douloureuse, de faire des fomentations avec de l'eau chaude et d'introduire un suppositoire de morphine et d'atropine que je lui donnai. Il m'écrivit deux jours après pour me dire qu'il n'avait pas acheté de coussin à air parce qu'il en avait un chez lui; qu'il ne souffrit pas beaucoup d'abord, mais que la douleur avait été extrême avant qu'il fût arrivé au bout de son voyage; il avait été obligé de demeurer assis parce que le wagon était au complet et il avait eu à faire trois milles dans un cabriolet, en quittant la station du chemin de fer. Il avait, sur mes conseils, employé les fomentations et le suppositoire, ce qui lui procura une bonne nuit. Le lendemain, il souffrait, mais il était en état de voir un ou deux malades pressés dans sa clientèle. Depuis il m'a écrit qu'il prit le plus de repos qu'il put, mais qu'il n'est jamais resté chez lui un jour entier; le lien de caoutchouc tomba au bout de cinq jours et demi et la plaie cicatrisa, un peu lentement mais complétement; il était entièrement guéri en trois semaines.

Un gentleman, exerçant la profession de dentiste, d'âge moyen et d'une constitution délicate, sans être absolument phthisique, vint de la province, d'une distance de soixante milles, pour se faire opérer par moi, avec la ligature élastique, d'une fistule complète. Je l'avais déjà examiné très-soigneusement. Avec un peu de douleur pour lui, parce que l'orifice interne était situé à une certaine hauteur dans le rectum, je passai la ligature dans le trajet et la fixai en serrant un fil de soie autour du caoutchouc (lorsqu'il eut été suffisamment tendu) le plus près possible de l'orifice externe de la fistule. Ce malade quitta mon cabinet de consultation une demi-heure après l'opération, prit une voiture et se rendit chez lui sans éprouver aucune douleur digne de mention. La ligature tomba le septième jour, et la plaie cicatrisa avec une grande rapidité, et, comme je le vis ensuite, dans toute son étendue. Je ne puis dire quel temps la plaie mit à cicatriser, car je ne le vis que quelques semaines après l'opération. Pour montrer combien la douleur avait été légère, il m'avertit dans une de ses lettres, et afin que cela servît aux autres malades, que la gêne qu'il avait éprouvée tenait seulement à ce que j'avais pris dans la ligature quelques-uns des poils de la région : ainsi, quand il quittait son siége ou se levait du lit, il sentait que ces poils étaient tirés, ce qui provoquait pour un moment une douleur assez aiguë, semblable à une piqûre. Ce malade avait déjà été opéré d'une fistule avec le bistouri, et il déclara qu'il préférait décidément la ligature.

L'observation d'un grand nombre de faits m'a conduit à penser qu'il n'était nullement besoin pour le malade de se tenir au lit, ou de garder la chambre ou la maison. Naturellement, je ne suis pas partisan de marches forcées ou de travail pénible, et, tant au point de vue théorique qu'au point de vue pratique, je conseillerai aux malades qui peuvent disposer de leur temps ou dont le cas est sérieux, de prendre autant de repos que possible, dans l'espoir de hâter la guérison et de prévenir tout accident qui viendrait interrompre le travail de la cicatrisation et aussi de calmer la douleur qui peut exister.

L'OPÉRATION S'EXÉCUTE PRESQUE, ET DANS QUELQUES CAS ABSOLUMENT, SANS AUCUNE PERTE DE SANG. Sans doute, cette propriété de la ligature élastique n'a pas une grande importance dans les cas simples, où la perte de sang, après l'emploi du bistouri, est presque nulle; mais, quand les trajets fistuleux remontent assez haut dans l'intestin, et que les tissus sont en même temps, comme cela arrive fréquemment, vasculaires et indurés, elle constitue un avantage qui ne doit pas être prisé faiblement. J'ai, avec la ligature élastique, divisé le rectum sur une hauteur de quatre pouces, dans un cas de rétrécissement et d'ulcération, où d'après l'induration et la vascularité des tissus, une hémorrhagie considérable devait inévitablement suivre l'emploi du bistouri; le malade ne perdit pas une petite cuillerée de sang. En outre, chez les sujets prédisposés aux hémorrhagies, cette méthode est d'une grande utilité, et elle m'aida à sortir d'affaire dans un cas qui mérite, je crois, que je le rapporte en quelques mots.

Un gentleman américain me fut envoyé l'année dernière par le docteur David Young, de Florence. Il était depuis longtemps atteint d'une ulcération du rectum, située en dedans du sphincter, et il avait été traité par divers chirurgiens d'Amérique ou du continent, sans obtenir aucune amélioration persistante. Les symptômes habituels se rencontraient chez ce malade, mais chose importante, pendant des années, il avait fréquemment perdu de grandes quantités de sang par le rectum, ce que l'ulcération ne paraissait pas pouvoir expliquer, bien qu'elle fût très-vasculaire. Je me convainquis que le sang venait du rectum, et non d'une portion plus élevée de l'intestin, et qu'il n'y avait pas d'hémorrhoïdes; mais je n'ai pas besoin d'insister sur ce point. Quand ce malade me consulta, je trouvai, en outre de l'ulcération, une petite masse polypeuse, de nature fibreuse, tout près du bord supérieur de l'ulcération, et comme je pensais que ce devait être une cause d'irritation qui entretenait la plaie, je l'enlevai en y plaçant une ligature; mais le pédicule, qui était petit, se laissa diviser par la ligature, au moment où je la serrai. Dès que cet accident arriva, j'examinai soigneusement la partie avec un spéculum, dans la crainte d'une hémorrhagie; mais, comme il ne s'en produisit aucune, je me contentai de mettre dans l'intestin un peu de coton styptique. Sans doute, dès que la petite frayeur qu'avait éprouvée le malade se dissipa et que la circulation se rétablit, le sang commença à couler *lentement*, car le vaisseau devait être très-petit. L'hémorrhagie débuta de la manière suivante : le malade dîna, puis alla au lit de bonne heure et s'endormit. Au bout de deux heures, il se réveilla, se sentant faible et malade. Il prit un peu d'eau-de-vie et d'eau, se trouva mieux et s'assoupit de nouveau. Un moment après, il se réveilla encore, eut une défaillance et sentit le besoin d'aller à la selle. Grande fut son alarme quand il s'aperçut qu'il avait rempli le pot de chambre d'un sang vermeil. Il défaillit une seconde fois et retourna au lit. En mon absence, un praticien du voisinage (le Dr Spurgin) fut appelé et arrêta le sang au moyen de la glace. L'hémorrhagie reparut le jour suivant, et je l'arrêtai avec le persulfate de fer. Le sang s'était accumulé en grande quantité dans le rectum, parce que le malade avait un sphincter anal très-hypertrophié et violemment contracté et qu'en même temps le rectum était fort dilaté, par suite de l'usage habituel de lavements copieux.

Lorsque j'interrogeai mon malade, il m'apprit qu'il avait toujours perdu beaucoup de sang par la moindre piqûre ou coupure et qu'il éprouvait de grandes difficultés pour arrêter l'hémorrhagie. Comme aspect extérieur, ce gentleman était extrêmement blond, couvert de taches de rousseur; il avait la peau très-fine. Après l'ablation du polype, l'ulcération résista encore à tous les traitements, et j'acquis la certitude qu'il était absolument nécessaire de faire ce que j'avais conseillé au début — mais le conseil n'avait pas été accepté — c'est-à-dire de diviser le sphincter; mais alors se posa la question de l'hémorrhagie, et j'avoue que j'étais quelque peu incertain du résultat, quand la ligature élastique se présenta à mon esprit comme un moyen de résoudre la difficulté.

Aidé par mon collègue, M. Alfred Cooper, M. Clover donnant l'oxyde nitreux et l'éther, je passai sous les deux sphincters une double ligature élastique en caoutchouc, et je serrai fortement un des liens en laissant l'autre lâche. Je passai une double ligature, et laissai lâche un lien, dans le but que la petite plaie produite par le passage de mon instrument fût absolument oblitérée par le caoutchouc. L'opération réussit parfaitement; en réalité il n'y eut pas une goutte de sang perdue, la ligature avait sectionné les tissus en neuf jours, et au bout de trente jours il était guéri et retournait en Amérique en parfait état de santé. Il ne garda le lit que le jour de l'opération, n'accusa pas de douleurs et ne réclama pas de calmant.

La ligature élastique est quelquefois très-utile pour venir

EN AIDE AU BISTOURI. Par exemple, il n'est pas très-rare, après avoir incisé un trajet relativement superficiel, de trouver que du fond de ce trajet en naît un autre qui s'étend au loin, passe même sous le sphincter interne et remonte à une plus ou moins grande distance le long de l'intestin. Pour assurer la guérison du malade, il est absolument nécessaire d'inciser largement ce trajet profond, et, ce faisant, vous pouvez donner lieu à une hémorrhagie grave, qui occasionnera plus ou moins d'inquiétude tant au malade qu'au chirurgien. C'est ici qu'apparaît l'utilité de la ligature élastique. Incisez avec le bistouri les trajets superficiels, et ensuite passez une ligature dans le trajet profond, et tout marchera de la manière la plus satisfaisante.

Dans un cas de fistule très-étendue chez un gentleman prédisposé à la phthisie, malade du docteur Corbett Blades, de Kennington, et que j'opérai pour le docteur Blades en juillet dernier, après avoir incisé plusieurs trajets étendus, mais superficiels, je trouvai deux clapiers profonds sous le sphincter interne, aux *deux* côtés de l'intestin. Ils remontaient à une hauteur de trois pouces. Persuadé qu'en incisant ces derniers trajets, j'exposais mon malade à une perte considérable de sang, et prenant en considération la faiblesse et la délicatesse de sa constitution, je résolus aussitôt d'employer la ligature élastique, ce que je fis. Le résultat a été tel qu'on le pouvait désirer, et bien supérieur à ce que l'on pouvait en attendre : les ligatures tombèrent au bout de neuf jours environ ; la douleur ne fut pas grande ; il ne se forma pas d'abcès secondaires ; il n'y eut pas non plus de décollement ; et quand je vis le malade quelque temps après, sa santé était améliorée, il était devenu robuste et les fistules étaient toutes entièrement guéries. Fait très-heureux : bien que des divisions aussi larges et étendues aient été pratiquées sur les deux sphincters, des deux côtés du rectum, le malade est bien maître de ses selles et retient même les gaz.

Dans un cas que j'opérai dans la pratique de docteur Elliot, de Denmark Hill, j'employai la ligature pour un cas absolument analogue, et le résultat fut aussi beau qu'on pouvait le désirer. Le malade n'était certainement pas un sujet de choix et la fistule était à la fois étendue et profonde. La plaie de la ligature cicatrisa et se combla avec rapidité.

Dans un autre cas de fistule extraordinairement grave, qui avait été opérée déjà deux fois par d'autres praticiens, j'employai la ligature élastique (pour un trajet très-profond), avec l'aide de mon ami le docteur Crosby, et elle réussit admirablement, sectionnant les tissus facilement et laissant une plaie bourgeonnante, qui cicatrisa sans aucun accident.

Dans les opérations avec la ligature élastique il y a toujours très-peu de suppuration. La plaie fournit beaucoup moins de pus que lorsqu'elle a été faite avec le bistouri; peu de choses m'ont supris plus que ce fait dans mes observations. Jusqu'à ce que la ligature tombe, c'est à peine si l'on voit plus d'une goutte de pus. La plaie bourgeonne, se resserre et se comble à mesure que la ligature fait son sillon; par exemple, j'avais soigneusement mesuré un trajet fistuleux et trouvé 3 pouces trois huitièmes de long sur une profondeur que j'estimais de trois quarts de pouce à 1 pouce ; quand la ligature tomba au huitième jour, la plaie qu'elle laissa mesurait 1 pouce un huitième de long, et la profondeur était moindre qu'un demi-pouce. Le dix-huitième jour après que la ligature eut été placée, la plaie était complétement cicatrisée. Un résultat aussi heureux, je crois pouvoir le dire à juste titre, d'après l'étendue de la plaie, n'a jamais été obtenu avec le bistouri. J'ai dit que, dans mon opinion, la ligature en caoutchouc *coupe* moins qu'elle ne *comprime*, si bien qu'au moment qu'elle tombe, une portion de la paroi du trajet fistuleux se sépare avec elle ; alors la plaie demeure béante, et il en résulte une plaie relativement large et superficielle qui cicatrise et se recouvre vite. C'est très-avantageux pour la fistule à l'anus, car vous n'avez pas alors les bords de la plaie qui retombent au fond, retiennent le pus, empêchent la cicatrisation et favorisent la formation de clapiers. Ainsi, en opérant une fistule avec le bistouri, si vous faites seulement une simple incision dans sa paroi, vous vous trouverez souvent avoir affaire à une plaie profonde avec des bords décollés. Si vous la laissez dans cet état, elle mettra fort longtemps à guérir, car elle aura plus de tendance à se réunir qu'à bourgeonner à partir du fond. Vous aurez constamment à la surveiller et à y placer de la charpie ou du coton pour mettre obstacle à la réunion, et ce pansement fréquent ne sera agréable ni à vous ni à votre malade. Autrefois, vous étiez toujours obligé de bourrer la fistule avec de la charpie huilée, et le contact fréquent de cette charpie retardait et souvent empêchait complétement la cicatrisation. Quand j'opère avec le bistouri un cas de cette nature, j'ai l'habitude (et je le fais toujours quand les bords de la plaie sont amincis et pendants) d'exciser ces bords, de manière à obtenir aussitôt une plaie large et relativement superficielle. Alors la cicatrisation commence immédiatement sur les bords, et comme la plaie se comble par le bourgeonnement, la peau recouvre peu à peu sa surface, et beaucoup de temps se trouve épargné. Une plaie de cette nature n'a guère besoin de pansement, et certainement il n'y a pas lieu de la bourrer de charpie: C'est exactement ce que fait la ligature, et je trouve que ce n'est pas un mince avantage.

Il n'est pas besoin d'ordinaire d'avoir recours a l'anesthésie à moins que le malade ne soit nerveux à l'excès, et même, si vous ne pouvez vous en dispenser entièrement, quelques inhalations d'oxyde nitreux suffiront, car dans un cas favorable l'opération peut s'exécuter en moins de dix secondes. Personne n'apprécie plus que moi la valeur des anesthésiques et n'est plus heureux de leur découverte; mais je suis toujours plus content quand je peux m'en dispenser. Vous pouvez hardiment assurer à votre malade que l'introduction de la ligature élastique dans la fistule est presque exempte de douleur, et ensuite, si vous expliquez à une personne intelligente le manuel opératoire, vous êtes presque certain d'obtenir sa confiance, et par suite une soumission absolue à vos ordres. Ce peut être une faiblesse ridicule, mais la grande majorité des individus ont en horreur le bistouri et les opérations *sanglantes;* ils sont de suite rassurés quand ils voient qu'on n'a pas besoin du bistouri, et j'ai guéri plusieurs malades, atteints de fistule, qui étaient absolument décidés à ne se soumettre à aucune « opération sanglante » et qui auraient peut-être été de mal en pis jusqu'à ce que leur santé eût été minée et qu'une opération grave eût été rendue absolument indispensable, alors qu'une petite opération faite au début aurait amené la guérison.

Je crois avoir suffisamment établi ce point en rapportant les deux faits que j'ai cités plus haut à propos de la douleur que cause l'opération.

Je donnerai maintenant avec une grande brièveté les observations de vingt-neuf cas que j'ai traités à l'hôpital, prises sans choix, pour montrer la marche habituelle des symptômes après la ligature, et je ne ferai que les remarques qui pourront paraître absolument nécessaires.

Observation Ire. — Julia P., 37 ans. Fistule complète ; opération le 12 janvier ; la ligature tombe au huitième jour ; très-peu de douleur ; guérie en quatorze jours.

Obs. II. — Jas. F., 32 ans. Fistule borgne externe ; portion de peau très-épaisse ; opération le 19 janvier ; la ligature tombe au bout de cinq jours ; absolument pas de douleur ; guéri en vingt-trois jours.

Obs. III. — Henri J., 54 ans. Fistule complète ; opération le 19 janvier ; la ligature coupe les tissus en six jours ; pas de souffrance ; entièrement guéri en quinze jours.

Obs. IV. — Caroline C., 32 ans. Fistule complète ; opération le 2 février ; les ligatures tombèrent le neuvième jour (deux hémorrhoïdes avaient été liées aussi) ; très-peu de douleur ; guérie en seize jours.

Obs. V. — Wm S., 29 ans. Fistule borgne interne ; sujet phthisique ; deux ligatures ; opération le 28 février ; les ligatures tombèrent le septième jour ; il sortit guéri au bout de dix-huit jours ; santé générale très-améliorée.

Obs. VI. — Wm R., 53 ans. Fistule borgne externe ; trajet très-profond et étendu ; opération le 16 mars. La ligature dut être serrée le septième jour et tomba le dixième. Il eut beaucoup de douleur après que la ligature eut été serrée. Ce malade avait eu une hémoptysie. Sorti guéri en vingt-six jours.

Obs. VII. — Daniel C., 47 ans. Fistule complète ; opération le 9 mars ; la ligature tomba le onzième jour ; sorti guéri au bout de vingt-deux jours. C'était un homme très-délicat, avec un souffle systolique, ayant eu un rhumatime fébrile ; il n'éprouva absolument aucune douleur ; il ne garda pas du tout le lit.

Obs. VIII. — Abraham C., 39 ans. Fistule complète étendue et profonde, commençant à 2 pouces et demi de l'anus ; orifice interne situé entre les sphincters ; opération le 4 mai ; la ligature tombe le septième jour. Cet homme éprouva beaucoup de douleur. Il quitta l'hôpital, sur sa demande, douze jours après l'opération ; la plaie n'était pas alors plus large que la moitié d'une féverole. Ce fut un résultat qui surpassa de beaucoup tout ce que j'avais vu dans les opérations avec le bistouri.

Obs. IX. — David A., 54 ans. Fistule périnéale complète ; opération le 25 avril ; la ligature tombe au bout de huit jours ; guéri en quatorze jours ; il n'eut pas de douleur et ne garda pas le lit.

Obs. X. — Lucie C., 39 ans. Fistule borgne externe ; opération le 4 mai ; le ligature tomba au quatrième jour ; pas de douleur ; guérie en vingt-six jours.

Obs. XI. — Henri O., 27 ans. Fistule borgne externe ; opération le 11 mai ; le moment de la chute de la ligature n'est pas noté. Le trajet se prolongeait le long de l'intestin ; le malade n'eut absolument pas de douleur ; sorti guéri en quatorze jours.

Obs. XII. — Fanny D., 21 ans. Fistule double. Deux orifices externes et deux internes sur les côtés opposés de l'intestin ; opération le 1er juin ; la ligature tomba au cinquième ou sixième jour ; le malade éprouva beaucoup de douleur pendant quelques jours. C'était une femme faible, hystérique, mais je n'ai pas de doute sur ses assertions relatives à la douleur. Des cataplasmes et la morphine administrée par la voie hypodermique la soulagèrent ; sortie guérie en vingt-trois jours.

Obs. XIII. — Wm C., 30 ans. Fistule complète ; longueur du trajet 3 pouces et demi ; opération le 8 juin ; la ligature tomba au bout de onze jours ; beaucoup de douleurs la première nuit, mais il dormit sans opium ; guéri en vingt-deux jours.

Obs. XIV. — Élisa G., 35 ans. Fistule périnéale complète se prolongeant au loin dans la grande lèvre (ce dernier trajet fut ouvert avec le bistouri) ; opération de la fistule par la ligature le 23 mars ; la ligature tomba au neuvième jour, guérison en trente-quatre jours. Aucune douleur après l'opération pendant deux jours ; mais alors elle éprouva de vives douleurs et un abcès se forma sur l'autre côté de l'anus. Il fut aussitôt ouvert et se combla sans aucun accident.

Obs. XV. — George G., 44 ans. Fistule périnéale très-profonde ; opération le 5 mai ; la ligature tomba au bout de dix jours ; il eut de la douleur et de la rétention d'urine ; guérison en quarante-cinq jours. C'était un homme très-faible, délicat, avec une toux de mauvaise nature et une prédisposition à la phthisie.

Obs. XVI. — Christophe C., 44 ans. Fistule compliquée ; trajet superficiel ouvert avec le bistouri ; trajet très-profond opéré avec la ligature ; opération le 22 juin ; la ligature tomba au septième jour ; guérison en vingt-trois jours.

Obs. XVII. — Henri S., 24 ans. Fistule complète ; opération le 22 juin ; la ligature tomba au bout de sept jours. Il eut une rétention des fèces qui nécessita une intervention manuelle et lui causa par suite une grande douleur ; sorti en bon état au dix-huitième jour.

Obs. XVIII. — George D., 52 ans. Fistule dorsale complète ; opération le 28 septembre, la ligature tomba le septième jour ; pas de douleur. C'était une fistule fort étendue. Il sortit en bon état au bout de quatorze jours.

Obs. XIX. — Wm B., 52 ans. Fistule complète ; opération le 5 octobre ; la ligature tomba en neuf jours ; il eut pendant deux jours une certaine douleur, mais celle-ci n'était pas suffisante pour le tenir éveillé la nuit, bien qu'il ne prît pas de calmant. Guérison en dix-neuf jours.

Obs. XX. — G. H., 39 ans. Fistule complète ; opération le 12 octobre ; la ligature tomba le sixième jour ; homme affaibli, phthisique ; toux de mauvaise nature et sueurs nocturnes ; la plaie cicatrisa complétement en vingt-un jours, et la santé s'améliora considérablement.

Obs. XXI. — Franck D., 42 ans. Homme bien portant, d'habitudes sobres ; fistule complète sur le côté gauche, commençant assez loin de l'anus ; l'orifice interne est juste en dedans du rectum, dans l'espace cellulaire situé entre les sphincters ; ligature le 28 septembre ; la ligature tomba le huitième jour spontanément en allant à la selle ; le malade n'éprouva que peu de douleur ; il venait en ville tous les jours ; guérison complète en quinze jours.

Obs. XXII. — Jean B., 42 ans. Homme très-robuste, garçon brasseur, boit beaucoup de bière et d'alcool, mais paraît bien portant. Il a été opéré déjà deux fois à l'hôpital de Westminster ; il existe maintenant une fistule complète du côté gauche. Je ne pus découvrir aucun trajet profond ou latéral ; la ligature fut appliquée le 28 septembre ; pas de douleur au moment de l'opération et à 9 heures du soir son bulletin de santé était : « complétement bien. » Le 29, il se plaint de mal dormir ; il a eu quelques douleurs, mais peu vives. Le 30, il est très à l'aise et a passé une bonne nuit ; la ligature tomba le septième jour et il sortit guéri, le 14 octobre, c'est-à-dire au bout de seize jours. J'ai vu cet homme dernièrement, et il continue à se bien porter et la plaie demeure absolument cicatrisée. C'était une fistule considérablement étendue, qui datait de longtemps; aussi il y avait beaucoup d'induration. Je craignais beaucoup de rencontrer d'autres trajets, bien qu'avant l'opération je ne pusse en découvrir aucun, mais aucune complication n'existait, et ne se montra pendant le traitement; la guérison fut rapide et sous tous les rapports satisfaisante. Ce malade avait, comme je l'ai déjà dit, été opéré deux fois avec le bistouri, mais, après avoir essayé les deux méthodes, il se déclara partisan déclaré de la ligature; l'opération par cette dernière, disait-il, ne fut pas du tout douloureuse, et l'incision l'avait été extrêmement; il ne faisait que peu de cas de la douleur qui suit l'application de la ligature.

Obs. XXIII. — Louise E., 34 ans. Fistule complète recto-vulvaire sur le côté gauche; ligature appliquée le 5 octobre; elle tomba au bout de cinq jours. La malade n'accusa aucune douleur pendant l'action de la ligature, ce dont je fus très-surpris, car j'avais cru la partie très-sensible, et c'était une personne impressionnable, nerveuse, exigeant qu'on l'anesthésiât pour l'opération; elle sortit guérie au bout de vingt jours.

Obs. XXIV. — Jean C., 39 ans. Une fistule extrêmement compliquée fut opérée avec le bistouri, mais au bout de quelque temps un trajet long et profond, s'étendant vers le périnée, fut découvert et une ligature placée; elle sectionna les tissus en sept jours et la plaie qui en résulta était du meilleur aspect et cicatrisa très-rapidement.

Obs. XXV. — Thomas M., 16 ans. Fistule borgne externe, avec un trajet latéral; deux ligatures furent placées le 26 octobre; pas d'anesthésie. Il n'accusa aucune douleur pendant l'opération ni après; les ligatures tombèrent au cinquième ou sixième jour, et il sortit guéri le seizième.

Obs. XXVI. — Wm S. R., 39 ans. Fistule périnéale complète s'étendant à une grande profondeur et avoisinant l'urèthre; il n'y avait pas de rétrécissement de l'urèthre; la fistule était consécutive à un coup violent porté sur le périnée; la ligature fut passée le 26 octobre, et tomba le sixième jour; le malade n'eut que peu de douleur, seulement, la nuit qui suivit l'opération, il ne put reposer; il sortit guéri le dix-septième jour.

Obs. XXVII. — Jean B., 43 ans. Fistule double, complète du côté droit, borgne externe du côté gauche; c'est un homme affaibli, phthisique. Le 2 novembre, deux ligatures furent placées; il accusa de vives douleurs après l'opération et durant la première nuit, mais ensuite il fut tranquille. Il n'avait pas de douleur au moment où l'intestin agissait, et rien de plus qu'un petit malaise quelque temps après; il sortit sur sa demande, presque, sinon entièrement guéri, au bout de vingt-un jours. Cet homme a été revu, et les plaies étaient complétement cicatrisées.

Obs XXVIII. — Rob. J., 38 ans, homme menant une existence un peu dissipée et d'une constitution délabrée. Fistule complète du côté gauche; ligature le 2 novembre; elle tomba le sixième jour; il n'éprouva pas de douleur. En l'examinant quelques jours après la chute de la ligature, je trouvai un autre trajet remontant plus haut dans l'intestin et assez profondément, sous la membrane muqueuse. Une seconde ligature fut introduite; elle tomba en cinq jours et la plaie cicatrisa lentement, mais dans toute son étendue. L'introduction de la seconde ligature fut douloureuse, car il y avait quelques difficultés à pratiquer cette opération à cette hauteur de l'intestin; le malade sortit guéri au bout de trente-cinq jours; les parties étaient alors en très-bon état.

Obs. XXIX. — Emma L., 30 ans. Deux fistules complètes avec deux orifices internes distincts en deux points opposés de l'intestin; le trajet du côté droit était long et profond, l'autre était superficiel. Deux ligatures furent placées le 9 novembre; une tomba en quatre jours, celle qui suivait le trajet le plus profond mit dix jours à le faire. La malade ne se plaignit que d'un peu de malaise et d'une sensation de chaleur dans la partie. Sortie guérie en vingt-un jours.

Je crois qu'il est inutile de rapporter d'autres faits; les malades que j'ai opérés en dernier lieu n'ont rien présenté de spécial ou d'intéressant.

Il est évident, d'après les observations qui précèdent, que je n'ai pas vu la ligature tomber aussi vite que le professeur Dittel et d'autres chirurgiens le disent, c'est-à-dire en deux, trois, quatre jours. La durée la plus courte, dans mes faits, a été de quatre jours, et la moyenne sur vingt-huit cas de fistule à l'anus fut de six jours et demi. Chez aucun de mes malades, la douleur ne fut assez vive pour provoquer des troubles généraux; il n'y eut jamais de fièvre, et l'augmentation de la température du soir, prise au thermomètre, fut insignifiante. Bien que quelques malades se plaignirent de souffrir la première nuit, la plupart dormirent fort bien sans opium.

Le chirurgien doit apporter un soin plus qu'ordinaire à l'examen des fistules pour reconnaître si elles sont justiciables du traitement par la ligature élastique. Il est sans doute très-difficile, et même quelquefois impossible, de dire si, après avoir ouvert un trajet superficiel, petit, il ne s'en rencontrera pas un plus profond ; l'orifice est en réalité situé au fond du trajet superficiel et par suite échappe à la vue et à l'exploration habituelle avec la sonde. Dans un cas de cette nature, si la ligature est mise en usage, quand elle tombe, l'orifice du trajet profond devient apparent, et il y a presque inévitablement une autre opération à faire : c'est ce qui m'est arrivé une fois à l'hôpital Saint-Marc. C'est beaucoup que cela ne soit pas arrivé plus souvent. Si les antécédents du fait ont été fournis exactement, et qu'un examen suffisamment minutieux ait été pratiqué avant l'opération, en général l'existence d'un trajet secondaire peut être aisément diagnostiquée, ou sinon, en tous cas, elle peut être fortement soupçonnée. Dans un cas de cette nature, ou bien le traitement par la ligature doit être mis de côté, ou le malade doit être averti qu'il est probable que la première ligature ne suffira pas et qu'alors une seconde deviendra nécessaire ; que par suite la guérison demandera plus de temps. Sans cette précaution, ce traitement doit fatalement être discrédité, mais c'est avec raison qu'on blâmera le chirurgien. C'est là une objection sérieuse à l'emploi inconsidéré de la ligature dans la fistule, mais ces cas difficiles ne sont heureusement pas les plus communs ; et, d'autre part, il faut reconnaître qu'en opérant avec le bistouri aucun chirurgien, si habile et expérimenté qu'il soit, ne peut garantir, même dans un cas relativement simple, qu'il guérira son malade avec une seule opération. J'ai vu bien souvent des praticiens imprudents ou enthousiastes se trouver fort embarrassés pour avoir fait de trop belles promesses.

Quelquefois l'orifice d'un trajet, à cause de son étendue, peut au moment de l'opération, passer inaperçu, parce que le sang le masque ; ou le tissu cellulaire peut être si désorganisé qu'il soit absolument impossible de découvrir l'existence d'un clapier ; et encore plus fréquemment, pendant le traitement consécutif, il peut se former un trajet fistuleux sous les bourgeons charnus, ou un petit abcès (sans donner beaucoup de signes de son existence) peut se développer dans le tissu cellulaire, et c'est seulement au pus qui s'en écoule qu'on diagnostique le nouveau trajet qui en est résulté.

De plus, quel chirurgien versé dans la pratique n'a pas vu des cas qui promettaient beaucoup tourner fort mal, par suite d'une petite négligence ou d'un défaut d'habitude dans l'examen ou le pansement de la plaie? Il est de toute importance de diagnostiquer dès le début un trajet nouveau ou l'imminence d'un clapier, et je crois qu'il n'y a guère d'opération qui demande plus de soin et d'habileté pour arriver à un bon résultat qu'un cas de fistule compliquée. Ces remarques s'appliquent aussi bien aux opérations avec le bistouri qu'aux opérations avec la ligature.

J'avais employé la ligature en caoutchouc dans un nombre de cas fort restreint, que j'étais déjà arrivé à cette conclusion que, si je me décidais à opérer fréquemment ou si même la méthode était appelée à se généraliser, il fallait imaginer, pour introduire la ligature dans la fistule, d'autres moyens plus commodes que ceux proposés et employés par le professeur Dittel. Ce chirurgien a décrit plusieurs procédés destinés à atteindre ce but, qui tous me parurent défectueux au point de vue théorique, et je les trouvai en pratique difficiles à exécuter, ennuyeux et extrêmement douloureux pour le malade. Dans la fistule complète, Dittel se sert d'une sonde présentant un œil près de sa pointe et qui est passée de dehors en dedans, entraînant le caoutchouc et un fil fort, afin que, si le caoutchouc se casse quand on le serre, le fil puisse servir à passer une autre ligature dans le trajet. Un autre procédé consiste à introduire une sonde creuse ; dans cette sonde est passé un fil métallique mince, dont le bout est recourbé et attiré en bas par le doigt placé dans l'intestin ; la sonde est alors retirée, si bien que le fil métallique traverse la fistule, un bout sortant par l'orifice externe et l'autre par l'anus ; le caoutchouc est alors attaché avec le fil et passé dans la fistule. C'est en réalité une manœuvre difficile à exécuter; quelquefois le fil métallique casse et il faut introduire de nouveau la sonde; aussi vaut-il mieux attacher au fil métallique un morceau de corde mince, résistante, et lui faire traverser la sonde, puis y fixer le caoutchouc qui à son tour prend la position désirée. J'ai à peine besoin de dire que c'est là un procédé très-long aussi bien que douloureux, car le fil métallique ou la corde déchire l'orifice interne de la fistule. Quand la fistule n'est pas complète, le professeur Dittel recommande de passer une sonde cannelée aussi loin que possible dans le trajet; une aiguille pointue, armée du caoutchouc, est conduite le long de la rainure et va perforer l'intestin, la ligature est dégagée de l'œil de l'aiguille à l'aide du doigt, et l'aiguille enlevée. Ce procédé, je puis le dire, si le trajet remonte un peu haut le long de l'intestin, n'est point aussi simple à mettre en pratique qu'il le semble. Très-peu satisfait de ces différents modes opératoires, je me mis à chercher un moyen plus commode et plus simple, et à la réflexion je pensai que le caoutchouc serait introduit bien plus facilement par l'intérieur du rectum, à travers l'orifice interne (ou à travers une perforation artificielle de l'intestin) qu'en commençant à le passer par l'orifice externe. Cette conviction m'amena à imaginer l'instrument fort simple (qui est représenté dans la gravure ci-jointe) pour passer la ligature dans un trajet fistuleux ou sous une tumeur, et MM. Krohne et Sesemann l'ont, à force de soins et de travail, rendu, suivant moi, absolument complet au point de vue pratique.

Il consiste, comme on peut le voir, en l'association d'un crochet ou d'une encoche dissimulée avec une sonde mousse ou pointue, suivant le cas. La figure A montre la sonde, qui est courbe, avec le crochet recouvert par la canule à coulisse, toute prête à être introduite dans la fistule, ou, si un bout pointu est substitué au bout mousse, à être passée sous une tumeur. Dans la figure B, la canule est tirée en arrière et la rainure, cachée dans la figure précédente, est maintenant visible, prête à recevoir l'anse de caoutchouc; quand celle-ci est placée dans la rainure, la canule est remise en place et la ligature est fixée assez solidement pour ne pouvoir s'échapper. Par ce moyen, une double ligature peut être aisément passée dans une fistule ou sous une tumeur. Il n'est pas nécessaire dans la fistule de voir le crochet, car si le doigt, entouré d'une anse de caoutchouc, est introduit dans le rectum, l'anse peut être conduite avec une facilité parfaite sur le bout de la sonde et accrochée dans la rainure sans qu'il soit besoin de la voir. C montre l'instrument armé d'une pointe aiguë adaptée sur la même canule, si bien qu'il suffit d'un manche et d'une canule pour avoir un instrument à deux fins. Vous voyez qu'avec mon instrument une *double* ligature est entraînée dans le trajet ; c'est un avantage, surtout si vous nouez la ligature, car, en la serrant, vous êtes très-exposé à rompre le caoutchouc et il vous reste la seconde ligature ; mais je vous ai dit que je ne fais plus de nœud, et j'emploie maintenant un petit tourillon en métal flexible ; je passe dedans les deux bouts du caoutchouc, le tourillon est poussé aussi haut que possible, et je l'écrase ensuite avec une forte paire de pinces ; le tourillon produit une constriction très-soutenue, il ne coupe jamais la ligature, ne lâche jamais, et il est appliqué en un instant.

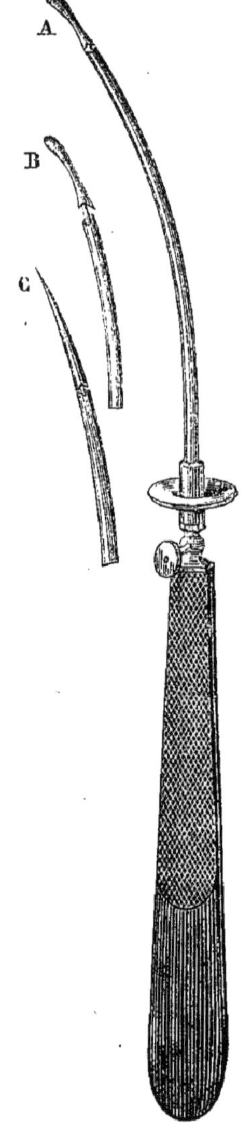

En résumé, je ne considère pas la ligature élastique comme devant toujours remplacer le bistouri dans le traitement des trajets fistuleux. Dans les cas compliqués, le bistouri est d'un précieux secours ; mais je suis persuadé que le caoutchouc peut dans beaucoup de cas être utile comme succédané, et quelquefois comme auxiliaire de la méthode de l'incision qui est habituellement employée.

FIN.

TABLE DES MATIÈRES

1292-76. Corbeil. — Typ. et stér. de Crété.

www.ingramcontent.com/pod-product-compliance
Ingram Content Group UK Ltd.
Pitfield, Milton Keynes, MK11 3LW, UK
UKHW020206250726
13967UKWH00003B/1290